सरल-आयुर्वेद चिकित्सा पद्धति

सरल-भाषा में मनुष्य-शरीर में होने वाले समस्त रोगों का वर्णन, चिकित्सा, पथ्य-अपथ्य आदि विषयों से पूर्ण

लेखिका

किरण सिंह

New BBC

न्यू भारतीय बुक कॉरपोरेशन

दिल्ली : : भारत

प्रकाशक :

न्यू भारतीय बुक कॉरपोरेशन

208, द्वितीय तल, प्रकाशदीप बिल्डिंग,
4735/22, अंसारी रोड, दरियागंज,
नई दिल्ली-110002
फोन : 011-23280209, 23280214
E-mail : deepak.nbbc@yahoo.in

प्रथम संस्करण : 2016

ISBN : 81-8315-270-8
978-81-8315-270-9

मुद्रक :
जैन अमर प्रिंटिग प्रैस

“श्री गणेशाय नमः”

भूमिका

बंदउँ गुरु पद कंज कृपा सिंधु नर रूप हरि।

महामोह तम पुज जासु बचन रबि कर निकर॥

भारतीय संस्कृति अत्यन्त ही प्राचीन है यह संस्कृति एक ऐसी अपूर्व शक्ति किंवा जीवनदर्शन की परम्परा है जो भारत की भौगोलिक सीमाओं में सहस्त्र वर्षों से अविचल रूप से प्रवाहमान है।

भारतीय संस्कृति में वेद, उपनिषद्, ब्राह्मण, आरण्यक पुराण स्मृति आदि शास्त्रों की अत्यन्त महत्ता है इसी के साथ आयुर्वेद शास्त्र का भी अत्यन्त महत्त्वपूर्ण स्थान रहा है। आयुर्वेद की अमृतमय औषधियों के प्रयोग से जनसाधारण का जीवन सुखमय एवं निरोग होता आया है।

प्रस्तुत ग्रन्थ में रोगों का विधियाँ विवेचन तथा लाक्षणिक चिकित्सा पूर्व औषधि निर्वाचन एवं शास्त्र सम्मत उनका निराकरण इत्यादि की सुबोध सुललित व्याख्या की गई है। कभी-कभी जब कोई मनुष्य भयंकर रोग से ग्रसित हो और उस समय कोई यथार्थ विवेचन मस्तिष्क में न उतर पाए तब उस समय यह ग्रन्थ (सरल आयुर्वेद चिकित्सा पद्धति) गागर में सागर भरने की कहावत को सिद्ध करने वाली होगी। इन्हीं कठिनाइयों और सुगमता से प्राप्त होने की आशा से ही हम इस पुस्तक को लिखने में तत्पर हुए हैं इस ग्रन्थ के समीप रहने पर हमें पूर्ण आशा है, कि यह समस्त आवश्यकताएं और चिकित्सा के समय की कठिनाइयों को बहुत सीमा तक कम कर देगी।

प्रस्तुत ग्रन्थ आयुर्वेदीय चिकित्सा के गूढ़ संकेतों को सरलता से समझने हेतु प्रश्न और उत्तररूप में लिखी गई है। यत्र-तत्र कठिन विषयों को सरल बनाने हेतु विशेष-विशेष उदाहरण दिए गए है। पुस्तक के आरम्भ में विस्तृत विषय-सूची दी गई है, जिससे किसी भी रोग का वर्णन, चिकित्सा-विधि, औषधि आदि समय पर सरलता से निकाल ली जाए। इस कार्य को सफल बनाने के लिए मै सर्वप्रथम माता-पिता, गुरुजनों एवं श्री सुभाषचन्द्र जैन जी को कोटि-कोटि धन्यवाद ज्ञापन करना चाहती हूँ जिनके असीम स्नेह एवं सत् मार्गदर्शन द्वारा यह कार्य सम्पूर्ण हुआ। इसके पश्चात् मैं अपने सभी मित्रगणों का भी हृदय से कृतज्ञता ज्ञापन करना चाहती हूँ जिन्होंने प्रत्यक्ष व परोक्ष दोनों रूप से सर्वदा मेरी सहायता एवं अपना सहयोग प्रदान किया।

इस ग्रन्थ को सर्वाङ्ग सुन्दर उपादेय बनाने में हमने अथक प्रयास किया है। फिर भी बहुत सी त्रुटियाँ रह जाना असम्भव नहीं हैं। अत: विद्धत् जनों से हमारा विनम्र निवेदन है कि वे इसके लिए क्षमा करें।

किरण सिंह

★ विषयानुक्रमणिका ★

॥ विषयानुक्रमणिका समाप्त ॥

श्रीहरिः

★ सरल-आयुर्वेद चिकित्सा पद्धति ★

★ अवतरणिका ★

प्रश्न-चिकित्सा किसे कहते है?

उत्तर-जिस क्रिया से रोगी पुरुष के रोग की शान्ति हो, उसको चिकित्सा कहते हैं।

प्रश्न-रोग किसको कहते हैं और आरोग्यता क्या है?

उत्तर-शरीर में वायु, पित्त, कफ ये तीन पदार्थ रहते हैं, इन तीन पदार्थों की न्यूनाधिकता को ही रोग और इनके समान अवस्था में रहने को आरोग्यता कहते हैं, अर्थात् जब तक वायु, पित्त व कफ प्रकृति में स्थिर रहते हैं, तब तक शारीरिक व मानसिक किसी तरह का कोई भी रोग नहीं होने पाता, और इनके विषम भावापन्न (कुपित वा बिगड़ने) होने पर विविध प्रकार के शारीरिक व मानसिक दुःख उपस्थित होते हैं, इस दुःख के संयोग को ही रोग कहते हैं।

प्रसङ्गवश यहाँ पर आयुर्वेद शास्त्रों में प्रचलित बात आदि दोषों के पारिभाषिक नाम कहता हूँ, सुनो—

वायु, पित्त, कफ ये कुपित होकर शरीर में रस, रक्त आदि धातुओं को दूषित करते हैं, इसी से इनका एक साधारण नाम दोष है, और रस रक्त, मांस, भेद, अस्थि, मज्जा व शुक्र ये सात धातु वात आदि दोषों से दूषित होते हैं, इस लिये इनको दूष्य कहते हैं। इसी तरह से वात आदि दोष व रस, रक्त आदि दूष्यों से शरीर रक्षित रहता है, इस लिए इन दोनों (दोष और दूष्यों) को धातु नाम से कहा जाता है, अर्थात् धातु शब्द के प्रयोग से वात आदि दोष और रस, रक्त आदि दूष्यों का भी बोध होता है।

प्रश्न-गुरुवर! आपने उपदेश दिया है, कि-वात आदि दोषों के कुपित होने पर ही शारीरिक व मानसिक विविध प्रकार के दु:ख होते हैं, अत: जिज्ञासा करता हूँ, कि-बात आदि दोषों का प्रकोप किससे होता है और कुपित हुए दोषों के पहिचानने के लक्षण क्या है?

उत्तर-भद्र! क्रमश: वात आदि दोषों के कुपित होने के कारण और कुपित हुए दोषों के लक्षण कहता हूँ, सुनो-

वात प्रकोप के कारण ये हैं अधिक परिश्रम, अधिक सहवास, पढ़ने में अति करना (दिमाग को विश्राम न देना), निरन्तर रास्ता चलना, घोड़े आदि की सवारी में जाना आना, रात में जागना रक्त आदि धातुओं का क्षय होना अति भय, अति शोक, अभिघात (चोट फटाक के लगने से), शैत्थ, (ठंड लगना), अधिक मात्रा में कड़वे चरपरे और कषैले रस की चीजें, रूक्ष (रुखा) द्रव्य व ठंडी चीजें खाना, शुष्क शाक, शुष्क मांस, चीना अन्न, मूँग, मसूर, अरहर, मटर व सेम इनका अधिक सेवन, उपवास (लंघन), अनियमित भोजन व पहिले किये हुए आहार के अजीर्ण में खाना तथा मल मूत्र व अधोवायु को रोकना इन सब कारणों से वायु कुपित होता है, इसके अतिरिक्त शीतकाल, वर्षाऋतु, मेघोदय व वायु के प्रवाह के समय और प्रत्यूप (बहुत तड़के) व अपराह्न (सायंकाल) तथा भोजन किये हुए आहार के जीर्ण होने के (पक जाने) के बाद वायु कुपित होता है।

पित्त प्रकोप के कारण ये हैं-क्रोध, शोक, भय, श्रमजनक कार्य, उपवास (भूखा रहना) भुनी हुई व पर्युषित (बासी वस्तुओं का भोजन, अधिक मैथुन, अधिक परिमाणों में चरपरी, खट्टी व नमकीन रस की चीजें खाना, तीक्ष्ण वीर्यद्रव्य, गर्म चीजें, मछली, दही, सरसों, अलसी व अम्लरस भोजन तथा आग सेकना आदि कारणों से पित्त का प्रकोप होता है, इसके अतिरिक्त उष्णकाल (गर्मी के मौसम), मध्याह्न (दोपहर) के समय तथा अर्धरात्री में तथा भोजन किये हुए आहार के जीर्ण होने के समय पित्त प्रकुपित होता है।

कफ प्रकोप के कारण ये हैं-दिनमें सोना, परिश्रम न करना, आलस्य तथा मीठा, खट्टा, नमकीन रस वाली चीजें, शीतल पदार्थ, पिच्छिल द्रव्यस,

गुरुपाक (देर हजम) द्रव्य, माष (उड़द) की दाल, लोविया, तिल की पिट्ठी, दही, दूध, खिचड़ी, खीर, गुड़ व गुड़जात द्रव्य, जलचर प्राणियें का मांस व वसा (चर्बी), सिंघाड़ा, ताल व नारियल आदि मधुर फल तथा कद्दू, पेठा आदि वेल में लगने वाले फल ये सब चीजें अधिक मात्रा में खाना तथा पहले किये हुए भोजन के हजम हुए बिना दुबारा भोजन करना आदि कारणों से कफ का प्रकोप होता है, इसके अतिरिक्त शीतकाल, वसन्तऋतु, पूर्वाह्न (प्रातःकाल), व प्रदोष समय में तथा भोजन करते समय कफ का स्वाभाविक प्रकोप होता है।

वात आदि दोषों के प्रकोप के कारण कह दिये हैं अब प्रकुपित वात-आदि दोषों के लक्षण कहता हूँ, सुनो-

प्रकुपित वायु से—उदराध्यमान (अफारा), शरीर जकड़ जाना, रुखा होना और स्फुटित (तोड़ने) मथित (मथने), घट्टितवत् (भिंचाव) के समान दर्द होता है, हाथ, पाँव व मस्तक में दर्द होता है, सुई से बींधने के समान, शूली से छेदने के समान अथवा छेद-भेद-भङ्ग आदि के समान वेदना उपस्थित होती है, शरीर शिथिल व अवसन्न हो जाता है बिना परिश्रम के थकान मालूम होती है और कान में बहुत प्रकार के शब्द सुनाई देते हैं। वात पीड़ित रोगी बकवास करता है, उसके शरीर व मन में ग्लानि उपस्थित होती है, अङ्ग चलायमान हो जाते हैं, शरीर काँपता है, जंभाई आती है, आंक्षेप धनुष, टंकार आदि हो जाते हैं, शरीर में शोथ हो जाता है, रोमांच होता है व शरीर सिड़सिड़ करता है, कंठ, ओष्ठ वा मुख सूख जाता है शरीर खुर्दरा व काला फीका रंग व अरुण वर्ण होता है, और मल मूत्र आदि का रंग भी ऊपर लिखे के अनुसार होता है। मुख का स्वाद कषैला व फीका होता है, प्यास अधिक लगती है, बीच-2 में नींद टूटती है अथवा नींद बिल्कुल आती ही नहीं, वायु के कुपित होने पर साधारणतः ये लक्षण होते हैं।

प्रकुपित पित्त से—विस्फोटक (फोड़े) अम्लोद्गार (खट्टे डकार आना), मूर्छा, शरीर में दुर्गन्ध, प्यास, दाह, चक्कर आना, उत्ताप (शरीर का गर्म होना) धुवें के समान डकार आना प्रलाप (बकवास) घर्म (पसीना), क्षुधा लगना, उन्मत्ता व अंधेरी आना ये सब लक्षण हैं। इसके अतिरिक्त प्रकुपित पित्त से व्रण (घाव) आदि के पकने पर शरीर में घाव बढ़ जाता है, मुख का स्वाद

कड़वा, चरपरा व खट्टा होता है, और मल, मूत्र आदि भी इसी रस वाले होते हैं, तथा शरीर व मलमूत्र आदि का रङ्ग पाण्डुवर्ण (पीले वर्ण) के अतिरिक्त और सब प्रकार (लाल, काला, नीला, पीला, हरा आदि) का होता है, पित्त के प्रकुपित होने पर साधारणतः ये सब लक्षण होते हैं।

प्रकुपित कफ से—भोजन की इच्छा न होना, आलस्य, तन्द्रा (ओंधना), नींद अधिक आना व शोथ होता है, इससे शरीर व शरीर में उत्पन्न हुए स्फोटक-शोथ आदि व मल कठिन होता है तथा भारी, चिकना व शीतल हुआ करते हैं, मल की अधिकता, जिह्वा आदि का लिपा रहना, शरीर में खुजली होना, मुख व नाक से पानी गिरना मुख का स्वाद व मल आदि में मिठास व नमकीन रस और शरीर व मूत्र आदि का रङ्ग श्वेत होता है, कफ के कुपित होने पर साधारणतः ये लक्षण होते हैं।

वात आदि दोषों के प्रकोप के कारण व लक्षण संक्षेप से कह दिये है इन हेतु व लक्षणों को विचारस्थली का आभूषण बनाये रखने से विविध प्रकार के रोगों में वायु, पित्त आदि दोषों की वृद्धि व ह्रास का निर्णय सरलता से हो सकता है।

प्रश्न-गुरुवर! जिज्ञासा है, कि-वात आदि दोष कुपित होकर किस प्रकार से रोग रूप में परिणत होते हैं?

उत्तर-इस प्रश्न का उत्तर निम्न में एक उदाहरण के द्वारा दिया जाता है - जैसे किसी निर्दिष्ट स्थान से आकर जल सरोवर आदि में एकत्रित होकर पुनः उन सरोवर आदि का जल क्रमशः बढ़कर लवालव भर जाने के बाद उसकी प्राचीर को उल्लंघन कर उससे बाहर दूसरे स्थान की ओर बह जाते हैं, उसी तरह पर वात आदि दोष भी अपने-2 प्रकोपक हेतुओं से क्रमशः वृद्धि को प्राप्त होकर आखिर में अपनी अपनी हद को लाँघ कर दूसरे स्थान में प्राप्त होकर अपनी-2 क्रियाओं को दिखाते हैं। जब तक ये वात-आदि अपने स्थान पर बढ़ते रहते हैं, तब तक इस वृद्धि को "दोष-संचय" नाम से कहा जाता है, और जब उस स्थान को लाँघ जाते है; तब "दोष-संचय" जब दूसरी जगह जाते हैं, तब "दोष-प्रसर" और जब दूसरे स्थान में प्राप्त हो जाते हैं, तब उसको "स्थान-प्राप्ति" नाम से कहते हैं, जब उस स्थान में स्थित हो कर अपने-2 कार्य (लक्षण) प्रकाश करते हैं, तब उसको "दोष की अभिव्यक्ति"

(प्रकट होना) नाम से कहते हैं, इस लक्षणावलि के प्रकाश को ही रोग नाम से कहा जाता है। दोष के संचय होने से लेकर स्थान प्राप्ति तक को कोई विशेष रोग नहीं कहा जाता, परन्तु इस अवस्था में भी शरीर स्वस्थ नहीं रहता, बल्कि शरीर क्रमशः अस्वस्थ होता जाता है। संचय आदि के समय ही उसका प्रतिकार करने से और और आहार विहार आदि के विषय में सावधान हो जाने पर भावि (उत्पन्न होने वाले) रोग का प्रतिबन्ध किया जा सकता है। दोष के संचय होने के समय से ही शरीर अस्वस्थ हो जाता है, इसीलिये आयुर्वेदशास्त्र में दोष के वैषम्य को ही रोग और साम्य को आरोग्य कहा गया है।

प्रश्न-वात आदि दोषों के स्थान शरीर में कहाँ-2 पर हैं?

उत्तर-वात आदि दोष शरीर में सब जगह व्याप्त होकर रहते हैं, तथापि वायु का प्रधान आश्रय स्थान-पक्वाशय व गुह्य नाड़ी है, पित्त का प्रधान आश्रय स्थान-यकृत व प्लीहा है, और कफ का स्थान-आमाशय व हृदय है।

प्रश्न-अब जिज्ञासा करता हूँ, कि -बहुत समय देखने में आया है, कि-बहुत से पुरुष अधिक खून को देखकर उसी समय मूर्छित हो जाते है और बहुतों को गहरी चोट फटाक लगने से ज्वर हो जाता है तथा बहुत से आदमी मक्खी को देखकर व खाकर या इसी तरह किसी मन को बिगाड़ने वाली वस्तु को देखने व सूँघने मात्र से उसी समय वमन (कै) कर देते हैं, ऐसी जगहों पर किस तरह से पात आदि दोषों का संचय प्रकोप-प्रसर तथा स्थान प्राप्ति आदि हुआ करती है?

उत्तर-बेटा! तुम्हारे इस प्रश्न से अधिक प्रसन्नता हुई है, इसका उत्तर सुनो—

हठात् (एकाएक) खून के देखने आदि आगन्तुज (बाहरी) कारणों से वात-आदि दोषों का संचय व प्रकोप आदि नहीं होता, तथा वात-आदि दोषों के प्रकोप से ही रोग उत्पन्न होते हैं, यह बात भी सत्य है, परन्तु द्रव्य में जिस तरह से गुण का संयोग होता है, अर्थात् किसी भी द्रव्य के उत्पन्न होने के समय ही जैसे उसमें उसी समय गुण का संयोग हुआ मिलता है, आगन्तुज कारणों से उत्पन्न रोग में भी उसी तरह उत्पत्ति के साथ ही वात-आदि दोषों का सम्बन्ध हो जाता है।

वात-आदि दोष पहिले ही से कुपित होकर जिन सब रोगों को उत्पन्न करते हैं, उनको "निज" अर्थात् दोषज रोग कहते हैं, और रोग उत्पत्ति के कुछ क्षण बाद ही जिन रोगों में वात-आदि दोषों का संयोग होता है, उनको "आगन्तुज" नाम से कहते हैं। निज व आग स्तुज भेद से रोग दो प्रकार के होते हैं। निज रोग दोष के संचय आदि की अपेक्षा करते हैं, परन्तु आगन्तुज रोगों में ऐसा नहीं होता। वात आदि दोष निज रोग की उत्पत्ति व स्थिति इन दोनों के कारण होते हैं, परन्तु आगन्तुज रोगों में वे केवल रोग की स्थिति के ही कारण होते हैं, उत्पत्ति के कारण नहीं होते। संक्षेप मे आराय यह है, कि - चाहे रोग निज हो व आगन्तुज पर इनकी उत्पत्ति व स्थिति में वात-आदि दोष ही मुख्य होते हैं। निज रोगों में रोग की उत्पत्ति के पहिले (संचय आदि काल) से ही ये (दोष) यथावत् कार्य करते रहते हैं और आगन्तुज रोगों में उत्पत्ति के बाद से अपनी-2 क्रिया सम्पादन करते हैं, बस निज व आगन्तुज में केवल यही भेद है। इसके अतिरिक्त निज व आगन्तुज रोगों की चिकित्सा में भी कुछ अधिक भेद नहीं है। निज रोगों मे बात आदि दोषों की जिस तरह चिकित्सा की जाती है, आगन्तुज रोगों में भी वात-आदि दोषों की चिकित्सा उसी तरह की जाती है। इस विषय में आयुर्वेद शास्त्रों का केवल यह ही एक विशेष निर्णय है, कि - आगन्तुज रोगों की चिकित्सा में युक्ति व दैवव्यपाश्रय चिकित्सा की जाय, अर्थात् वात आदि दोषों के प्रशम के लिए औषधि का प्रयोग तथा हेतु प्रशामक स्वस्तिवाचन, देवपूजन, यज्ञ, हवन आदि दैव कर्म भी किया जाना चाहिए, साधारणत: यही भेद है।

प्रश्न-गुरुवर! वायु, पित्त व कफ ये तीनों जिस किसी रोग को करते हैं, क्या उस रोग में इनके अपने-2 प्रकोप के सम्पूर्ण लक्षण प्रकाश होते हैं? और क्या सब रोगो में यह लक्षण एक से होते हैं या भिन्न भिन्न?

उत्तर-सौम्य! यह बात सिद्ध है, कि-जैसा कारण होता है, वैसा ही कार्य भी होगा, जैसे मान लो-कि-एक दिन रात में जागने से वायु का जितना प्रकोप होगा, क्या एक मास तक नित्य प्रति रात्रि जागरण करने से वायु उसी मात्रा में प्रकुपित होगा? तथा अति अल्प कारण से अर्थात्-2, 1 मात्र प्रकोपक हेतुओं द्वारा वात-आदि दोष प्रकुपित होकर उनके जो-2 लक्षण जिस-2 भाव से प्रकट होंगे, क्या सारे प्रकोपक हेतुओं से प्रकुपित होकर भी उनके केवल वही

लक्षण उस-2 भाव से ही उपस्थित होंगे? अर्थात् ऐसा नहीं होता। अत एव स्वयं सिद्ध है, कि-कारण (राति जागरण आदि) के न्यूनाधिकता के अनुसार कार्य (वात - आदि का प्रकोप) भी न्यूनाधिकता के अनुसार कार्य (वात-आदि का प्रकोप) भी न्यूनाधिकता से होगा, अर्थात् जितने अधिक कारणों से ये दोष कुपित होंगे, उनके लक्षण भी उतने ही बलवान् होंगे तथा रोग भी उतना ही कष्ट साध्य होगा।

प्रश्न-भगवान्! क्या वायु, पित्त व कफ ये तीनों अलग-अलग रोगों को उत्पन्न करते हैं, अथवा परस्पर मिलित होकर?

उत्तर-जिस जगह केवल एक दोष कुपित होता है, वहाँ पर केवल वह एक दोष रोग को उत्पन्न करता है, इसी तरह जहाँ दो दोष या तीनों दोष ही एक साथ कुपित होते हैं, वहाँ पर वे मिलकर दो-या तीनों ही रोग उत्पन्न करते हैं।

प्रश्न-आपने वात आदि दोषों के प्रकोप के लक्षण जो पहले बताये हैं, उनसे मेरी यह धारणा हुई है, कि-द्विदोषज और त्रिदोषज रोग ही अधिक होते है, क्योंकि-अधिक संख्यक रोगों में द्विदोष व त्रिदोषों लक्षण ही अधिकत: प्रकाश होते दिखाई देते हैं, तब क्या एक दोषज रोगों की संख्या अल्प है?

उत्तर-दो या तीनों दोषों के लक्षण प्रकाश होने पर ही सब रोग द्विदोषज व त्रिदोषज माने जाँय, यह बात नहीं हैं, इसको स्पष्ट किये देता हूँ, सुनो-यदि दो दोष व तीनों दोष मिल कर किसी रोग को उत्पन्न करें, तो ऐसे रोग को द्विदोषज व त्रिदोषज कहा जाता है परन्तु यदि कोई एक दोष अपने प्रकोपक हेतुओं से प्रकुपित होकर किसी रोग को उत्पन्न करने के बाद और-2 दोषों को प्रकुपित करे और इसी में जो उसमें और-2 दोषों के प्रकोप लक्षण प्रकट हो जाए, तो उस रोग को द्विदोषज व त्रिदोषज नहीं कहा जाता, क्योंकि-वे दोष अपने प्रकोपन हेतुओं से कुपित नहीं हुए हैं, तथा वे रोगोत्पादक कारण भी नहीं है आयुर्वेद शास्त्रों में कहा है, कि-कोई सा एक दोष कुपित होकर क्रमश: और सब दोषों को भी कुपित कर देता है। इसी से एक दोषज रोगों अन्यान्य दोषों के लक्षण भी विद्यमान होते हैं। जो दोष वा जो-2 दोष में अन्यान्य दोषों के लक्षण भी विद्यमान होते हैं। जो दोष वा जो-2 दोष अपने-2 हेतु से कुपित होकर रोग को उत्पन्न करे, वहीं दोष प्रधान होता है, और उसी दोष के लक्षण

सबसे अधिक व प्रबल होते हैं। इसीलिए उस दोष की ही प्रधानतया चिकित्सा की जाती है, तथा और दोष उस आधीन व क्षीण होते हैं, और प्रधान दोष के नाश होने पर अक्सर उसके आधीन दोष भी उपशमित हो जाते हैं। एक दोषज रोग सुखसाध्य होते हैं, और द्विदोषज रोग कष्टसाध्य तथा त्रिदोषज (सान्निपातिक) रोग अतिकष्टसाध्य वा असाध्य जानने चाहिये।

यहाँ पर प्रश्न किये बिना मैं तुम्हें साध्य व असाध्य के विषय में और कुछ उपदेश देता हूँ, सुनो-क्योंकि-जिसको जिस शास्त्र से अभिज्ञता नहीं, वह उस शास्त्र सम्बन्धी उपयोगी प्रश्न करने में समर्थ नहीं होता। इसी से जहाँ पर जो-2 उपदेश देना उचित समझूँगा, तुम्हारे प्रश्न किये बिना भी मैं अपने आप वहाँ पर उस विषय का उपदेश दूँगा। अब यहाँ पर जो कुछ विशेष कहता हूँ, सुनो- जो रोग जितने थोड़े कारणों से उत्पन्न हुआ हो और जिस रोग में वात आदि दोषों के जितने ही कम लक्षण प्रकाश हों, वह रोग उतना ही सुखसाध्य होता है, और जो रोग जितने अधिक व प्रबल हेतुओं से उत्पन्न हुआ हो, तथा जिसमें दोषों के लक्षण अधिक प्रकाश हुए हों, वह रोग उतना ही अधिक कष्टसाध्य व असाध्य जानना चाहिये। अल्प कालोत्पन्न रोग सुखसाध्य और दीर्घकाल समुद्भत रोग कष्टसाध्य होता है। परन्तु स्त्रियों का रक्तगुल्म रोग पुराना होने पर ही सुखसाध्य होता है, यह रोग का प्रभाव है। इसीलिये शास्त्र में लिखा है, कि - दशवें महीने के व्यतीत होने पर रक्तगुल्म की चिकित्सा करनी चाहिए। जिस रोग में कोई उपद्रव न हो वह सुखसाध्य होता है तथा जिस रोग में जितने ही उपद्रव उपस्थित हों वह उतना ही कष्टसाध्य व असाध्य होता है। रोगसंकर अतिकष्टसाध्य व असाध्य होता है।

प्रश्न-रोग-सङ्कर व उपद्रव किसको कहते हैं?

उत्तर-जिस तरह से वात-आदि दोष रोग को उत्पन्न करते हैं, उसी तरह कोई-2 रोग भी और दूसरे रोग का उत्पादक होता है। किसी समय कोई सा रोग किसी दूसरे रोग को उत्पन्न कर स्वयं प्रशमित हो जाता है, इसी तरह किसी-2 मौके पर एक रोग दूसरे रोग को पैदा कर देता है और अपने आप भी स्थित रह कर अन्यान्य रोगों का हेतु बन बैठता है। इसी से एक साथ बहुत से रोगों का संघ देखा जाता है। इस प्रकार के बहुत से रोग के मिलने को ही रोगसंकर कहा गया है। एक रोग से जो अन्य रोग की उत्पत्ति होती है, उसका

दृष्टान्त, जैसे-सर्दी से काल, ज्वर से प्लीहा (तिल्ली) व जिगर का बढ़ना, यकृत प्लीहा से जठर रोग, जठर से शोथ रोग आदि हो जाते हैं।

"रोग-संकर" किसको कहते हैं, यह ऊपर वर्णित हैं, अब उपद्रव किसको कहते हैं, इस विषय में कहता हूँ, सुनो—

केवल उत्पत्ति के पूर्व व पश्चात् के भेद से रोग को ही उपद्रव नाम से कहा जाता है, अर्थात्-वात-आदि दोष अपने प्रकोपण हेतुओं द्वारा कुपित होकर पहिले जो विकार उत्पन्न करते हैं, उसको रोग और उस रोग को उत्पादन कर जो वात आदि दोष अन्य हेतुओं के संयोग से और अधिक कुपित व लब्ध बल होकर उस रोग में और जिन-2 विकारों को संघटित करते हैं, उन सब विकारों (रोगों) को ही प्रथमोत्पन्न रोग का उपद्रव कहते हैं, जैसे-वात-आदि दोषों ने कुपित होकर ज्वर उत्पन्न किया और ज्वर उत्पादन के बाद ये वात-आदि दोष अन्य कारणों से अधिक प्रकुपित व बलवान् होकर कास, श्वास आदि विकारों को उत्पन्न करें, तो इस प्रकार पीछे से उत्पन्न हुए ये कास, श्वास आदि विकार ही उस ज्वर के उपद्रव होते हैं। परन्तु यही वात-आदि दोष यदि पहिले कास, श्वास आदि रोग उत्पन्न करने के अनन्तर ज्वर को उत्पन्न करें तो इस तरह पर कास, श्वास आदि रोगों को प्रधान रोग और ज्वर इनका उपद्रव कहा जायेगा। बस रोग और उपद्रव में यही एकमात्र भेद है। कुछ विशेष भेद न होने से रोग का प्रधान और अप्रधान जानना चाहिये। इसमें पहिले प्रधान रोग की चिकित्सा करनी चाहिए, क्योंकि – उपद्रव के अविरोधी चिकित्सा अवलम्बन कर रोग की शान्ति का उपचार करने से ही उसके जब उपद्रवों की भी शान्ति हो जाती है परन्तु जिस रोग में रोग की अपेक्षा उपद्रव बलवान् व शीघ्र विपज्जनक हो जावें, ऐसे मौके पर सबसे पहिले उपद्रव की चिकित्सा करना अति आवश्यक होता है, क्यों कि-ऐसा न करने से वह उपद्रव शीघ्र ही प्राण विनाश की नौवत तक कर देता है।

प्रश्न-गुरुवर! सुना था, कि-आयुर्वेद शास्त्र में दोष कलाकल अति दुर्बोध विषय है, पर आपकी अमृत-वाणी से यह, तो बिल्कुल ही सुगम हो गया है, इसी से मेरी प्रश्न पर प्रश्न करने की जिज्ञासा बढ़ रही है। गुरों! इस शिष्य के अपराध को क्षमा कीजिये, और दया कर मेरी आगे की जिज्ञासाओं

को समाधान करने का कष्ट कीजिये।

द्विदोषज व त्रिदोषज रोगों में क्या केवल उस रोग के उत्पन्न करने वाले दो दोष व दोषत्रय के निर्दिष्ट प्रकोप लक्षण ही मिलकर प्रकाशित होते हैं? अथवा इससे भिन्न कोई और लक्षण भी होते हैं?

उत्तर-किसी-किसी रोग में तो केवल निर्दिष्ट वात आदि दोषों के लक्षण मिल कर प्रकट होते हैं, परन्तु किसी-किसी रोग में निर्दिष्ट लक्षणों के और-2 लक्षण भी प्रकाश होते हैं। जहाँ पर रोग को उत्पन्न करने वाले दोषद्वय व दोषत्रय साधारणभाव से मिलकर रोग को उत्पन्न करते हैं, वहाँ पर केवल उनके निर्दिष्ट लक्षण ही प्रकट होते हैं, पर जहाँ पर उनका संयोग विशेष अर्थात् किसी विशेष रासायनिक प्रक्रिया द्वारा मिलकर रोग उत्पन्न करते हैं, वहाँ पर उनके कुछ तो निर्दिष्ट लक्षण प्रकट होते हैं और कुछ दूसरे विशेष लक्षण भी उपस्थित हो जाते हैं। इस तरह संयोग-विशेष से लक्षण विशेष का उत्पन्न होना स्वाभाविक है, जैसे-पारा व गन्धक के साधारण संयोग से काले रंग की कज्जली बनती है, पर प्रकारान्तर से उस पारद व गन्धक को मिलाकर अग्नि में पाक करने से उज्ज्वल लाल रंग का हिंगुल (सिंगरफ) बन जाता है, तथा चूने और हल्दी को मिलाने से लाल रंग उत्पन्न होता है। वात आदि दोषों के भी भिन्न-भिन्न प्रकार के संयोग से रस, रक्त आदि धातुओं के साथ उसके भिन्न-भिन्न प्रकार के अनेक लक्षण उपस्थित हो जाते हैं।

प्रश्न-जहाँ पर दोषों के संयोग विशेष से लक्षण विशेष उपस्थित होते है, वहाँ पर किस विधि से रोगारम्भक वात-आदि दोषों का निर्णय किया जाता है?

उत्तर-बुद्धिमान् चिकित्सक रोग के उत्पन्नकर्ता हेतुओं को जानकर तथा वात-आदि दोषों के परिस्फुट सब लक्षणों को लक्ष्य कर तथा नाड़ी परीक्षा कर, रोग किस-किस दोष से उत्पन्न हुआ है, यह सब जान लेते हैं। जैसे -रोगी व उसके अविभावकों से पूछने पर मालूम हुआ, कि रोगी ने रोगोत्पत्ति के पहले वही-वही आहार विहार से बन किये हैं जिनसे वायु अथवा कफ कुपित होता है। उपस्थित लक्षणों में भी वायु अथवा कफ के प्रकोप लक्षण ही स्फुट रूप से प्रकट हुए हों, और इसी तरह पर नाड़ी की गति में भी वात व कफ की गति अधिक अनुभूत हो तो अवश्य ही यह निर्णय ठीक होगा,

कि-यह रोग वातश्लैष्मिक है। इसी तरह पर वात पित्त, पित्तकफ व त्रिदोषज रोगों में भी वात-आदि दोष स्थिर किये जाते हैं।

एक उदाहरण के द्वारा इस विषय को और भी साफ कर देते हैं, सुनो-मैं एक ज्वर रोगी को देखने गया। रोगी से पूछने पर मालूम हुआ, कि-इसके पहिले उसका शरीर अर्श (बवासीर) के कारण अधिक रक्तस्राव होने से रक्तरहित हो गया था। उसके बाद उसको संयोगवश बहुत दिन तक लगातार अधिक परिश्रम करना पड़ा। परिश्रम करने के समय वह अपने शरीर में अधिक गमी की आशंका कर प्रति दिन अधिक मात्रा में दही खाता था, शर्बत पीता या छुट्‌टी के दिन अधिक सोता था। इस प्रकार करने के कुछ दिन बाद ही उसको यह ज्वर हुआ था। प्रत्येक दिन सायं काल में सर्दी लगकर ज्वर आता था तथा वह ज्वर रात के 9:10 बजे तक जोर से रहता तथा बाद में कम होना आरम्भ होता था। ज्वर बढ़ने के समय शरीर में अधिक दर्द होता था, हाथ, पैर और कमर में ऐंठन होती थी, एक दम अरुचि और कुछ भी खाने को इच्छा न करती था, प्रतिक्षण निद्रित व्यक्ति की तरह निद्राभिभूत रहता था, शरीर बोझीला, मुखविरस, कभी मीठा व कड़वा रहता था, अधिक पसीना आता था, शरीर में अधिक सन्ताप होता था, कभी हाथ पैर व आँखों में जलन होती थी, कभी-कभी दिल मिचलाता व कै (वमन) भी हो जाती थी, मल अधिक कठिन और आँखें पाण्डु रङ्ग की थीं। यह सब कुछ मालूम करने पर हमनें जान लिया, कि-यह ज्वर "वातश्लैष्मिक" है। क्योंकि-अधिक रक्तक्षय व अधिक परिश्रम वायु प्रकोप के हेतु हैं और दही खाना, शर्बत पीना व दिन में सोना कफ प्रकोप के कारण है, कम्प (शीत लगना); शिर में दर्द, हाथ पैर व कमर में ऐंठन, मुख की विरसता व मल का काठिन्य ये सब बात प्रकोप के लक्षण हैं, तथा अरुचि, सर्वदा तन्द्रित, भारीपन, मुखका मीठा स्वाद व आँखों की शुक्ल वर्णता ये सब कफ प्रकोप के लक्षण हैं। इसी तरह ज्वर के आने का समय सायंकाल तथा रात्रि का पूर्वभाग है, कफ सायंकाल वायु के प्रकोप का तथा रात्रि का पूर्वभाग के प्रकोप का समय है। आयुर्वेद शास्त्रों का उपदेश है, कि-जिस समय जिस दोष का प्रकोप होता है, उस समय उस दोष से उत्पादित रोग का आगम व वृद्धि होती है। इन सब लक्षण व हेतुओं से ठीक-ठीक मालूम हो गया, कि-रोग वातश्लैष्मिक है। इसके अतिरिक्त मुख में तिक्त आस्वाद, अधिक पसीना आना, अधिक सन्ताप, हाथ पैर व आँखों में

जलन, दिल का मिचलाना व कै आना ये सब यद्यपि पित्त-प्रकोप के लक्षण हैं, तथापि ज्वर उत्पन्न होने के पहले पित्त-प्रकोप का कोई सा भी कारण नहीं हुआ था, और रोगी से पूछने पर भी मालूम हुआ, कि-पित्त के लक्षण इतने प्रबल उपस्थित नहीं होते। इसी से निश्चय किया, कि-पित्त इस ज्वर में उत्पादक (कारण) नहीं है, परंच वायु व कफ का अनुबल है, और ये सब लक्षण वायु व कफ के संयोग विशेष से भी उत्पन्न हो जा सकते हैं। मैं जिस समय रोगी को देखने के लिए उसके घर पर गया, वह उसी समय नींद से जागा था। इस दशा में नाड़ी की गति ठीक नहीं जानी जाती, यह विचार कर मैंने उस समय नाड़ी न देखी। जहाँ पर निदान व लक्षण से ही ज्वर वात कफ स्पष्टतया जान लिया जाय, वहाँ पर नाड़ी देखना आवश्यक नहीं समझा जाता। इस ज्वर के लिये मैंने पित्त का अविरोधी वात-कफनाशक दशमूल का काढा तथा मृत्युंजय रस की व्यवस्था की। तीन चार दिन औषधि सेवन करने मात्र से वह उस दो तीन मास के ज्वर से मुक्त हो गया।

प्रश्न-नाड़ी किस प्रकार से देखते हैं और वात आदि दोषों के प्रकोप से नाड़ी की गति किस तरह की होती है?

उत्तर-नाड़ी - विज्ञान शास्त्र अतिकठिन है, अधिक दिन तक नाड़ी परीक्षा का अभ्यास किये बिना केवल पुस्तक पाठ व उपदेश सुनने मात्र से नाड़ी ज्ञान नहीं होता है। परंच फिर भी यहाँ पर नाड़ी परीक्षा के विषय में कुछ संकेत मात्र बताता हूँ। जिनको हृदयङ्गम कर समय-समय पर मेरे पास आये हुए या अन्य रोगियों की नाड़ी देखते-देखते नाड़ी परीक्षा में सिद्ध हो सकोगे, सुनो—

यदि रोगी पुरुष हो, तो उसके दाहिने हाथ की और स्त्री के बाँये हाथ के अंगूठे की जड़ के नीचे की पश्चिमाभिमुख ग्रन्थिविशिष्ट स्थान के नीचे वाली नाड़ी की परीक्षा करनी चाहिए। अपने दाहिने हाथ की तर्जनी, मध्यमा व अनामिका इन तीन अंगुलियों से स्थिरचित्त होकर इस स्थान की नाड़ी को हल्के हाथ से स्पर्श करना चाहिए। यदि वायु का प्रकोप हुआ हो - तो तर्जनी अंगुली के नीचे नाड़ी की गति (सामान्य से अधिक) प्रतीत होती है, अर्थात्-और अंगुलियों की अपेक्षा तर्जनी के नीचे ही नाड़ी का स्पन्दन अधिक होता है और स्पन्दन (फड़कन) सर्प, जौंक आदि के समान द्रुत और वक्र होता है। **पित्त**

के प्रकोप में नाड़ी की गति मध्यम अंगुली के नीचे स्फुट होती है, **और** वह गति लवा, तीतर व मेंढक आदि के समान उछलती हुई सी होती है अर्थात् नाड़ी जोर से उछल-उछल कर चलती है। **कफ के प्रकोप में**-नाड़ी की गति अनामिका अंगुलि के नीचे परिस्फुट होती है और वह गति राज हँस, मोर, कबूतर व मुर्गे आदि की तरह दोलायमान मन्थर होती है। **वात पित्त के प्रकोप में**-नाड़ी की गति तर्जनी व मध्यमा अंगुली के नीचे अनुभूत होती है और नाड़ी कभी सर्प आदि की तरह द्रुत-वक्र गति से और कभी मेंढक आदि की तरह उछलती चाल से चलती है। **वात कफ के प्रकोप में**-नाड़ी की चाल तर्जनी व अनामिका के नीचे परिस्फुट होती है, और नाड़ी कभी सर्प आदि की तरह द्रुत व वक्र गति से और कभी राजहँस आदि के समान दोलायमान मन्थर गति से चलती है। **पित्त कफ के प्रकोप में**-नाड़ी की चाल मध्यमा व अनामिका के मध्य में मालूम होती है तथा नाडी कभी मेंढक आदि की तरह से उछलती चाल से और कभी मोर आदि की तरह दोलायमान मन्द गति से गमन करती है **त्रिदोष (सन्निपात) के प्रकोप में** नाड़ी तीनों अंगुलियों के नीचे स्पष्ट होती है और काष्ठकुट्ट (खुटक विल्लया) पक्षी जिस तरह ठहर-ठहर कर अतिवेग से लकड़ी को काटता है, इस तरह से द्रुतगति होकर चलती है, अर्थात् सन्निपात की नाड़ी कभी मन्द-मन्द और कभी जल्दी-जल्दी चलती है।

नहाने, सोने और खाने के बाद ही तथा भूख व प्यास से व्याकुल, धूप से तपे हुए और थके हुए पुरुष की नाड़ी की थाह नहीं मालूम होती इसलिए इन मौकों पर रोगी की नाड़ी परीक्षा न करनी चाहिए।

मृत्युसूचक नाड़ी की परीक्षा—सन्निपात रोगी की नाड़ी कभी मन्द-मन्द चलकर ढीली हो जाय और फिर व्याकुल गति से (धड़फड़ कर) चलने के बाद ही रूक-रूक कर चलने लगे और फिर लुप्त हो जाय, अथवा सूक्ष्म सूत के समान बारीक हो जाय तथा एक वार अपने स्थान को अर्थात् अंगुष्ठमूल को छोड़कर फिर उसी स्थान पर स्पर्श होने लगे, तो ऐसे लक्षणों से असाध्य व मरणसूचक समझना चाहिए।

जिसके शरीर में अधिक दाह हो और नाड़ी शीतल हो अथवा जिसका

शरीर शीतल हो और नाडी गर्म हो तथा जिसकी नाड़ी की गति विविध प्रकार की हो, ऐसी नाडी मरणसूचक होती है।

(ऊँची जगह से गिरना, अतिशोक, अतिभय व अधिक शीत लगने से भी नाड़ी रुक जाती है, पर ऐसी जगह पर मरण की आशंका नहीं करनी चाहिए)।

सन्निपात ज्वर के दाह से सन्तप्त रोगी की नाड़ी यदि बर्फ की तरह ठंडी हो, तो **तीन दिन के भीतर** उस रोगी की मृत्यु निश्चित जानना। जिसकी नाड़ी जल्दी-जल्दी चलते-चलते एकदम रूक जाय, उसका जीवन **एक सप्ताह तक** जानना; परन्तु यदि रोगी के शरीर में शोथ हो, तो ऐसा नहीं होता।

जिसकी नाड़ी आधे जौं (यव) प्रमाण भी अपने स्थान को छोड़ दे, वह रोगी कभी नहीं बच सकता, तथा तीन दिन के भीतर ही उसका मृत्यु हो जाती है। जिसकी नाड़ी की गति भौंरे की तरह अर्थात् जैसे भौंरा उड़ते-उड़ते क्षणभर के लिए एक जगह पर रहकर गुन-गुन करता है और फिर वहाँ से उड़कर दूसरी बार फिर से पूर्व जगह पर आकर गुन करने लगता है, इस तरह पर बार-बार जिसकी नाड़ी चले, ऐसा रोगी को **एक दिन** का महमान समझना चाहिए। जिसकी नाड़ी तर्जनी अंगुली के नीचे नियम पूर्वक न चले बल्कि बीच-बीच में कभी-कभी मालूम हो, उसकी **मृत्यु 12 प्रहर के** भीतर जानना। जिसकी नाड़ी मृत्यु स्थान में बिजली की चमक के समान चले, उसका जीवन एक दिन तक रहता है, **दूसरे दिन** उस रोगी की मृत्यु हो जाती है।

मृत्यु-सूचक नाड़ी का इससे अधिक परिचय कराने की आवश्यकता नहीं है। परीक्षार्थियों को इतना जानने से ही यथेष्ट ज्ञान हो सकता है।

जब तक नाड़ी अंगुष्ठ-मूल को न छोड़े या जब तक अंगुष्ठ-मूल उसका चिन्हमात्र तक पाया जाए तब तक **असाध्य न समझना** चाहिए, बल्कि चिकित्सा करते रहना चाहिए। नाड़ी की परीक्षा को एक बार करने से बहुत बार अच्छी तरह ज्ञात नहीं होता। इसलिये स्थिरचित्त होकर एक-एक बार नाड़ी की परीक्षा कर छोड़ दे, इस प्रकार तीन बार कर रोग का तत्वनिरूपण करना चाहिए।

वात-आदि दोषों के प्रकोप से नाड़ी की गति जिस तरह की होती है यह ऊपर कह चुके हैं, अब विशेष-विशेष रोगों में नाड़ी की गति जिस प्रकार की होती है, इसके विषय में कहना बाकी है, सो सुनो—

ज्वर के प्रकोप में नाड़ी उष्ण (गर्म) व वेग से चलती है। **वातज्वर में** - नाड़ी शीतल व सर्प, जोंक आदि की तरह वक्र व चपल चलती है। **पित्त ज्वर में** - नाड़ी कठिन होती है तथा ऐसी तेजी से चलती है, जैसे चमड़ी को फाड़कर उसके ऊपर से चल रही हो। **कफ ज्वर में** - नाड़ी शीतल व स्निग्ध होती है तथा स्थिरभाव से मन्द-मन्द गमन करती है। **वात पित्त ज्वर में** - नाड़ी वक्र, थोड़ी चपल व कठिन होती है। वातश्लेष्मज्वर में - नाड़ी सूक्ष्म, शीतल व मन्द वेग से चलता है। **अजीर्ण रोग में** - नाड़ी कठिन होती है और दोनों तरफ से मन्द-मन्द गमन करती है। **अग्निमान्द्य रोग में** - नाड़ी शीतल और हंस के समान चलती है। **दीप्ताग्नि** पुरुष की नाड़ी - बलवान् व लघु अर्थात् मध्यमाभाव से चलती है। **ग्रहणी रोग में** - पैर की नाड़ी हंस की तरह और हाथ ही नाड़ी मेंढ़क की तरह गमन करती है। **संग्रह-ग्रहणी रोग में** - भेद (दस्त) होने के बाद नाड़ी शान्तवेग होती है, **अतिसार रोग में** - दस्त आने के बाद निर्वीर्य (मन्दरगति) होती है। **विसूचिका रोग में** - दस्त के बाद नाड़ी मेंढ़क की तरह उछलती चाल से चलती है और **आमातिसार रोग में** - दस्त के बाद नाड़ी स्थूल व जड़वस्तु के समान निश्चल हो जाती है। **प्रमेह रोग में** - नाड़ी ग्रन्थियों की तरह अर्थात् बीच-बीच में गाँठ सा मालूम देती है, यदि उस रोगी को आमदोष हो, तो नाड़ी हर समय गर्म रहती है। **गुल्म (वायु गोला) रोग में** - नाड़ी चंचल होती है और कबूतर की तरह प्रबल वेग से घुर-घुर कर गमन करती है। **उन्माद रोग में भी** - नाड़ी की चाल इसी तरही की होती है।

ज्वर आदि रोगों में नाड़ी की गति जिस तरह की होती है, यह संक्षेप से ऊपर कह चुके हैं, बुद्धिमान् वैद्य इसका अनुसरण कर और रोगों में भी नाड़ी की गति कैसी होनी चाहिए यह निर्णय कर सकते हैं, अर्थात् ऊपर कहे रोगों में व इनको उत्पन्न करने वाले दोषों के साथ जिस किसी भी अनुक्त दोष व रोग का सादृश्य हो, उस रोग में भी नाड़ी की अवस्था वैसे ही होगी जान सकेंगे।

स्थलचर, जलचर व आकाश में उड़ने वाले जिन जीवों की स्थल में

जल में व आकाश में जिसकी जो गति निर्दिष्ट की गई है, यह चाल ही नाड़ी परीक्षा का उपमान स्थल समझना चाहिए। इसी से नाड़ी परीक्षा सावधान एकाग्रचित्त होकर की जानी चाहिए।

केवल पढ़ना व पढ़ाने से नाड़ीज्ञान नहीं ज्ञान होता। अत पक्ष योगाभ्यास की तरह एकान्तचित्त होकर नाड़ी परीक्षा का अभ्यास करना चाहिए।

बार-बार नाड़ी स्पर्श रूप अभ्यास से ही नाड़ी परीक्षा द्वारा रोग का ज्ञान हो सकता है, और बिना अभ्यास के बृहस्पति के समान बुद्धिमान् होने पर नाड़ी ज्ञान के विषय में सफलता नहीं हो सकती।

संक्षेपतः नाड़ी परीक्षा के विषय में कह चुके हैं, अब प्रसंगवश नेत्र जिह्वा व मुख (आस्य) परीक्षा के विषय में उपदेश करते हैं, क्योंकि नेत्र आदि प्रत्यक्ष इन्द्रियों की अवस्था के अनुसार ही बहुत समय बाद दोषों का निर्णय आसानी से हो जाता है।

नेत्रपरीक्षा-वायु के प्रकोप में नेत्र रूखे, घूसर (धुँये की रंगत व अरुणवर्ण तथा स्तब्ध दृष्टि होती है। **पित्त के** प्रकोप में नेत्र लाल हरित (हरे), वह हल्दी के समान पीले रंग के होते हैं। **कफ की** अधिकता में नेत्र स्निग्ध, जलपूर्ण, पाण्डुवर्ण, ज्योतिहीन व बलवान् होते हैं **दो दोषों के प्रकोप में** - नेत्र दो दोषों के मिश्रित लवण वाले होते और दोषत्रय (सन्निपात) में नेत्र तन्द्राकुल, मोहयुक्त, श्याम व रक्त वर्ण, कोटरगत, अतिरुखे, कुछ मुँदे हुये, घोरतारक व विलुप्त कृष्ण तारक तथा क्षण-क्षण भर में बन्द होते हुए व क्षण-क्षण भर में विविध वाले हो जाते हैं।

जिह्वा परीक्षा-वायु की अधिक्रता में - जिह्वा गूलर के पत्ते के समान खुरदरी तथा रूक्ष व फटी हुई होती है। **पित्त की अधिकता में** - रक्त, श्याम व पीत वर्ण होती है। **कफ के प्रकोप में** - जिह्वा लिप्त (लिपी हुई सी), गीली व श्वेतवर्ण होती है **दो दोषों के प्रकोप में** - दो दोषों के लक्षणयुक्त होती है। और **त्रिदोष में** - जिह्वा जले हुए के समान काली और काँटेदार होती है। **आस्य (मुख) परीक्षा - वायु की** वृद्धि से - मुख का स्वाद कषेला व विरस होता है तथा मुख में थूल जमता है। **पित्त की अधिकता में** - मुख का स्वाद तिक्त (कड़वा) और **कफ प्रकोप में** - मीठा स्वाद होता है। **दो दोषों**

के प्रकोप में दो दोषों के समान और **त्रिदोष में** तीनों दोषों के समान स्वाद होता है।

ऊपर संक्षेप से नेत्र आदि इन्द्रियों की परीक्षा बतायी गई है, मल मूत्र आदि की परीक्षा भी इसी आधार पर की जा सकती है। सिर्फ मूत्र परीक्षा प्रमेह रोगों में विशेष प्रक्रियाओं से भी की जाती है। सिर्फ मूत्र परीक्षा प्रमेह रोग में विशेष प्रक्रियाओं से भी की जाती है, यह आगे चल कर प्रमेह रोग के वर्णन में कहेंगे। ध्यान पूर्वक इनके द्वारा परीक्षा करने से यथा सम्भव वात-पित्त आदि दोषों का तथा बहुत से रोगों का विशद निर्णय किया जा सकता है, पर केवल पुस्तक में लिखित वर्णन पढ़ने से ही इनका ज्ञान होना असम्भव है। इसलिए शास्त्रकारों के उपदेश के अनुसार पढ़ने के अतिरिक्त कार्यत: अभ्यास करना भी आवश्यक है।

प्रश्न-अब पूछना चाहता हूँ, कि यदि वात, पित्त व कफ की समस्त रोगों के कारण हैं, तो क्या बात वात आदि दोषों के प्रशम करने से ही सब रोग प्रशमित हो जाता हैं?

उत्तर--केवल वायु, पित्त व कफ के प्रशम करने से ही सब जगह रोग निवृत्त हो जावे, ऐसा नहीं होता, जैसे कुम्हार घड़ा बनाता है, यदि कुम्हार को मार दिया जाय, तो क्या उसके बनाये हुए घड़े का नाश हो जाएगा? कभी नहीं। इसलिए वात आदि दोष व उनसे उत्पन्न व्याधि दोनों के उपशम के लिए, दोष-प्रयत्नीक (दोषों को समय करने वाली) और व्याधि प्रत्यनाक (रोग-शामक) चिकित्सा अवलम्बन की जाती है। जहाँ पर कार्य के प्रति कारण का नित्यत्व संबन्ध हो, वहाँ पर केवल कारण (दोष) के नाश से कार्य (रोग) का भी नाश हो जाता है। जैसे-दीपक में तेल और बत्ती न रहने पर दीपक नहीं जल सकता। इसी तरह जहाँ पर रोग के प्रति वात-आदि दोषों का नियत कारणत्व होता है, वहाँ पर ही केवल वात आदि दोषों के प्रशम करने से उनसे उत्पन्न ज्वरादि रोगों की भी शान्ति हो जाती है। जैसे आक्षेप (दौरे) आदि रोगों में जब तक वायु का प्रकोप रहता है, तब तक ही दौरा रहता है, और वायु के शान्त हो जाने पर आक्षेप आदि की भी शान्ति हो जाती है, पर ज्वर, अतिसार, प्लीहा, यकृत व गुल्म आदि रोगों में उस-उस रोग के उत्पादक वात-आदि दोषों के शान्त होने से ही इन रोगों की शान्ति नहीं होती।

ऐसे स्थल पर वात-आदि दोषों के प्रशम करने के साथ-साथ रस, रक्त आदि दूष्यों का भी प्रशम करना होता है तथा आकृतिमान् रोग के होने पर उसकी आकृति का भी नाश करना होता है।

प्रश्न-वायु, पित्त व कफ का प्रशम किससे होता है।

उत्तर-**वात प्रशमन**-देवदारु, कूठ, हल्दी, वरने की छाल, मेंढासिंगी, खरेंटी, नागवला, कटसरैय्या, पियावाँसा; कौंच, शल्लका, पाढ़ल, अर्जुन (कोह), अरणि, गिलोय, एरण्ड, अस्थिसंहार (हड़ जोड़) सफेद आँक, आँक, शतावर, पुनर्नवा, गजपीपल, वथुआ, लालकचनार, भारंगी, कपास के बीज, सांठ (सफेद पुनर्नवा), लालचन्दन, वेर, यव (जौ), कुलथी, सरिवन (शालपर्णि), पाठा, विदारिकन्द, अनन्तमूल, बड़ी कटेली, कटेली, गोखरू, वेल की छाल, सोना पाठा की छाल आदि औषधियों से वायु का प्रकोप शान्त होता है।

पित्तप्रशमन—सफेद चन्दन, लाल चन्दन, नेत्रवाला, मञ्जीठ, क्षीरकाकोली, शालपर्णी, शतावर, नागरमोथा, मृणाल (कमल की डण्ठल) कल्हार, कमल; नालोफर, केला, कमलगट्ठा, दूब, मुर्वा (चूर्णहार) काकोली, क्षीरकाकोली, गिलोय, काकड़ासिंगी, वंशलोचन, पद्माख, जीवन्ती (जयत), मुलेटी, वट, स्पृक्का (असवरग), गूलर, पीपल, पिलखन, आम्रातक (अम्वाड़ा), अर्जुन, आम, जामन की छाल, केवड़ा, तेजपात, कुटकी, कदम्व, वेर, लोघ, भिलावाँ, ढाक, मेंढासिंगी, कुश, काँस, सर, दाभ (दर्र), आदि द्रव्यों से पित्त का प्रकोप नष्ट होता है।

कफप्रशमन—काला अगर, अगर, लाल चन्दन, कूठ, हल्दी, शैलज (छानछवीला) सोया, सरल धूप, रास्ना, करंजुवा, जाईएरंड, मूँग, खश, शालपर्णी, अनन्तमूल, गिलोय, मेंढासिंगी, करौंदा, गोखरूरु, पियावांसा, शताबर, तालमखाना, पीपल, पीपलामूल, चव, चीता, सोंठ कालीमिर्च, गजपीपल, रेणुक (सम्हालू के बीज) इलायची, अजवायन, इन्द्रजौ, पाठ। (जलजमनी), जीरा, सरसों, वकायन के फल, हींग, भारङ्गी, मूर्वा, अतीस, बच वायविड़ंग, कुटकी, बड़ी, कटेली, छोटी कटेली, मुलेठी, चीते की जड़, धतूरा, थूहर, त्रिफला, नागरमोथा, हरड़, देवदार, नागकेश, सब तरह की तुलसी, कसौंदी, चिरचिटा, नागदौन (वरियारा), जायफल,रव सम्हालू, मूसाकर्णी, कुचला,

अमलतास, मैनफल, केवडत्रे के फूल, लाल लोध, सतोने की छाल, नीम की छाल, कट्सरैया, चिरायता, पटोलपत्र व करेला (कारवेल्ल) आदि औषधियाँ कफप्रकोप को नष्ट करती है।

वायु, पित्त व कफ के प्रशमन करने वाले द्रव्यों का संक्षेप से उल्लेख कर दिया है, जगत भर की सब चीजों का विस्तार पूर्वक उल्लेख करना असम्भव है। बुद्धिमान् चिकित्सक रोग की अवस्था व रोगी का अग्निबल आदि विचार कर इन सब द्रव्यों को तथा इनके अतिरिक्त समान गुणद्रव्यों की कल्पना कर कषाय (क्वाथ) व कल्क आदि बनाकर तथा इन द्रव्यों से घी, तेल, मोदक, व अवलेह आदि बनाकर, वात, पित्त आदि दोष तथा इनसे उत्पन्न विविध प्रकार के रोगों को शान्त करने में समर्थ हो सकते है।

जिन-जिन द्रव्यों से वायु आदि दोषों का प्रकोप होता है, वे पहले कह आये हैं, और जिन-जिन द्रव्यों से वात-आदि दोषों का प्रशम होता है, वे भी कह दिये हैं, अब जिस-जिस रस से वायु का प्रशम व प्रकोप होता है, कहता हूँ, सुनो-

मधुर, अम्ल, लवण, कटु (चरपरा) कषाय व तिक्त ये छः रस द्रव्य को आश्रय कर रहते हैं। इनमें से मधुर, अम्ल व लवण रस से वायु का प्रशम होता है, पर इनसे कफ का प्रकोप होता है। इसी तरह कटु, तिक्त व कषाय रस से कफ का प्रशम होता है, पर वायु को ये प्रकुपित करते हैं अर्थात् जिनसे वायु की शान्ति होती है उनसे कफ की वृद्धि होती है, और जिनसे कफ कम होता है, उनसे वायु की वृद्धि होती है। इसीलिए इस प्रकार के द्रव्य वातश्लेष्म जनित रोगों में अहित कर होते हैं। क्योंकि-वायु को शान्त करने से कफ का प्रकोप बढ़ जाता है, और कफ की शान्ति करने पर वायु बढ़ जाता है। इसलिए घात श्लेष्म रोगों में अति विचार पूर्वक औषधि प्रयोग करना चाहिए। जिन द्रव्यों में स्वभाव से ही वात व कफ के प्रशम की शक्ति हो वे ही द्रव्य युक्तिपूर्वक ऐसे स्थान में प्रयोग करना आवश्यक होता है। किस-किस रस से वायु व कफ का प्रकोप व प्रशम होता है ऊपर कह चुके हैं, अब किन-किन रसों से पित्त का प्रकोप व शान्ति होती है, यह कहते हैं, सुनो-तिक्त, कषाय, व मधुर रस से पित्त का प्रशम होता है और अम्लख लवण व कटु रस से पित्त का प्रकोप होता है, पर यहाँ पर यह बात भी ध्यान में रखनी चाहिये, कि-जिन

रसों से वायु का उपशम होता है, यदि उन रसों में रूक्षता, लघुता व शैत्यगुण हो, तो वे वायु का प्रशमन नहीं कर सकते, क्योंकि-वायु रूक्ष, लघु व शीतल पदार्थ है, इसी से रूक्षता आदि गुण वाले पदार्थों से उसका उपशम नहीं होता, बल्कि उल्टे समानगुण द्रव्यों को पाकर बढ़ता है। इसी तरह पर जिन रसों से पित्त का प्रकोप शान्त होता है, यदि उन रसों में तीक्ष्ण, उष्ण व लघुत्व गुण हो, तो वे उसका प्रकोप शान्त करने में असमर्थ होते हैं, क्योंकि-पित्त तीक्ष्ण, उष्ण व लघु पदार्थ है, अत एव समान गुण पदार्थो से उसका प्रकोप शान्त नहीं होता, बल्कि पढ़ता है, तथा जिन रसों से कफ का नाश होता है, यदि उन रसविशिष्ट द्रव्यों में स्निग्धता, गुरुता व शीतलता गुण हो तो उनसे कफ शान्त नहीं होता, क्योंकि-कफ स्निग्ध, गुरु व शीतल पदार्थ है अत एव समानगुण द्रव्यों से उसका उपशमन होकर वृद्धि होती है। इसलिए दोष-प्रशमन के लिये केवल रस (अमुक द्रव्य में अमुक रस है इसलिये वह अमुक दोष को शान्त कर सकेगा) का ज्ञान होने से ही काम नहीं चलता, किन्तु उसके शैत्य उष्ण आदि स्वाभाविक तथा संयोगज गुणों से भी अभिश होना आवश्यक होता है। अत एव यहाँ पर कुछ संक्षेप से वर्णन किया जाता है।

गुण—गुरु, लघु, स्निग्ध, रूक्ष, तीक्ष्ण, लक्ष्ण, स्थिर, सर, पिच्छिल, विशद, शीत, उष्ण, मृदु, कर्कश, स्थूल, सूक्ष्म, द्रव शुष्क, आशु व मन्द ये बीस गुण शास्त्रकारों ने स्थिर किये हैं। **गुरुद्रव्य**-वातनाशक, पोषक (पुष्टिकारक), श्लेष्म जनक और देर में हजम होता है। लघुद्रव्य-सुपथ्य, कफनाशक व शीघ्र परिपाक होता है। **स्निग्धद्रव्य**-वातनाशक, कफकारक, वृष्य व बलदायक होते हैं **रूक्ष द्रव्य**-अत्यन्त वात वर्द्धक व कफनाशक होता है। **तीक्ष्णद्रव्य**-पित्तकारक, लेखन (कृश करने वाला), व कफ-वातनाशक होता है। **श्लक्ष्ण द्रव्य**-तेल आदि चिकनी चीजों के बिना और कठिन होने पर भी यदि कोई द्रव्य चिकना हो, तो उसमें श्लक्ष्ण गुण है, जानना चाहिये। **स्थिर द्रव्य**-वायु व मल को स्तब्ध करने वाला होता है। **सरद्रव्य**-सारक अर्थात् इससे वायु व मलका निःसरण होता है। **पिच्छिल द्रव्य**-तन्तुल (लेशदार), बलकारक टूटी जगह जोड़ने वाला, कफ कारक व गुरु होता है। **विशद द्रव्य**-क्लेद नाशक व घाव भरने वाला होता है। **शीतल द्रव्य**-आनन्दजनक, स्राव (वहाव) आदि का रोकने वाला और मूर्छा, प्यास,

पसीना व दाह को नाश करता है। **उष्णद्रव्य**-शीतगुण के विपरीत अर्थात् असुखजनक, रक्त आदि के बाहव को न रोकने वाला, मूर्छा आदि करने वाला व घाव आदि को पकाने वाला होता है। **मृदुद्रव्य**-कोमल होता है। **कर्कशद्रव्य**-परुष अर्थात् खुरदरा होता है। **स्थूलद्रव्यः**-शरीर को मोटा करने वाले वा स्रोतों को अवरोध करने वाला होता है। **सूक्ष्मद्रव्य**-जो शरीर के बारीक-बारीक छेदों में प्रवेश कर जावे। **द्रवद्रव्य**-क्लेदजनक व व्यापन स्वभाव होता है। शुष्कद्रव्यः-द्रव गुणके विपरीत अर्थात् क्लेद नाशक व स्थिरस्वभाव होता है। **आशुद्रव्य**-आशुकारी अर्थात् जलमें पानी फैंकने से वह जैसे बहुत जल्दी फैल जाता है, उसी प्रकार आशु गुण वाली चीजें शरीर में शीघ्र कार्य करती है। **मन्दद्रव्य**-सब कार्यो में शिथिल होता है, इसको अल्प भी कहा जाता है।

वीर्य-द्रव्यों का वीर्य दो प्रकार का होता है, यथा-शीतवीर्य व उष्णवीर्य। **शीतवीर्यद्रव्य**-वातश्लेष्म जनित रोगों को उत्पन्न करते हैं और पित्त को बिल्कुल कम कर देते हैं। **उष्णवीर्यद्रव्य**-वायु व कफ का नाश करते हैं, पित्त को बढ़ाते और बुढ़ापा लाते हैं वीर्य के वारे में दूसरा मत-उष्णवीर्य-भ्रम, पिपासा, ग्लानि, पसीना व दाह उत्पन्न करता है, शीघ्र पकाता है और वायु का कफ का प्रशम करता है **शीतवीर्यद्रव्य**-सुखजनक, जीवन का हितकारक, मल आदि का स्तम्भक व रक्त पित्त को हितकर होता है।

विपाक - भोजन किये हुए मधुर आदि रस वाले द्रव्यों का जठरादि के द्वारा परिपाक होने पर, उनसे जो एक दूसरा रस उत्पन्न होता है उसको विपाक कहते हैं। सब रसों का यह विपाक तीन प्रकार का होता है, जैसे-मधुर व लवण रस का विपाक मधुर, अम्लरस का विपाक अम्ल और कटु, तिक्त कषाय रस का विपाक प्रायः कटु (चरपरा) होता है **मधुरविपाक** - कफकर व वातपित्तनाशक होता है।

अम्लविपाक-पित्तवर्द्धक व वातश्लेष्म जनित रोगनाशक होता है। **कटुविपाक**-धातवर्द्धक व कफपित्तनाशक होता है।

प्रभाव-द्रव्य का अमीमांस्य व अचिन्त्य किसी विशेष शक्ति का नाम प्रभाव कहते हैं। जैसे-सहदेवी बूटी की जड़ मस्तक में बाँधने से ज्वर उतर जाता है। काकजंघा की जड़ बाँधने से नींद आती है।

विरुद्ध गुण विशिष्ट द्रव्यों के संयोग में जो प्रबल होता है वही दुर्बल को जय करता है। जैसे-विपाक रस को, वीर्य-विपाक व रस दोनों को और प्रभाव-वीर्य विपाक व रस इन तीनों को जय करता है।

वात-आदि दोषों के प्रकोपक और प्रशमक रस आदि के गुण ऊपर कह चुके हैं, अब प्रसङ्गवश कुछ विशेष-2 क्रियाओं को करने वाले द्रव्यों के विषय में कहते हैं, सुनो—

जमालगोटा, निशोथ, आँक (मन्दार), एरण्ड, एरण्ड तैल (कस्टर् औयल्), भिलावाँ दन्ती, चीता, करंजवा, भटकटैय्या, कुटकी, स्वर्णक्षीरी (सत्यानासी) ये **भेदक (दस्तावर)** द्रव्य है इनमें से भी जमालगोटा अति विरेचक द्रव्य है।

किसमिस खम्भारि, फालसा, हरड़, वहेड़ा, व वेर ये सारक (रेचक) द्रव्य हैं।

प्रियंगु (फूल फिरंग) अनन्तमूल, आम की गुठली, सोनापाठा, लोध, मोचरस, वाराहक्रान्ता, धाय के फूल, भारंगी व कमल केशर ये सब **मलस्तम्भक** (कब्ज करने वाले) द्रव्य हैं।

वांदा, गोखरु, मौलसरी के फूल, हुलहुल, पत्थर चट्टा, सर, ईख, कुश, कांस की जड़, खश, दाभकी जड़, गिलोय व आँककी जड़ ये सब द्रव्य **मूत्ररेचक** (पेशाब लाने वाले) हैं।

आम, जामुन, पिलखन, वच, आम्नातक (अम्वाड़ा), गूलर, पीपल, भिलावाँ, खदिर (खैर) ये सब **मूत्ररोधक** (पेशाब रोकने वाले) द्रव्य हैं।

कमल, कुमुद आदि पानी में पैदा होने वाले फूल और मुलेटी प्रियंगु व धाय के फूल ये सब **मूत्रावशोधक** (पेशाब साफ करने वाले) द्रव्य हैं।

मधु (शहद), कचनार (सफेद व लाल), कदम्ब, कन्दूरी (विम्बिफल), आँक व चिरचिटा ये **वमनकारक** (कैलाने वाले) द्रव्य हैं।

आम, जामुन के पत्ते, निम्बू, खट्टे फल, दाड़िम यव, खश, मुलेटी व धान की खीलें ये **वमननिवारक** (कै रोकने वाले) द्रव्य हैं।

मालकंगनि, धावचि, कालीमिर्च, पीपल, वायविडंग, सहजना, सरसों,

चिरचिट के बीज, सफेद कोयल, नीली कोयल, ये **शिरोविरेचक** अर्थात् इनकी नास सूँघने से मस्तक का श्लेष्मा निःसारित होता (निकलता) है।

कचूर, कूठ, वेर की गुठली, कटेली, बड़ी कटेली, वाँदा, हरड़ पीपल, धमासा, व काकड़ासिंगि ये **हिक्कानिवारक** (हिचकी को दूर करने वाले) द्रव्य हैं।

शहद, मुलेटी, केशर (जाफरान), मोचरस, चूल्हे की मिट्टी लोध, गेरु मिट्टी, प्रियंगु, शर्करा व खील ये **रक्तरोधक** (रक्त रोकने वाले) द्रव्य हैं।

पीपल, पीपलामूल, चव, चीता, सौंठ, अम्ल वेत, काली मिर्च अजवायन, भिलावे का गोंद व हींग ये **अग्निदीपक** द्रव्य हैं।

इन्द्रायण, कौंच के बीज, शतावर, माषपर्णी, क्षीकाकोलि, असगन्ध, शालपर्णी, कुटकी, खरेंटी व नागवला ये **बलकारक** द्रव्य हैं।

आम, आम्नातक, मन्दार, कञ्ज, चौपतिया, अम्लवेत, वेर अनार व निम्बु ये **रुचिजनक** पदार्थ हैं।

असंख्य द्रव्यों में से कुछ सर्वदा व्यवहारोपयोगी द्रव्यों का उल्लेख कर दिया है, बहुत समय इन्हीं में से युक्तिपूर्वक व्यवहार करने से अधिक उपकार होते देखा गया है।

प्रश्न-आपने आरम्भ में ही उपदेश दिया है, कि-जिस क्रिया से रोग की शान्ति होती है, उसको चिकित्सा कहते हैं, तब जिज्ञासा यह है, कि-वह क्रिया कौन सी है?

उत्तर-यह क्रिया कार्य भेद से भिन्न-2 प्रकार की होती है, यथा—हेतुविपरीत, व्याधिविपरीत व हेतुव्याधिविपरीत आदि। जिस हेतु से रोग की उत्पत्ति हुई हो, उस हेतु के विपरीत क्रिया व रोग के विपरीत क्रिया व हेतु व रोग इन दोनों के विपरीत क्रिया का नाम ही चिकित्सा है। यहाँ पर दो एक उदाहरणों द्वारा यह स्पष्ट किया जाता है, सुनो-जैसे ठण्डी हवा के लगने से सर्दी हो गई हो, तो शीतल वायु का स्पर्श दूर करने के लिये गर्म कपड़ों से शरीर को ढँकते हैं अथवा आग आदि का सेक देकर सर्दी को दूर करते हैं, इसी तरह पर गर्म हवा के लगने पर, गर्मी दूर करने के लिए ठण्डे मकान

आदि के अन्दर या छाया में बैठते हैं, अथवा पंखे आदि से हवा की जाती है, अर्थात्-शीत उष्ण आदि हेतुओं से उत्पन्न असुख उन हेतुओं से विपरीत क्रिया द्वारा दूर किया जाता है। यह तो हुआ सिर्फ हेतु से विपरीत क्रिया का उदाहरण अब हेतु, रोग वा हेतुव्याधिविपरीत क्रियाओं को पृथक्-पृथक् समझा देते हैं, सुनो-**हेतुविपरीतक्रिया**-जैसे जो रोग उष्ण (गर्म) का सेवन करने से हुआ हो, उसमें शीतल क्रिया और शीत के कारण हुए रोगों में उष्ण क्रिया करना। अधिक भोजन जनित रोग में लंघन (भोजन न करना) व लघुभोजन करना और अनिद्रा (नींद न आने) से उत्पन्न रोग में नींद लाना, इसी तरह सब जगह ही हेतुविपरीत क्रिया कर रोग शान्त करते हैं। **व्याधि विपरीतक्रिया**-यथा-अतिसार (दस्त) रोग में स्तम्भन अर्थात् मल को रोकने की औषधियाँ आदि के प्रयोग से अतिसार रोग का निवारण करते हैं, और वमन रोग में अधः प्रवर्त्तक व वात-आदि दोषों की अनुलोमक औषधि व पथ्य आदि से वमन निवारण करते हैं। **हेतुव्याधिविपरीतक्रिया**-से-वातजनित शोथ रोग में वायु व शोथ इन दोनों के निवारण के लिये "दशमूल" का काढा प्रयोग करते हैं, क्योंकि-दशमूल वायु का नाश करता है और शोथ का भी निवारण करता है। अत एव हेतु विपरीत-व्याधि विपरीत व हेतुव्याधि इन दोनों के विपरीत क्रिया का नाम चिकित्सा है।

प्रश्न-अब जिज्ञासा है, कि रोग चिकित्सा में हेतु, व्याधि व हेतुव्याधि विपरीत चिकित्सा करते हैं, यह सब ठीक है, पर यह बहुत दिन से लौकिक कहावत है, कि -"विषस्य विषमौषधम्" अर्थात् विषज रोगों की विष ही औषधि है। यदि यह बात सत्य है, तो उपरोक्त चिकित्सा सूत्र का इससे व्यभिचार (खण्डन) हो जाता है?

उत्तर-हम तुम्हारे इस प्रश्न से अति प्रसन्न हुए हैं, इसका उत्तर सुनो-आयुर्वेद शास्त्रों में विषजनित रोगों की विष ही औषधि मानी गई है, यह बात बिल्कुल सत्य है, जैसे-अग्नि से जले हुए स्थान को "आग पर सेकना" या उष्णगुण वाला "प्रलेप" देना, तथा वमन रोग में वमन कारक "मैनफल" का प्रयोग इत्यादि समानधर्मी चिकित्सा करने का भी उपदेश है। परन्तु शास्त्र का इससे यह उद्देश्य है, कि - समानधर्म होने पर यदि उसमें कोई "अवान्तरवैधर्म्य" हो, कि जिस अवान्तरवैधर्म्य से वह हेतु, व्याधि व हेतु-व्याधि इन दोनों के

विपरीत क्रिया करने में समर्थ हो, तो ऐसा होने पर समानधर्मी द्रव्य भी प्रयोग किया जा सकता है। क्योंकि-"स्थावर विष" (मीठा तेलिया आदि) भेदक होते हैं, परन्तु जङ्गमविष (सर्प आदि का) वामक (वामन कारक होते हैं। यद्यपि विषत्व क्रिया दोनों की समान होती है, तो भी प्रभाव के भेद से वे परस्पर विपरीत कार्य करते हैं। इसी तरह पर अग्नि से जले हुए स्थान में जो अग्नि से सेकना व उष्ण प्रलेप देने की व्यवस्था है उसका भी यही कारण है-कि-यदि उस स्थान पर उष्ण क्रिया न करके शीतल क्रिया की जाए, तो शैत्य के संयोग से अग्नि के जलने से दूषित हुआ रक्त उस स्थान में गाढ़ा होकर वह पचन क्रिया प्रारम्भ कर देता है, और उष्ण क्रिया करने से वह दुष्ट रक्त गाढ़ा नहीं होने पाता तथा उष्ण के संयोग से वह द्रव (पतला) होकर इधर उधर फैल कर साफ़ हो जाता है, जिससे पचन क्रिया नही होने पाती। अतिसार रोग में जो दूध देने की व्यवस्था है वह वमन रोग में मयनफल प्रयोग करने का विधान है, वहाँ पर भी यह जानना चाहिए, कि-साधारण अतिसार व साधारण वमन रोग के लिए यह विधि नहीं है। किन्तु अधिक पित्त जनित अतिसार रोग में ही विरेचन के लिए दूध और अधिक कफ जनित वमन रोग में वमन कारक मैनफल प्रयोग करने से इनके द्वारा कारणभूत पित्त व कफके निकल जानने से शीघ्र ही रोग की शान्ति हो जाती है। पित्तहर क्रियाओं में विरेचन और श्लेष्महर क्रियाओं में वमन ही सर्वोत्तम होता है। उक्त दोनों स्थानों में यदि प्रवृद्ध पित्त व कफ का शीघ्र निर्हरण न किया जाय, तो उस प्रवृद्ध पित्त व कफ के द्वारा विविध प्रकार के उपद्रवों के होने की सम्भावना होती है। अत एव समानधर्मी होने पर भी कार्यतः वे विपरीत ही होते हैं। अब विचार कर देखो, कि-पूर्वोक्त चिकित्सा सूत्र का व्यभिचार हुआ अथवा नहीं?

★ चिकित्सा-प्रकरण ★

ज्वर (बुखार)

प्रश्न--गुरुवर! रोग विषयक व चिकित्सा विषयक उपदेश मैं अच्छी तरह से जान गया हूँ। अब दयाकर मुझे उपदेश कीजिये - कि वातआदि दोष

रोगों को किस प्रकार उत्पन्न करते हैं, और इनसे उत्पन्न उन रोगों का स्वरूप (लक्षण) व चिकित्सा क्या है?

उत्तर-हम यहाँ पर सबसे पहिले ज्वर के विषय में उपदेश करते हैं - वाद को क्रमशः वात-आदि से उत्पन्न समस्त रोगों का वर्णन होगा, क्योंकि ज्वर सब रोगों में प्रधान है, और ज्वर होने पर उसके लक्षण स्वरूप सब रोग (कास आदि) हो जाते हैं, और सब ही रोगों की विच्छेद-अवस्था में ज्वर होकर रोगी का विनाश कर देता है तथा और रोगों की अपेक्षा अक्सर ज्वर ही अधिक हुआ करता है। इसलिए यहाँ पर पहले ज्वर की सम्प्राप्ति (उत्पत्ति) स्वरूप व लक्षण लिखते हैं।

ज्वर की सम्प्राप्ति-विरुद्ध आहार विहार आदि से वात आदि दोष कुपित होकर (बिगड़ कर) आमाशय में जाकर वहाँ के आमरस[1] को दूषित कर और कोष्ठ की अग्नि को मन्द (कमजोर) कर व कोष्ठ से बाहर डालकर ज्वर को उत्पन्न करते हैं। कोष्ठ की अग्नि (पित्त की उष्मा बाहर होने से ही (रक्त में मिलने से) बाहर शरीर में ताप (गर्मायस) मालूम देती है। यह ज्वर जो इस तरह पर वात-पित्त आदि दोषों से आरम्भ होता है, उसको दोषज और अभिघात (बाहर से चोट फटाक लगना व काम क्रोध आदि हेतुओं) से आरम्भ होकर पुनः वात आदि दोषों से संयुक्त होता है, उसको आगन्तुज कहते हैं। इस तरह पर दोष और अभिघात इन दो कारणों से उत्पन्न हुआ ज्वर आठ प्रकार का होता है, यथा-वातज, पित्तज, कफज, वातपित्तज, वातकफज, कफपित्तज, सान्निपातिक (त्रिदोषज) व आगन्तुज।

ज्वर का पूर्वरूप-जिस रोग में सन्ताप (डाह, जलन) पसीने का रुकना व सारे शरीर में दर्द होना यह तीनों लक्षण एक ही बार प्रकाशित हों, उसको ही ज्वर कहते हैं। परन्तु इन और सब लक्षणों में सन्ताप ही ज्वर का प्रधान लक्षण है। क्योंकि ज्वर के और-2 लक्षणों में कभी-2 इनका व्यभिचार

---

1. भुक्त (खाये हुए) आहार के परिपाक होने पर उससे पहिले पहल जो रस उत्पन्न होता है, उस रसको आम-रस व अपक्क रस कहते हैं। यह आमरस ही यथाक्रम से शरीर पोषक रस, रक्त, मांस, भेद, अस्थिमज्जा व शुक्र रूप में परिणत होता है।

भी हो जाता है अर्थात् नहीं होते। जैसे - पित्तज्वर में पसीना रुकता नहीं है, बल्कि निकलता है।

नीचे वात-आदि दोषों के भेद से उत्पन्न ज्वरों के पृथक्-2 लक्षण वर्णन किये जाते हैं। सुनो-

वातज्वर के लक्षण—इस ज्वर में कंप होता है, जंमाई आती है, गला और होंठ (ओष्ठ) सूखते हैं, नींद अच्छीं नहीं आती, छींक रुक जाती है, शरीर रुखा हो जाता है, समस्त शरीर में और विशेष करके हृदय व मस्तक में बड़ा दर्द होता है। रोगी अधिक बकवास करता है, मल कठिन (टट्टी सख्त) होता है, अफारा व पेट में शूल की तरह दर्द होता है, वाजज्वर में साधारणतया ये लक्षण होते हैं। इस ज्वर के चढ़ने के समय का कोई निश्चय नहीं होता, और-शारीरिक उत्ताप आदि भी समान नहीं होता, किसी समय उत्ताप आदि बढ़ जाते हैं और किसी समयस कम हो जाते हैं अर्थात् एक सामन नहीं रहते।

पित्तज्वर के लक्षण—इसमें ज्वर का वेग अधिक होता है, अतिसार की तरह मल पतला आता है, मल का रंग पीला या नीला होता है, वमन (कै) होती है, कण्ठ, मुख, ओष्ठ व नाक में क्षत (घाव होता है, पसीना निकलता है, रोगी बकवास करता है, मुख का स्वाद स्वाद तिक्त (कड़वा) होता है, मूर्छा (बेहोशी), दाह और प्यास होती है, मल, मूत्र व नेत्र पीले रंग के होते हैं तथा सिर में चक्कर आता है, पित्त-ज्वर में साधारणतः ये लक्षण प्रकाश होते हैं।

कफ ज्वर के लक्षण—इसमें ज्वर का वेग मन्द (हल्का), आलस्य, मुँह का स्वाद मधुर, मल, मूत्र व नेत्र शुक्ल वर्ण के, शरीर स्तब्ध (जकड़ा हुआ सा), अधिक उष्णता नहीं होती, शरीर का ढीलापन व भारीपन भोजन में अनिच्छा, वमन, अपरिपाक, शीत लगना, रोमांच, अधिक नींद आना, नाक से पतला पानीसा कफ गिरना, खाँसी व अरुचि होना, साधारणतः कफ ज्वर में ये लक्षण होते हैं।

वातपित्त ज्वर के लक्षण—इसमें प्यास, मूर्छा शरीर का घूमना दाह, नींद न आना, शिर में दर्द, गले का सूखना, मुख का सूना, वमन, रोमांच, अरुचि, अंधेरी आना, अंगुली के पौरवों में टूटने के समान दर्द व जम्भाई, आना, साधारणतः वातपित्त ज्वर में ये लक्षण उपस्थित होते हैं।

वात कफ ज्वर के लक्षण—इस ज्वर में पर्व स्थान (पौरवों) में में टूटने के समान दर्द, अधिक नींद आना, शिर में दर्द, मुख व नाक पानी गिरना, खाँसी, अधिक पसीना आना, और ज्वर का मध्य वेग अर्थात् न अधिक और न कम, साधारणतः वात कफ ज्वरों में यह लक्षण होते हैं।

पित्त कफ ज्वर के लक्षण—इस ज्वर में मुँह कफ से लिपा हुआ व पित्त के कारण कड़वे स्वाद लिए होता है, जीभ में पीला मायल रंग, तन्द्रा (ओंघ), मूर्छा, कास, अरुचि व तृष्णा होती है। साधारणतः पित्तकफ ज्वर में ये लक्षण होते हैं।

सन्निपात ज्वर के लक्षण—इस ज्वर में कभी दाह और कभी शांत, अस्थि (हड्डी), सन्धि (जोड़) व मस्तक में दर्द होता है, दोनों नेत्र अश्रुपूर्ण, आविल (मैले), रक्तवर्ण, विस्फारित (फैले हुए) व अतिकुटिल होते हैं, दोनों कानों में विविध प्रकार के शब्द व दर्द होता है, गला शूकों (जौ आदि के काटों) से घिरा जैसे मालूम होता है, जिह्वा कोयले के समान काली रंगत व गौ की जिह्वा के समान खुरदरी होती है, तथा तन्द्रा, मूर्छा, बकवास करना, कास, श्वास, अरुचि व भ्रम होता है। सब अंग शिथिल, मुख के भीतर से कफ के साथ रक्त व पित्त का थोड़ा-थोड़ा निकलना, शिर का इधर उधर फेंकना, तृष्णा, अनिद्रा हृदय में वेदना, बहुत समय के बाद मल, मूत्र व पसीने का थोड़ा-थोड़ा उतरना, शरीर का कुछ दुबला होना, गले में निरन्तर किसी अव्यक्त (घर-घर जैसे) शब्द होना, शरीर में नीले व लाल रंग के मण्डलाकार चिह्नों की उत्पत्ति, बहुत पूछने पर थोड़ा कहना, मुख नाक आदि स्थानों में क्षत (घाव), पेट में भार मालूम होना और वात-आदि दोषों का विलम्ब से पकना, साधारणतः सन्निपात ज्वर में ये लक्षण होते हैं।

अभिन्यास ज्वर के लक्षण—वात आदि दोष प्रकुपित होकर वक्षस्थलीय स्रोतों में जाकर अभिन्यास नामक एक अतिभयानक सन्निपात को उत्पन्न कर देते हैं। इसमें रोगी निश्च्येष्ट और दर्शन, श्रवण घ्राण (सूँघने की शक्ति) से रहित होता है; वह किसी को पहचान नहीं सकता, किसी की बात को सुन नहीं सकता, हर समय सिर को इधर उधर फेंकना, कुंथन व जल्दी-जल्दी करवट बदलना, कुछ भी खाना न चाहता और जबरदस्ती कुछ खिला देने से उसको निगल नहीं सकता, वह सारे शरीर में निरन्तर सुई से बींधने के समान दर्द

अनुभव करता है, बातें नहीं कर सकता और यदि कहता है, तो बहुत धीमा और थोड़ा। यह रोग अत्यन्त भयंकर होता है, इसलिए इससे कोई ही बचता है। यह अभिन्यास ज्वर सन्निपातको एक अवस्था विशेष है।

सन्निपात ज्वर साधारणतः सात, दश व बारह दिन में अति भयानक होकर या तो अपने आप ही शान्त हो जाता है अथवा रोगी का जीवनदीप निर्वाण तक कर देता है। किसी-किसी के मत में या कभी-कभी सात व चौदह दिन, नौ व अठारह दिन, ग्यारह व बाईस दिन तथा किसी-किसी के मत में बीस व चौबीस दिन ही रोगी की रोग मुक्ति व जीवनाशंका की सीमा है। किसी-2 का मत है - कि 41 दिन तक भी सन्निपात ज्वर की सीमा है।

वात-आदि दोषज नये ज्वरों के लक्षण तुम्हें सुना दिये हैं, अब जो वात आदि दोष धातुस्थ (रस, रक्त आदि धातुओं में स्थित) होकर विषम ज्वरों को उत्पन्न करते हैं, उनका वर्णन करता हूँ, सुनो–

विषमज्वर[1]–विधिपूर्वक चिकित्सा न करने से केवल ज्वरनाशक कोई सी उग्रवीर्य औषधि के प्रयोग से हठात् (एकाएक) ज्वर रोका जाय, तो उस ज्वर के उत्पन्न करने वाले वात-आदि दोष अच्छी तरह से परिपक्क व प्रशमित न होकर, बल्कि क्षीणदशा में शरीर में स्थित रहते हैं और पुनर्वार आहार विहार के थोड़े सा भी अनियम हो जाने से के लब्धबल होकर (बल पाकर) रस, रक्त आदि किसी भी धातु का आश्रय कर विषम ज्वरों को उत्पन्न कर देते हैं।

साधारणतः विषमज्वर पाँच प्रकार के होते हैं, जैसे-सन्ततः सतत अन्येद्युष्क, तृतीयक व चतुर्थक। वात-आदि दोष आहार आदि के अनियम से पुनर्वार लब्ध बल होकर रस धातु को आश्रयकर '**संततज्वर**' रक्त धातु

---

1. मुक्तानुवन्धित्व अर्थात् छोड़-2 कर फिर हो जाना ही विषम ज्वर का प्रधान लक्षण है। ऐसे ज्वर के होने का समय व त्याग के समय़ का तथा बढ़ने घटते और शीत उष्ण आदि कोई भी समान नहीं होता। कभी दिन में ज्वर आता है, कभी रात्रि में और कभी दिन में ज्वर छूट जाता है व कभी रात्रि में उतरता है, इस प्रकार की विषमता के कारण ही इस ज्वर को विषमज्वर नाम से कहते हैं।

को आश्रय कर "**संततज्वर**" मांस धातु को आश्रय कर "**अन्येद्युष्क ज्वर**" भेद धातु को आश्रय कर "**तृतीयक ज्वर**" और अस्थित व मज्जा धातु को आश्रय कर "**चतुर्थक**" नामक विषम ज्वर को उत्पन्न करते हैं जो ज्वर सात दिन, दस दिन व बारह दिन तक निरन्तर बना रहे, दिन में एक बार भी न उतरे, उसको सन्ततज्वर कहते हैं, जो ज्वर दिन व रात में दो बार चढ़े, उसको संततज्वर जो दिन रात में एक बार हो उसको अन्येद्युष्कज्वर, जो तीसरे दिन अर्थात् बीच में का एक दिन छोड़ कर चढ़े, उसको तृतीयक ज्वर कहते हैं और जो चौथे दिन अर्थात् बीच में दो दिन छोड़ कर दो उसको चतुर्थक ज्वर कहते हैं। इसके अतिरिक्त और भी कितने प्रकार के विषमज्वर है, यथा -वातवलासक नामक एक प्रकार का ज्वर है, वह प्रतिदिन मन्द-2 भाव (सिसिमितौर) से होता है। उसमें रोगी श्लेष्मबहुल (अधिक कफ) जड़प्राय, रुक्षदेह व अवसन्न हो जाता है एक और प्रकार का प्रलेपक नाम का ज्वर है इसमें हर समय रोगी का शरीर पसीने से लिप्त (चिपचिपा) रहता है। ऐसा ज्वर प्रायः यक्ष्मा (तपेदिक) रोग में होता है।

प्रश्न-यदि मुक्तानुबन्धित्व अर्थात् बार-बार चढना व गुप्तावस्था प्राप्त होना ही विषम ज्वरों का लक्षण है, तब सन्तत ज्वर को किस तरह से विषमज्वर कहा जा सकता है? क्योंकि-उसमें, तो मुक्तानुबन्धितत्व नहीं होता, बल्कि अविच्छेद रूप से सात दिन, दश दिन व बारह दिन तक वह लगातार बना रहता है?

उत्तर-इसमें मुक्तानुबन्धित्व न होने से ही कोई-कोई विद्वान् इसको विषमज्वरों में स्वीकार नहीं करते। परन्तु महर्षि चरक ने कहा है, कि वह विषमज्वर ही है, क्योंकि - बारह दिन में उसके प्रशम होने पर भी वह पुनर्वार हो आता है, इस पर भी उसका उपशमकाल (मुक्तिकाल) बहुत थोड़ा है।

प्रश्न-और एक बात जानना चाहता हूँ-कि-तृतीयक ज्वर एक दिन के अन्तर से और चतुर्थक ज्वर दो दिन के अन्तर से होता है। इसी तरह पर अपस्मार (मृगी) रोग भी देखा गया है, कि - यह दश दिन पन्द्रह दिन एक मास, दो मास के अन्तर से होता है, इसका क्या कारण है? यदि इनमें वात-आदि दोषों का प्रकोप नियतरूप से होता है, तब रोग का आक्रमण भी नियत रूप से ही होना चाहिए, और यदि विराम काल में दोषों का प्रशम हो

जाता है, तब रोगा का भी प्रशम हो जाना चाहिए। फिर रोग की पुनः उत्पत्ति न होने पर भी ऐसा क्यों होता होगा? और इन सब रोगों के विराम काल में भी दोषों का प्रकोप रहता है या नहीं?

उत्तर-इस प्रश्न का उत्तर हम एक उदाहरण देकर स्पष्ट कर देते हैं, सुनो-जैसे जमीन पर मौके-2 सिर विविध प्रकार के बीज बिखरे रहते हैं, उनमें से बहुत से बीज तो वर्षाऋतु में वर्षा होने पर उग जाते हैं, और बहुत से वैसे के वैसे पड़े रहते हैं, जो वर्षा ऋतु में अंकुरित न होकर शरद् ऋतु में अंकुरित होते हैं। इसका कारण-केवल मिट्टी व जल आदि ही नहीं होते, बल्कि समय का भी कारणत्व होता है। अत एव उपयुक्त समय उपस्थित होने पर ही अंकुर की उत्पत्ति होती है। इन रोगों की उत्पत्ति भी इसी तरह समयापेक्षिणी हुआ करती है। इन रोगों में वात आदि दोषों का प्रकोप नियतरूप से रहता है और जब-2 उनसे रोग रूप में परिणत होने के उपयुक्त समय का संयोग होता है, तब उनसे रोग प्रकट हो जाता है।

प्रश्न-ज्वर की उत्पत्ति का विवरण और विशेष-2 ज्वरों के विशेष-2 लक्षण समझ लिए हैं। अब जानना चाहता हूँ कि-ज्वर की चिकित्सा किस विधि से करते हैं? अनुग्रह कर इस विषय का विशेष उपदेश देकर कृतार्थ कीजिये?

उत्तर-पहिले सब प्रकार के ज्वरों की तरुणावस्था की साधारण चिकित्सा कहता हूँ, तदनन्तर वात आदि विशेष ज्वर की विशेष-2 चिकित्सा वर्णन करुँगा।

तरुणज्वर (नये बुखार) में पहिले पहल लंघन कराना उचित है। क्योंकि-तुम्हें पहले ही बता दिया गया है, कि-कुपित हुए बात-आदि दोष आमरस के साथ संयुक्त होकर अग्नि को मन्द व बहिर्निक्षिप्त कर ज्वर को उत्पन्न करते हैं। अत एव ज्वर होने पर अग्नि मन्द हो जाती है। अग्नि के मन्द होने के कारण भुक्त (खाया हुआ) आहार परिपाक नहीं होता, इसी से नवज्वर में लंघन (फाका) करना अत्यन्त आवश्यक है। लंघन गुण ये हैं-लंघन से आमसंयुक्त दोष का परिपाक होता है, कोष्ठ की अग्नि अपने स्थान में आ जाती व बढ़ जाती है, भोजन में इच्छा और रुचि उत्पन्न होती है, शरीर हल्का हो जाता है और ज्वर भी लघु व शान्तवेग हो जाता है।

नवज्वर में दिन में सोना, स्नान करना, तेल आदि की मालिश करना, मैथुन व क्रोध करना, खुले स्थान की वायु शरीर में लगाना, परिश्रम व कषाय (कषेले रस वाली चीजें अथवा काढ़े), सेवन न करना चाहिये। पंखा झलने की आवश्यकता होने पर शरीर में गर्म कपड़े उढ़ा कर पंखे आदि से हवा करनी चाहिये, पर विशेष ध्यान रखना चाहिये कि-किसी तरह शरीर में ठंडी वायु के झोंके न लगने पाए।

नव-ज्वर में वात-आदि दोषों का प्रकोप बहुत कम हो, तो लंघन कराना, और दोषों का प्रकोप मध्यमा हो, तो लंघन व पाचन और दोषों का प्रकोप बहुत अधिक हो, तो लंघन पाचन के अतिरिक्त वमन विरेचन आदि शोधन क्रियायें भी करनी चाहियें। शोधन क्रिया से सारे दोष (मलिन पदार्थ) एक ही समय शरीर से निकल जाते हैं। परन्तु सब ही स्थानों पर शोधन क्रिया नहीं करनी चाहिये। क्योंकि वमन, विरेचन कराने के पहले रोगी की अवस्था व बल का विचार करना आवश्यक होता है। बालक, वृद्ध, दुर्बल व गर्भवती स्त्री ये सब शोधन के योग्य नहीं होते, अर्थात् इनको वमन विरेचन कराने से असमर्थ होने के कारक उपकार के बदले अपकार होता है।

हम पहले ही बता चुके हैं, कि - तरुण ज्वर में कषाय (काढ़ा) न देना चाहिये। क्योंकि-ज्वर की तरुण अवस्था में अग्नि अत्यन्त दुर्बल और रसदुष्टि भी बहुत प्रबल होती है। इसी से इस अवस्था में कषाय देने से वह परिपाक नहीं होता। उसके अपरिपाक से रसकी दुष्टि की भी बढ़ जाती है। अत एव कषायके प्रयोग करने से उपकार के बदले अपकार ही होता है। ज्वर की तरुणावस्था में जिससे अग्नि का बल व रस का परिपाक हो, ऐसी औषधि का प्रयोग करना चाहिये।

प्रश्न-ज्वर तरुण अवस्था कितने दिन तक रहती है?

उत्तर-जितने दिन तक आमरस का परिपाक न हो, उतने दिन तक ही तरुणावस्था (सामावस्था) कही जाती है। रस का परिपाक साधारणतः सात दिन में हो जाता है, इसी से ज्वर की तरुणावस्था सात दिन तक कही जाती है। परन्तु यह रस की न्यूनाधिक दुष्टि पर निर्भर करता है, अर्थात् यदि रस की दुष्टि कम हुई, तो रस का परिपाक सात दिन में हो जाता है तथा रस की दुष्टि

अधिक होने पर रस-परिपाक में 10 से 12 दिन लग जाते हैं। इसी से रसदुष्टि के प्रति दृष्टि रख कर कषाय आदि मुख्य औषधियाँ प्रयोग करना चाहिये।

प्रश्न-रस दुष्टि के लक्षण क्या हैं? और उसका परिपाक किस उपाय से होता है?

उत्तर-**रस दुष्टि के लक्षण**-मुख से लार गिरना, थमन, हृदय की अशुद्धि (शरीर का भारीपन), अरुचि, तन्द्रा, आलस्य, अपरिपाक, मुख की विरसता; अधिक पेशाब आना, शरीर की जड़ता, क्षुधा न होना और ज्वर का प्रबल वेग होता है।

रसदुष्टि के लक्षण कह दिये हैं, अब उसके परिपाक का उपाय कहता हूँ, सुनो-लंघन रस के परिपाक का प्रधान उपाय है। लंघन से अग्नि की वृद्धि होती है और रस का शीघ्र-शीघ्र परिपाक होता है। इस लंघन कहने से निर्जल उपवास न समझना चाहिये, बल्कि मुख्य आहार को छोड़ कर शक्ति व रुचि के अनुसार खील, बतासा, मिश्री, साबूदाना, अरारोट व वार्ली आदि लघु (हल्का) पथ्य थोड़ी मात्रा में देने से उपकार ही होता है, अपकार नहीं। यदि इस तरह करने से भी रस की दुष्टि कम न हो, तो सोंठ व पीपल के साथ खीलों की पेया बना कर पिलाना चाहिये। **पेया बनाने की विधि**-खीलों को पानी में पका कर उसमें थोड़ी सी सोंठ व पीपल का चूर्ण डाल कर उतार देना चाहिये। तदनन्तर उसको कपड़े से छान कर उसमें थोड़ा सा मिश्री मिलाकर पिलाना चाहिये। यह खीलों की पेया शीघ्र परिपाक हो जाती है तथा इसकी ज्वरनाशक शक्ति भी अधिक है।

रोगी को प्यास लगने पर साधारणतः औटाया हुआ पानी शीतल कर सेवन करना चाहिये। परन्तु यदि वायु का कफ का प्रकोप अधिक हो, तो औटाया हुआ जल ईषदुष्ण (शील गर्म) रहने पर पिलाना आवश्यक है। यदि ज्वर का वेग अधिक हो, और प्यास भी अधिक लग रही हो, तो रोगी को निम्नोक्त षडङ्ग पानीय बना कर पिलाना चाहिये। **षडङ्ग पानीय की विधि**-नागरमोथा, पित्तपापड़ा, खश, लालचन्दन, नेत्रवाला व सोठ ये छः चीजें मिला कर दो तोले भर (प्रत्येक चीज 4-4 माशे) लेकर 4 सेर पानी में मामूली जौ कूट कर पकाना 2 सेर पानी बाकी रहने पर उतार कर छान के

कोरी हाँडी में रख कर ठंडा होने पर थोड़ा-2 करके पिलाना चाहिये। इस षडङ्ग पानी से प्यास बुझ जाती है। और ज्वर का वेग भी शान्त हो जाता है।

यहाँ पर विशेष वक्तव्य यह है-कि यद्यपि एक सप्ताह तक अर्थात् रस परिपाक न होने पर्यन्त कषाय प्रयोग करने की विधि नहीं है। किन्तु महर्षि चरक ने स्वरस, फाण्ट आदि का प्रयोग करने का उपदेश किया है। इसलिये तरुणज्वर में कषाय न देकर उन्हीं औषधियों का स्वरस फाण्ट आदि बना कर दिये जा सकते हैं।

प्रश्न-कषाय किसको कहते हैं? और स्वरस फाण्ट आदि किसको कहते हैं?

उत्तर-कषाय का अर्थ क्वाथ है, यह दो प्रकार का होता है - जिससे रस का परिपाक हो, उसको पाचन कषाय, और जिससे दोषों की समता हो, उसको शमन-कषाय कहते हैं। किन्तु प्रचलित देश भाषा में इन दोनों प्रकार के कषायों का नाम काढा या क्वाथ कहा जाता है। कषाय बनाना हो, तो उसमें जितने द्रव्य लिखे हों, वे सब द्रव्य साधारणतः दो तोला होना चाहिए। जैसे यदि दो द्रव्यों का क्वाथ बनाना हो, तो प्रत्येक द्रव्य 1-1 तोला, और तीन द्रव्यों का बनाना हो, तो प्रत्येक द्रव्य 8-8 माषा तथा चार द्रव्यों का कषाय बनाना है, तो प्रत्येक द्रव्य 6-6 मात्रा में लेना चाहिए, अर्थात् जितने द्रव्यों का कषाय बनाना हो, उन सबका मिलित परिमाण-2 तोला होना चाहिए। इस-2 तोले द्रव्य को मोटे-2 जौ कूट करके आध सेर (आयुर्वेद शास्त्र के अनुसार 64 तोले का 1 सेर होता है) पानी में पकाकर चौथाई (आध पाव) बाकी रहने पर उतार छानकर व्यवहार करना चाहिए। इसी को कषाय, क्वाथ व पाचन कहते हैं।

स्वरस-किसी ताजे गीले द्रव्य को बारीक कूट कर कपड़े में रखकर निचोड़ने पर उसमें से जो रस निकलता है, उसको स्वरस कहते हैं। यदि किसी द्रव्य से इस साधारण-विधि से रस न निकल सके, तो उस द्रव्य का आध सेर चूर्ण एक सेर जल में एक रात दिन भिगोकर रखने से उसको कपड़े में निचोड़ कर जो रस निकलता है, उसको भी स्वरस की जगह ग्रहण किया जा सकता है।

कल्क-कच्चा गीला द्रव्य या जल मिश्रित सूखे द्रव्य को सिलवट्टे से बारीक पीसने से तैयार होता है।

फाण्ट-किसी मिट्टी या काँच आदि के बर्त्तन में 8 तोला मोटा जो कूट किये द्रव्य का रखकर उसमें ऊपर से आध सेर उबलता हुआ गर्म पानी डालकर ढक्कन लगाकर 12 घण्टे तक उसी तरह भिगोकर रखने के अनन्तर कपड़े से छान कर जो रस निकलता है, उसको फाण्ट कहते हैं।

हिम व शीतकषाय-मोटे कुटे हुए 8 तोले द्रव्य को 48 तोला पानी में समस्त रात्री पर्यन्त ओस वाली खुली जगह पर भिगो कर रख दूसरे दिन प्रातः काल इसको छानकर जो रस निकलता है उसको शीत या हिम कषाय कहते हैं।

कषाय की अपेक्षा स्वरस, स्वरस की अपेक्षा कल्क, कल्क अपेक्षा फाण्ट और फाण्ट अपेक्षा शीत कषाय लघु होता है। रोगी के अग्निबल का विचार कर कषाय आदि की व्यवस्था करना चाहिए।

प्रश्न-जब कि-तरुण ज्वर में ही आमदुष्टि प्रबल रहती है, तब यदि उस तरुण ज्वर में आमरसके पाकके लिए पाचन कषाय प्रयोग नहीं किये जाते, तब ज्वर की किस अवस्था में वे प्रयोग किये जाते हैं?

उत्तर-तरुण ज्वर में अग्नि अति दुर्बल होती है, इसी से कषाय प्रयोग नहीं किये जाते। परन्तु जिन द्रव्यों का कषाय प्रयोग करना हो, उनका कषाय न बनाकर पानीय व स्वरस आदि देने से वे निर्दोष होते है। इसलिए रोगी का अग्निल विचार कर पाचन कषाय में कहे हुए द्रव्यों का स्वरस, कल्क, फाण्ट व शीत कषाय बनाकर थोड़ी-थोड़ी मात्रा में दिन में-2 से 3 बार दिया जा सकता है इसी तरह एक सप्ताह व्यतीत होने पर भी यदि रस का अच्छी तरह से परिपाक न हुआ हो, तब उस समय पाचन कषाय प्रयोग करना चाहिए। पित्त ज्वर में एक सप्ताह के भीतर भी पाचन कषाय प्रयोग किया जा सकता है। इस प्रकार की चिकित्सा से जब तक रस का अच्छी तरह से परिपाक न हो जावे, तब तक वात आदि दोष व ज्वर के प्रशम के लिए शमनकषाय प्रयोग करना चाहिए परन्तु यहाँ पर यह विशेष बात भी ध्यान में रखनी चाहिए कि -यदि रोग शीघ्र विपज्जनक हो, तब समय असमय आदि का कुछ भी

विचार न कर जो कोई पाचन या औषधि उस समय के उपयोगी हो, उसकी व्यवस्था कर देनी चाहिए।

प्रश्न-अच्छा अब जिज्ञासा है, कि-क्या आरम्भ से लेकर अन्त तक ज्वर की कषाय पाचन द्वारा ही चिकित्सा की जाती है?

उत्तर-नहीं यह बात नहीं हैं, कि-केवल पाचन आदि से ही ज्वर की चिकित्सा की जाती हो, बल्कि रस घटित औषधियों द्वारा भी ज्वर की चिकित्सा की जाती है। शास्त्रों में लिखा है कि --समस्त चिकित्सा शास्त्र के मर्म को जान लेने पर भी रस-चिकित्सा से अनभिज्ञ रहने से धर्महीन पुरोहितों की तरह चिकित्सक को उपहासास्पद होना पड़ता है। क्योंकि-पाचन चिकित्सा की तरह रस-चिकित्सा में रस की पक्व, अपक्वता, वात-आदि दोषों का भेद, रोग, रोगी और देश काल का विशेष विचार नहीं करना पड़ता, बल्कि सब रोगों की सब अवस्थाओं में ही रसौषधि प्रयोग की जा सकती है।

प्रश्न-गुरुवर! तब तो सब चिकित्साओं में रस चिकित्सा ही प्रधान मालूम होती है? अतः आप मुझे इस चिकित्सा का ही उपदेश क्यों नहीं देते?

उत्तर-हम तुम्हें पाचन-चिकित्सा व रस-चिकित्सा दोनों का ही उपदेश करेंगे, क्योंकि-केवल पाचन व केवल रस चिकित्सा के करने से जितने समय में जितना फल मिलता है, इन दोनों को मिला कर चिकित्सा करने से अर्थात्-पाचन आदि प्रयोगों के-2 से 3 घण्टे बाद व पहिले उस अवस्था के उचित रसघटित औषधियों के सेवन कराने से उससे कम समय में बहुत अच्छा फल प्राप्त किया जा सकता है, दूसरी वात-पाचन चिकित्सा में बहुत से नियमों के बन्धन में पड़ना पड़ता है, यह बात ठीक है, परन्तु जिस तरह पर काष्ठ औषधियों का विविध प्रक्रियाओं (कषाय, कल्क आदि विधियों) से प्रयोग कर सहज में ही अभीष्टफल प्राप्त किया जा सकता है, रस-घटित औषधियों से ऐसा नहीं होता। काष्ठ औषधियाँ कषाय बनाकर प्रयोग की जाती हैं, चूर्ण बनाकर प्रयोग की जाती हैं, प्रलेप आदि के रूप में प्रयोग की जाती हैं, अरिष्ट आसव व मोदक आदि बनाकर प्रयोग की जाती हैं और काष्ठ औषधियों से घी, तेल आदि स्नेह पकाकर वह स्नेह प्रयोग किया जा सकता है। इसीलिये चरक, सुश्रुत व वाग्भट्ट आदि महर्षि-गणों ने काष्ठ औषधियों को अवलम्बन कर सब रोगों की चिकित्सा का उपदेश दिया है।

इसलिये हम भी पाचन चिकित्सा को ही प्रधान करके तुम्हें सब रोगों की चिकित्सा का उपदेश करेंगे, अर्थात् पहिले पाचन आदि का वर्णन कर तदनन्तर रसादि औषधियों का उपदेश देंगे।

प्रश्न-रस किसको कहते हैं?

उत्तर-इस शब्द का अर्थ पारद है, परन्तु यहाँ पर रस शब्द से पारद न समझना चाहिए, बल्कि पारद व गन्धक आदि जितने रस व उपरस और सोना, चाँदी, लोहा, अभ्रक व वङ्ग आदि जितने धातु व उपधातु हैं, इन सबको समझना चाहिए। इन सब रस आदि पदार्थों से जो चिकित्सा की जाती है, उसको ही रस चिकित्सा कहते हैं।

प्रश्न-एक सप्ताह के अनन्तर रस पाक के लिए कौन-2 से कषाय प्रयोग करना चाहिए?

उत्तर-**(1) धान्य पटोल कषाय**-धनियाँ 1 तोला व सूखा पटोलपत्र 1 तोले को आध सेर पानी में पकाकर आध सेर शेष रहने पर उतार छान कर, इस कषाय को पीने से सब ज्वरों में ही आम दोष के परिपाक के लिए व्यवहार किया जाता है। यह कफनाशक, वायु व पित्त का अनुलोमक अर्थात् अधोनि:सारक (नीचे की तरफ ढकेलने वाला), आमदोष का पाचक व कफनाशक है।

(2) पंचमूली कषाय - वात ज्वर में आमदोष के पाचन के लिए बेल की छाल, सोनापाठा की छाल, खंभारी की छाल, पाढल व अरणि की छाल सब मिलित-2 तोले को आध सेर पानी में पकाकर आधपाद शेष रहने पर उतार छानकर इस क्वाथको प्रयोग करना चाहिए।

(3) मुस्तकादि कषाय - नागरमोथा, कुटकी व इन्द्रजौ इनका कषाय पूर्वोक्त विधि पकाकर 1 तोला शहद मिलाकर सेवन कराने से पित्तज्वर में आमदोष का परिपाक होता है।

(4) पिप्ल्यादि कषाय - पीपल, पीपलामूल, चव्य, चीता, सोंठ, कालीमिर्च, छोटी इलायची, अजवायन, इन्द्रजौ, पाठा, रेणुक, जीरा, भारंगी, वकायनके फल, हींग, कुटुकी,सरसों, वायविडंग, अतीस वा मूर्वा की जड़ कफ मेंरस पाक के लिए इन औषधियों का कषाय प्रयोग करना चाहिए।

द्विदारेषज और त्रिदोषज ज्वरों में इन कषायों को दोषानुसार मिलाकर प्रयोग करना चाहिए (जैसे-वातपैत्तिक ज्वर में पंचमूली व मुस्तादि कषाय में कहे हुए द्रव्यों को मिलाकर देना)। अग्निबलका विचार करके समस्त पाचन कषायों को दिन में-2 ।3 व 4 बार तक देना चाहिए।

यहाँ पर प्रसंगवश एक और विचारणीय बात है-कोष्ठ में यदि पक्कमल विरूद्ध (रुका हुआ) हो, तो समय असमय का, विचार न करके विरेचन (जुल्लाव) प्रयोग करना चाहिए। विरेचन के लिए-आधी छटाँक शुद्ध ऐरण्डतैल गर्म पानी में डालकर पिलाना चाहिए अथवा निशोथ का चूर्ण आधा तोला वा 1 तोला समान भाग चीनी मिलाकर गर्म पानी के साथ देना चाहिए। विरेचन की बहुत सी औषधियाँ हैं, परन्तु उन सबमें से एरण्ड का, तेल व निशोथ ये दोनों निर्दोष विरेचन की औषधियाँ हैं। रोगी के कोष्टका विचार कर विरेचन द्रव्य की मात्रा निश्चित करना चाहिए। क्योंकि मृदुकोष्ठ व्यक्ति को बहुत थोड़ी मात्रा से ही अधिक विरेचन हो जाते हैं, और इसी तरह पर क्रूकोष्ठाव्यक्ति को अधिक मात्रा में देने से भी यत् सामान्य दस्त उतरता है अथवा कभी-2 उतरता भी नहीं। इसलिए विरेचन द्रव्य की मात्रा बहुत विचार के साथ स्थिर करनी चाहिये।

प्रश्न-रसपाक के लक्षण क्या हैं?

उत्तर-थोड़ा-2 करके क्षुधा होना, शरीर का कुछ हल्कापन, ज्वर का वेग हलका पड़ना और वायु, पित्त, कफ व मलका निकलना ये रसपाकके लक्षण है।

प्रश्न-रस के अच्छी तरह से परिपाक होने के अनन्तर घात आदि दोषों की समता और ज्वर के प्रशमके लिये कौन-2 से शमनकषाय प्रयोग किये जाते हैं?

उत्तर-वात आदि प्रत्येक ज्वर में दोषों के प्रशम के लिए जो जो शमनकषाय प्रयोग करनी चाहियें और जिस-2 विधि से उन ज्वरों की चिकित्सा करना चाहिए, वह सब पृथक्-2 कहते हैं, सुनो-

वातज्वर की चिकित्सा

वातज्वर में यदि हाथ पाँव व मस्तक में दर्द हो, तो **पिप्पल्यादि कषाय**-पीपल, अनन्तमूल, मुनक्का, गिलोय व रेणुक (सम्हालु के बीज) कषाय बनाने की विधि से इनका काढ़ा बनाकर 4 माशा गुड़ मिलाकर पिलाना चाहिए, अथवा **शैतपुष्पादि कषाय**-सोये के बीज, कूट, देवदारु, रेणुक, धनिया, खश व नागरमोथा इन सब चीजों के काढ़े में-2 माशा खांडा व-2 माशा शहद मिलाकर पिलाना चाहिए।

यदि ज्वर का वेग अधिक हो और हाथ, पैर कमर व मस्तक में अधिक वेदना हो तथा ज्वर आने के समय अधिक कम्प हो, तो **पञ्च मूल्यादि कषाय**-वेल, सोनापाठा, खम्भारी पाढल व अरणिकी छाल तथा खरेटी, रासयन, कुलथी व कूठ इन नौ द्रव्यों का क्वाथ यज्ञ कर उसमें शहद मिलाकर पिलाना चाहिए।

कम्पन के निवारण के लिए-हाथ व पैर के तलवे, बगल व पसलियों में कपड़े की पोटली को गर्म कर सेकना चाहिए अथवा एक बोतल में गर्म पानी भर कर उसका मुँह मजबूत डाट से बन्द कर इससे सेकना चाहिये।

वातज्वर में यदि पित्त का अनुबन्ध हो-अर्थात् हाथ पैर व आँखों जलन, वमन व दिल मिचलाना होता हो, तब "**किरातादि कषाय**" चिरायता, नागरमोथा, गिलोय, नेत्रवाला, बड़ीकटेली, छोटी कटेली, गोखरु, शालपर्णी, पृष्ठपर्णी व सौंठ इनका काढ़ा शहद मिला कर सेवन करना चाहिये।

यदि कफ का अनुबन्ध हो-अर्थात् सर्दी, खाँसी व तन्द्रा आदि लक्षण दिखाई दें; तब "**रास्नादि कषाय**"-रायसन, वाँदा, देवदार, सरलधूप व एलुवा इनका कषाय पुराना गुड़ मिला कर सेवन कराना चाहिये।

वातज्वर में यदि पित्त व कफ इन दोनों का अनुबन्ध हो, तब इस "रास्नादि कषाय" में 4 माशा खांड व 4 माशा शहद मिलाकर सेवन कराना चाहिये।

वातज्वर में मलबद्धता (कब्ज) हो, तब "आरग्वधादिकषाय" -अमलतास, पीपलामूल, नागरमोथा, कुटकी व हरड़ इनका क्वाथ सेवन

करना लाभ दायक है। इसके सेवन से आमदोष व उदरशूल (पेट का दर्द) आदि उपद्रव निवारित होते हैं और अग्नि प्रदीप्त होती है।

केवल सामान्य वातज्वर में शतावर व गिलोय का रस समान भाग लेकर उसमें थोड़ा सा पुराना गुड़ मिला कर उपयुक्त मात्रा में सेवन करने से वातज्वर शीघ्र ही आरोग्य हो जाता है।

पित्तज्वर चिकित्सा।

पित्तज्वर में "पर्पटादि कषाय" - पित्तपापड़ार, लालचन्दन, नेत्रवाला, व सोंठ इनका क्वाथ अधिक उपयोगी है।

यदि पित्तज्वर में वमन, प्यास व शरीर में दाह हो, तब "ह्रीवेरादि कषाय" - नेत्रवाला लालचन्दन, खश, नागरमोथा व पित्तपापड़ा इनका काढ़ा बनाकर उसके शीतल हो जाने पर उसमें शहद मिला कर पिलाना चाहिये।

पटोलपत्र व यव (जौ) समान भाग लेकर काढा बनाना, इस काढ़े में अधिक परिमाण में शहद मिला कर सेवन कराने से भी तीव्र पित्तज्वर और उपसर्ग दाह व तृष्णा आदि प्रशमित होते हैं।

पित्तज्वर में यदि पतले दस्त आते हों तो - आमके व जामुन के कच्चे पत्ते, बड़के अंकुर व खश्या इनका फाण्ट बना, शहद मिला कर सेवन कराने से विशेष उपकार होता है।

यदि पित्तज्वर में मुख का सूखना, वमन व दिल का मिचलाना, अरुचि, कास, श्वास, अन्तर्दाह, प्रलाप, मूर्छा प्यास व गात्रघूर्णन (चक्कर आना) हो, तब - "द्राक्षादि कषाय" - मुनक्का, लालचन्दन, कमल की जड़, नागरमोथा, कुटकी, गिलोय, आमले, नेत्रवाला, खश, लोघ, इन्द्रजौ, पित्तपापड़ा, फालसा, फूलप्रियंगु, धमासा, अहूसा, मुलेटी, तेंदु, चिरायता व धनिया इनका काढा बना कर देना चाहिये।

यहाँ पर विशेष ध्यान देने योग्य एक बात यह है - कि - यदि रोगी ज्वर से अति सन्तप्त हो अर्थात् मस्तक अधिक गर्म, मस्तक में खून के बढ़ जाने से भारीपन व आँखें लाल हों और रोगी बकवास कर रहा हो, तब ऐसे समय में

डाक्टर लोग शिरके बालों को मुंडा कर उसके ऊपर शीतल जल की पट्टी व बर्फ का प्रयोग कर देते हैं, हम भी इस मत के विरोधी नहीं हैं। क्योंकि - पित्तज्वर से रोगी अधिक सन्तप्त हो, तो आयुर्वेद शास्त्र में रोगी को शीतल क्रिया करने का विधान है, किन्तु कफ का सम्बन्ध रहने पर ऐसा करना निषिद्ध है, ऐसे स्थान पर शीतल जल का प्रयोग करना क्यों वर्जित है? यह एक दृष्टान्त द्वारा स्पष्ट किये देते हैं - तुमने कभी कुम्हार को घड़े आदि मिट्टी के बर्तनों को पकाते हुए देखा होगा, वह जब इन बर्तनों को पकाता है, तब उस समय ''ऐड़''के चारों तरफ कर्दम (कीचड़) आदि से उसको अच्छी तरह से लेप देता है। उसका ऐसा करने का मतलब यह है-कि-''ऐड़'' के भीतर की अग्नि शीतल कर्दम आदि को पार कर बाहर न आस के, किन्तु इस शीतलता की आड़ से भीतर ही रह कर वह अपनी क्रिया को भीतर के स्तर में पूरे रूप से कर सके। इसी से इस क्रिया द्वारा घड़े आदि पदार्थ अच्छी तरह से परिपक्क होते हैं। इसी तरह पर पित्तज्वर में भी यदि कफ का सम्बन्ध रहे और बाहर से शीतल जल आदि का प्रयोग कर भीतरी पित्त की ऊष्मा को बाहर न निकलने देकर भीतर ही रह कर उसको अपना कार्य करते रहने दिया जाय, तो इस अवस्था में शीतल जल आदि के प्रयोग से पित्त की ऊष्मा का ह्रास न होकर वृद्धि ही होगी। इसीलिये ऐसे स्थान पर जिससे पित्त के अविरोधी कफ का ह्रास हो ऐसे लेप आदि का प्रयोग करना उचित होता है।

कफ-ज्वर की चिकित्सा।

कफ ज्वर में **"सप्तच्छदादि कषाय"** - सतोना, नीम की छाल, व तेन्दु की छाल का क्वाथ बनाकर पीने से कफ का प्रकोप व कफ ज्वर की शान्ति होती है।

"कटुत्रिकादि कषाय"-सोंठ, मिर्च, पीपल, नागकेशर, हल्दी, कुटकी व इन्द्र जौका काढा बनाकर सेवन करने से कफ ज्वर का शमन होता है।

कफ ज्वर में यदि श्लेष्मा; खाँसी, शरीर में दर्द व अग्निमान्द्य प्रभृति उपद्रव हों, तो **"निदिग्धिकादि कषाय"**-कटेली, गिलोय, सोंइ, पीपल का काढा प्रयोग करना चाहिए, यह बहुत उपयोगी प्रयोग है।

अतिप्रबल कफ ज्वर में **"पिप्पल्यादि कषाय"** अधिक लाभदायक है। इसके सेवन से आमदोष का परिपाक होता है, अग्निप्रदीप्त होती है और सर्दी कास व वेदना आदि सब उपसर्ग आराम हो जाते हैं। यह प्रयोग पहले कफ ज्वर में रसपाक के लिए लिखा गया है।

कफ ज्वर में यदि जंघाओं में कमजोरी व श्रवणशक्ति कमजोर हो गई हो, तो **"सिन्धुवार पत्र कषाय"**-सम्हालू के पत्तों का काढा बनाकर पीछे से पीपल का चूर्ण डाल कर सेवन करना चाहिए।

कफ ज्वर में यदि प्रबल खाँसी हो, तो **"वासादि कषाय"**—अडूसे की छाल, कटेली व गिलोय इनका काढा शहद मिलाकर सेवन कराना चाहिए।

कफ ज्वर में कास, श्वास व हिचकी हो, तो - पीपली के चूर्ण को शहद में मिलाकर चटाना चाहिए। यह चटनी छोटे बच्चों के लिये विशेष लाभदायक है।

वात-पित्तज्वर चिकित्सा।

इस ज्वर में **"किरातादि कषाय"**—चिरायता, गिलोय, मुनक्का, आंवला, पीपल, सोंइ व कचूर इनका काढ़ा गुड़ मिलाकर सेवन कराने से पित्त का प्रशम व ज्वर का नाश होता है।

वातपित्तज्वर में **"मुस्तादि कषाय"**—नागरमोथा, पित्तपापड़ा, नीलोफर, चिरायता, खश व लाल चन्दन का काढा सेवन कराना चाहिए। यह अति प्रभावशाली औषधि है।

"पंचभद्र-कषाय"—गिलोय, नागरमोथा, पित्तपापड़ा, चिरायता व सोंठ इन पाँच द्रव्यों का काढा सेवन करने से वातपित्त ज्वर में उपकार होता है।

"रास्नादि कषाय"—रायसन, अडूसे की छाल, हरड़, वहेड़ा, आंवला व अमलताल इनका काढा सेवन कराने से वातपित्त का प्रशम कोष्ठ की शुद्धि व ज्वर की शान्ति होती है।

पित्त श्लेष्म ज्वर चिकित्सा।

यदि पित्त-कफ ज्वर में अरुचि व वमन आदि उपद्रव हों, तो **"पटोलादि**

कषाय"—पटोल पत्र, लाल चन्दन, मूर्वाकी जड़ कुटकी, पाठा व गिलोय का काढा सेवन कराना चाहिए।

यदि पित्त कफ ज्वर में दाह, तृष्णा, अरुचि, काम, वमन व पार्श्व वेदना हो, तो **"कण्टकार्यादि कषाय"**—कटेल, गिलोय, भारंगी, सोंठ, इन्द्र जौ, घमासा, चिरायता, लाल चन्दन, नागरमोथा, पटोल पत्र व कुटकी इनका काढा सेवन कराने से विशेष उपकार होता है।

पित्तकफ ज्वर में यदि वमन, मिचलाहट, प्यास, दाह व अरुचि हो, तो - **"अमृताष्टक कषाय"**—गिलोय, इन्द्र जौ नीम की छाल, पटोलपत्र, कुटकी, सोंठ, लाल चन्दन व नागरमोथा इनका काढा प्रयोग करना चाहिए।

यदि इस ज्वर में रक्तपित्त का प्रकोप व कामला (कमल वायु) आदि उपद्रव हों, तो पत्र, पुष्प, फल, जड़ व पत्ते समेत अडूसे का स्वरस निकाल कर शहद मिलाके सेवन कराने से विशेष लाभ होता है।

वात-श्लेष्म ज्वर चिकित्सा।

एक दोषज ज्वरों की अपेक्षा द्विदोषज ज्वर कष्टसाध्य वा कठिन होते हैं। द्विदोषज ज्वरों में भी वातश्लेष्म ज्वर अति कठिन साध्य होता है। इसके लक्षण प्रबल होने पर रोगी विकार (सरसाम) में आ जाता है और उसको वातश्लेष्म विकार कहा जाता है। सब द्विदोषज व त्रिदोषज ज्वरों के ही प्रबल लक्षण युक्त होने पर साधारणत: उन्हें वोल चाल में वायु में आना व सरसाम नाम से कहा जाता है। इन ज्वर विकारों में से वातश्लेष्म विकार व सन्निपात ज्वर विकार अति भयानक होते हैं।

वात-कफ ज्वर में यदि पर्वस्थान (अंगुलियों के जोड़ों) में टूटने का सा दर्द, शिरोवेदना, कास व अरुचि हो, तो -**"निंवादि कषाय"**—नीम की छाल, गिलोय, सोंठ, देवरुदारु, कायफल, कुट की व वच इनका काढा शहद मिला कर सेवन करना चाहिए।

इस ज्वर में यदि अपच, अतिनिद्रा, पार्श्ववेदना और कास व श्वास हो, तो **"दशमूल कषाय"**—बेल, सौंठ, खम्भारी, पाढल व अरणिकी छाल, शालपर्णी, पृष्टपर्णी, बड़ी कटेली, छोटी कटेली, व गोखरु इनका काढा

पीपल का चूर्ण व शहद मिलाकर सेवन कराने से विशेष लाभ होता है। यह इस स्वभाव में अन्य रोगों में भी अति उत्कृष्ट व प्रत्यक्षफलप्रद औषधि है।

यदि वातकफ ज्वर में हिक्का, शोष, गले का बैठना, कास, श्वास व मुखप्रसेक (मुख से लार गिरना) आदि लक्षण हों तो **"दार्व्यादि कषाय"**–देवदारु, पित्तपापड़ा भारङ्गी, नागरमोथा, वच, धनिया, कायफल, हरड़ सौंठ व करञ्जवाका काढा हींग व शहद मिला कर सेवन कराना चाहिए।

वात-श्लेष्म ज्वर में **"पंचकोल कषाय"**–पीपल, पीलामूल, चव, चीता व सोंठ इनका काढा भी विशेष लाभदायक होता है।

इस जवर में **रूक्षस्वेद-प्रयोग** करना चाहिये। स्वेद से शरीर के सारे स्रोत अर्थात् रस, रक्त आदि का गमन मार्ग कोमल होता है और कोष्ठ की अग्नि अपने स्थान में आ जाती है तथा वायु व कफ की स्तब्धता विनष्ट हो जाती है और ज्वर भी शान्त हो जाता है।

रूक्षस्वेद अनेक प्रकार का होता है, जैसे - गर्म-गर्म वालुका स्वेद, हाथों के तलवे गर्म कर सेकना, कपड़े की पोटली व रबड़ गर्म करके उससे सेकना, वाष्पस्वेद (भपारेका सेक), गर्म पानी में फुलालैन का टुकड़ा भिगो कर तथा उसकी अच्छी तरह से निचोड़ कर उससे सेकना और बोतल में गर्म पानी भर कर उससे सेकना आदि।

वातकफ ज्वर में वालुका स्वेद सबसे उत्तम लाभदायक स्वेद है। **वालुका स्वेद देने की विधि**-एक ठिकरे में वालुको रखके उसके आग पर अच्छी तरह भून कर गर्म कर लेना चाहिये, फिर एक कपड़े के टुकड़े में एरण्डे वा आँक के अथवा पान के पत्ते विछा कर उनके ऊपर यह गर्मागर्म वालु डाल कर कपड़े की पोटलीर बाँध कर इस पोटली को काँजी में कर उससे सारे शरीर या जहाँ-जहाँ दर्द हो सेकना चाहिये। अण्डकोष, हृदय व आँख के ऊपर साधारणतः किसी तरह का भी स्वेद न देना चाहिये। इस सेक से शरीर की स्तब्धता, शीत वेदना व शरीर का भारीपन दूर होने पर स्वेद देना बन्द कर देना चाहिये। वातिक, श्लैष्मिक, वात-श्लैष्मिक, सन्निपात व आमज्वरों शरीर की स्तब्धता व वेदना के निवारण के लिये स्वेद का प्रयोग करना विशेष हितकर है।

विशेष चिकित्सा विधि—वातश्लेष्म ज्वर की प्रबल अवस्था में अर्थात् गले में कफ को रुकन पर, जवान रुक जान पर, रोगी के तन्द्रा में अचेतन रहने पर वक्षस्थल (छाती) व दोनों पार्श्वों में गेहूँ की भूसी (चोकर) की पुटलिस पका कर बाँधना चाहिये अथवा पुराना घी आँच पर गर्म करके उसमें आँक के पत्ते अथवा पान के पत्ते डुबो कर उससे छाती व दोनों पार्श्वों सेक देना चाहिये। ऐसी अवस्था में स्वेद देने में कुछ भी भय न करना चाहिये क्योंकि-छाती में एकत्र हुए कफ के अग्नि के सन्ताप से तरल होकर बाहर न निकाल देने से उससे श्वास रूक कर शीघ्र ही भयानक विपत्ति होने की सम्भावना रहती है। यदि इस काम के लिये अधिक दिन का पुराना घी न मिल सके, तो कम से कम एक वर्ष का पुराना होने पर भी काम चल सकता है। वातश्लेष्मविकार व सन्निपात-विकार की प्रबल अवस्था में स्वेद ही सबसे उत्तम औषधि है। अत एव ऐसी अवस्था में विचारपूवर्ष्क विविध प्रकार के स्वेदों की कल्पना कर व्यवस्था करना चाहिये।

त्रिदोष वा सन्निपात ज्वर की चिकित्सा।

सन्निपात ज्वर की प्रथम अवस्था में लंघन, वालुका स्वेद, नस्य, निष्ठीवन, अवलेह व अंजन प्रयोग करना चाहिए। नीचे लंघन आदि का विवरण लिखा जाता है, सुनो—

लंघन—जब तक आरोग्यता के लक्षण न दीखें, तब तक लंघन कराना हितकर होता है, क्योंकि-जब तक दोषों की शक्ति होती है, तब तक ही लंघन सहन हो सकता है, दोषों के क्षय होने पर फिर उपवास सह्य नहीं होता।

स्वेद—स्वेद करने के विना साधारणतः सन्निपात ज्वर प्रशमित नहीं होता। अत एव इस ज्वर में बारम्बार स्वेद प्रयोग करना चाहिए सन्निपात में रोगी का शरीर जल के समान तरल होता है, इसी से अग्नि क्रिया के बिना और कोई क्रिया उस तरलता को शोषण नहीं कर सकती यद्यपि सन्निपात ज्वर की सविष व निर्विष बहुत सी औषधियाँ हैं, तथापि स्वेद द्वारा अग्नि-क्रिया के बिना सन्निपात क्षेत्र में वे औषधियों किसी तरह भी अपना-2 प्रभाव दिखाने में समर्थ नहीं हो सकतीं। विविध प्रकार का प्रतीकार-उपाय करने पर भी यदि रोगी सचेत न हो, तो उसके पैर के तलवे व ललाट में आंच पर लोहे

की सलाई को लाल होने के पर्यन्त गर्म कर उससे दग्ध करने से रोगी सचेत हो जाता है। पूर्वकाल में स्वेद प्रदान की बहुत सी विधियाँ प्रचलित थीं, उनके प्रयोग से जो विशेष लाभ होता था, उससे अब भी बहुत सी घरकी बुढ़ियों अब तक भी परिचित होगी। उस समय स्वेद का प्रयोग करने से सहज में ही सम्पूर्ण कफ नष्ट हो जाता था रसका परिपाक होता था, अग्नि अपने स्थान में आ जाती थी शरीर हल्का हो जाता था और ज्वर का वेग भी कम हो जाता था। स्वेद से रोगी के एकबार ज्वर से मुक्त होने पर वह पुनर्वार इस समय की तरह ज्वर से आक्रान्त नहीं होता था। उस समय ज्वर छूटने के बाद जिस प्रकार अग्नि की दीप्ति, आहारों में रुचि और दिन-2 शरीर की पुष्टि होती थी, आजकल ज्वरमुक्त रोगी का उसमें सौवाँ भाग भी नहीं होता। इसलिए ऐसी अवस्था में स्वेद अवश्य प्रयोग करना चाहिए।

नस्य—सेंधा नमक, सहजने के बीज, सफेद सरसों व कूल इन सब द्रव्यों को समान भाग लेकर बकरी के मूत्र में पीसकर इसका नस्य लेने से रोगी की तन्द्रा दूर हो जाती है। **दूसरा प्रयोग**-महुवे के फलों की मींग, सेंधानमक, वच, काली मिर्च व पीपल समान भाग लेकर इनके जल से पीसकर नस्य लेने से रोगी तन्द्रा से उठकर सचेत हो जाता है **तीसरा प्रयोग**-पीपल, पीपलामूल, सेंधानमक व महुवे के फलों की मींग इन प्रत्येक का चूर्ण समान भाग और सबके बराबर काली मिर्च का चूर्ण नीम गर्म पानी से पीसकर नस्य देने से रोगी को चैतन्य लाभ हो जाता है और उसकी तन्द्रा प्रलाप व मस्तका का भारीपन निवारित होता है। **चौथा प्रयोग**-लहसुन व कालीमिर्च समान भाग महीन पीसकर कपड़ें की पोटली में बाँध कर उसके रस का नस्य देने से कफ विनष्ट होकर चैतन्य हो जाता है। **पंचम प्रयोग**-काली मुर्गी के अंडे का तरल भाग सेवन करने के अथवा नस्य लेने से या आँखों में आँजने से सन्निपात ज्वर में विशेष लाभ होता है। **षष्ठ प्रयोग**-सेंधा नमक सौंचल नमक व विट्नमक को निम्बु के रस में व अद्रक के रस में पीसकर और आँच पर गर्म कर इसका नस्य लेने से अत्यंत गाढ़ा कफ भी तरल होकर निकल जाता है और मस्तक व हृदय का भार तथा पसलियों का दर्द आराम हो जाता है।

निष्ठीवन-सेंधानमक व त्रिकटु (सोंइ, मिर्च, पीपल) को अद्रक के

रस में पीस कर उसको बारम्वार आकण्ठ (गले तक) मुख में रखे और पुनः पुनः निष्ठीवन करे (थूके)। इस क्रिया से रोगी के हृदय, पार्श्व, मस्तक व गले से चिका हुआ व शुष्क हुआ कफ भी तरल होकर निकल आता है। इससे शरीर हल्का हो जाता है और पसलियों का दर्द, ज्वर, मूर्छा, निद्रा, कास, गले का रुकना, मुख व आँखों का भारीपन, शरीर की जड़ता व वमनभाव (ओकाई) शान्त हो जाता है। दोष का बलावल विचार कर दिन में दो बार, तीन बार व चार बार तक भी यह निष्ठीवन क्रिया कराई जा सकती है। यह सन्निपात की सबसे उत्तम औषधि है।

अवलेह (चटनी) (अष्टाङ्गावलेह)-कायफल, कूठ, काकडासिंगी, सोंठ पीपल, मिर्च, धमासा व कालाजीरा इन आठ द्रव्यों का चूर्ण समान भाग लेकर शहद में मिला कर चटनी बनाकर रखना चाहिए। इसके घटाने से दारुण सन्निपात, हिक्का, श्वास, कास व कण्ठरोधका का निवारण होता है। ऊद्ध्वर्गत कफ के हरण के लिए स्वेद आदि उष्ण क्रियायें करना आवश्यक होने पर इसको शहद में न चटा कर अद्रक के रस के साथ चटाना चाहिए, क्योंकि-उष्ण क्रियायें और शहद परस्पर विरोधी होते हैं।

अञ्जन—शिरस के बीज, पीपल, मिरच, सेंधानमक, लहसुन, मनशिल व वच इन सब द्रव्यों को गोमूत्र में पीसकर अंजन कराने से तन्द्रा प्रशमित होती है।

सन्निपात ज्वर में कास, श्वास, पाश्ववेदना, कण्ठ व हृदय में वेदना व तन्द्रा होने पर श्लेष्म ज्वर में कहा हुआ '**दशमूलका काढा**' प्रयोग करना चाहिए।

सन्निपात ज्वर यदि वात कफ का प्रकोप अधिक हो, तो "**चतुर्दशाङ्ग पाचन**" -पूर्वोक्त दशमूल की दशों चीजें और चिरायता, नागरमोथा, गिलोय व सोंठ इन चौदह द्रव्यों का काढा बनाकर पिलाना चाहिए।

यदि विरेचन कराना आवश्यक हो, तो इस काढ़े के साथ निशोथ का चूर्ण 3-6 माशा तक मिलाकर प्रयोग करना चाहिए।

यदि सन्निपात ज्वर अति प्रबल हो और उसमें कास, श्वास, छाती में दर्द, हिक्का व वमन आदि उपद्रव हों, तो "**अष्टादशांग पाचन**" - दशमूल

की दशचीजें और कचूर काकड़ासिंगी, कूठ, धमासा, भारंगी, इन्द्रजौ, पटोलपत्र व कुटकी इन 18 चीजों का काढ़ा बना कर पीने को देना चाहिये। यह सब कषाय वात कफ ज्वर में भी प्रयोग किये जा सकते हैं।

सन्निपात ज्वर में अभिन्यास का लक्षण उपस्थित होने पर **"कारव्यादि पाचन"**-कालजीरा, कूठ, एरण्ड की जड़, त्रायमाण, सोंठ, गिलोय, दशमूल (हिले कही हुई वेल आदि दश चीजें), कचूर, काकड़ासिंगी, धमासा, भारंगी व पुनर्नवा इन सब द्रव्यों को 2 तोला परिमाण में लेकर तथा आधसेर गोमूत्र में पका कर आधपाव बाकी रहने पर उतार छान कर रखना चाहिये। इस काढ़े को-2-3 घण्टों के अनन्तर आधी 2 छटांक मात्रा में सेवन कराना चाहिये। इससे सब स्रोतों की शुद्धि व अभिन्यास ज्वर का प्रशम होता है।

अभिन्यास ज्वर में **"शृङ्ग्यादि कषाय"**-भी विशेष उपकारी होता है, यथा-काकड़ासिंगी, भारंगी, हरड़, काला!जीरा, पीपल, चिरायता, पित्तपापड़ा, देवदारु, वच, कूठ, धमासा, कायफल, सोंठ, नागरमोथा, धनिया, कुटकी, इन्द्रजौ, पाठा, रेणुक, गजपीपल, चिरचिटे की जड़, पीपलामूल, चीते की जड़, इन्द्रायण की जड़, अमलतास, नीम की छाल, कचूर, वावची के बीज, वायविडंग, हल्दी, दारूहल्दी, अजवायन व अजमोद इनके काढ़े में हींग व अद्रक का रस मिला कर-2-3 घण्टे के अन्तर से आधी 2 छटांक मात्रा में सेवन कराने से उत्कट अभिन्यास ज्वर, सन्निपातज्वर और तन्द्रा, मोह, कर्णशूल, हिक्का, श्वास व अन्यान्य सब उपद्रव प्रशमित होते हैं। औषधि सेवन के अतिरिक्त अभिन्यास ज्वर में पूर्वोक्त स्वेद आदि भी अवस्था के अनुसार सेवन कराना चाहिए।

सन्निपात ज्वर में व वातश्लेष्म ज्वर में कम्प, वमन, शिर:पीड़ा, अधिक प्यास, प्रलाप, अस्थिरता, आक्षेप, वक्षस्थल में असह्य वेदना, श्वास प्रश्वास में कष्ट, अधिक कास, गाढ़ कफ का निकलना, कभी-कभी कफ के साथ थोड़ा-थोड़ा खून का निकलना, मुख की आकृति मलिन, गण्ड स्थल (गाल) लाल व कृष्णवर्ण, जिह्वा शुष्क कंटककित (काँटेदार) व मल से लिपी हुई, होंठ फटे हुए, आहार करने पर गले में तकलीफ मालूम करना, उदरामय (पेट के विकार), अनिद्रा, चेहरे का लाल व हरा रंग, शरीर में छोटी-2 फुन्सियाँ निकलना और उजेले में आँखों का चौंधिया जाना इन लक्षणों के उपस्थित हो

जाने पर रोग अतिकष्ट साध्य जानना चाहिये। डाक्टर लोग इसको **न्यूमोनिया** कहते हैं। इस रोग में छाती में कफ संचित हो जाता है, जिससे फुन्फुसयन्त्र (फेफड़े) विकृत हो जाते हैं तथा सूखे बेर पानी में भिगोये रखने से उनसे जिस प्रकार फलसा होता है, उसके समान पतला कफ निकलता है। कफ के संचित होने से फुस्फुस क्लिन (क्लेदयुक्त) होकर क्रमशः सड़ जाते हैं। फुस्फुसों के पक जाने पर दूध की मलाई व पूप (पीप) की तरह का कफ निकलता है। यह अवस्था अति शीघ्र विपज्जनक और असाध्य समझना चाहिये।

इस अवस्था में गेहूँ के चोकर की पुट्लिश विशेष उपकारक होती है। ऐसी अवस्था में उग्र चिकित्सा कभी भी न करनी चाहिये। जिस प्रकार मुख से कफ निकलता रहे प्रतिक्षण औषधि आदि के प्रयोग से ऐसी तजबीज करना चाहिये। पूर्वोक्त दशमूल, चतुर्दशाङ्ग, अष्टादशाङ्ग कषाय-2-3 घण्टे के अन्तर से सेवन कराना लाभदायक होता है। मकर ध्वज-2 रत्ती लेकर उसको शहद में मिला कर तथा उसमें दूव का रस व पान के पत्तों का रस मिला कर सेवन करना चाहिये। भोजन के लिये मांसाहारी होने पर कबूतर व मुर्गी का यूष देना चाहिये। यह आहार व औषधि दोनों का काम करना चाहिये। अधिक पसीना आकर रोगी दुर्बल और नाड़ी क्षीण हो जावे तो कुलथी को भून कर उसका चूर्ण व सोंठ का चूर्ण अथवा अबीर शरीर में मलना चाहिये। इससे पसीना आना बन्द हो जाता है।

प्रबल विकार की दशा में कभी-2 रोगी का शरीर शीतल, नाड़ी क्षीण व रोगी संज्ञाहीन हो जाता है। ऐसे मौके पर "मकरध्वज 1 रत्ती, कपूर 1 रत्ती व कस्तूरी 1 रत्ती शहद में मिला कर-2 तोला पान के रस या अद्रक के रस के साथ सेवन करना चाहिये। इस औषधि से कुछ उपकार मालूम होने पर-2।3 घण्टे के अन्तर से दिन में 3।4 वार प्रयोग करना चाहिये। आयुर्वेद शास्त्र में घोरतर विकार के समय "मृतसंजीवनी सुरा" व "मृगमदास" आदि विशेष-2 सुरा व आसवों के प्रयोग करने का उपदेश है, किन्तु आजकल इनके बनाने में गवर्नमेण्ट विशेष आपत्ति करती है, इसलिए इनके इसलिये इनके बदले नं. 1 व-2 की ब्राण्डी 8।10 बूँद मात्रा में थोड़ा सा पानी मिला कर-2।1 घण्टे के अन्तर से खिलाना चाहिये।

बलाधान (ताकत) के लिये-मांसाहारी होने पर कबूतर, मुर्गी, तीतर व बटेर आदि पक्षियों के मांस का यूष (सोरवा) तजवीज करना चाहिये। विकार के रोगी को कभी भूल कर भी कच्चा (बिना औटाया हुआ) पानी पीने को न देना चाहिये। अभिन्यास का लक्षण उपस्थित हो जाने पर अर्थात् रोगी की दर्शन श्रवण व वाक्शक्ति के क्रमशः लोप हो जाने पर नाड़ी के रुक जाने पर तथा संज्ञाहीन हो जाने पर "सूचिका भरणरस" घोरनृसिंह रस व चक्री प्रभृति रस प्रयोग प्रकरण में लिखित औषधियाँ प्रयोग करना चाहिए। ताड़ के पत्ते व धतूरे के पत्ते आग में गर्म कर रोगी के शरीर में उनका सेक देना चाहिये।

सन्निपात ज्वर की विशेष अवस्था में किसी-2 रोगी के कर्णमूल (कान की जड़) में शोथ हो जाता है, और बहुत समय वह शोथ ही प्राणनाशक हो जाता है। इस पर भी यदि ज्वर की प्रथम अवस्था में शोथ हो, तो वह साध्य होता है, मध्य अवस्था में कष्टसाध्य तथा शेष अवस्था में असाध्य होता है।

कर्णमूल शोथ की चिकित्सा—इसमें सबसे पहले जोंक लगा कर दुष्ट (खराब) रक्त को निकाल देना चाहिये। तदनन्तर गेरु मिट्टी, सौंचर नमक, सोंठ, वच व राई समान भाग लेकर काँजी में पीस कर उसको गर्म कर शोथ पर लेप करना चाहिये।

कुलथी के बीज, कायफल, सोंठ व कालाजीरा समान भाग लेकर इनका चूर्ण थूहर के पत्तों को आँच पर सेक कर उनमें से निकाले हुए रस में पीस कर पुनः आग पर गर्म कर शोथ के ऊपर लगाना चाहिये। यदि इसके लगाने से शोथ आराम न हो, तो थोहर के पत्ते पीस कर उनकी लुगदी में घी मिला कर आँच पर गर्म की हुई इसकी पुटलिस कई बार लगाना चाहिए। इसके लगाने से शोथ पक जाता है। शोथ के पक जाने पर नस्तर लगा कर पीप निकाल देनी चाहिए। तदनन्तर क्षत चिकित्सा के अनुसार उपाय करना चाहिए।

नवज्वर में जिस क्रम को अवलम्बन कर कषाय चिकित्सा करना चाहिए और नवज्वर की जिस-2 अवस्था में जो- कषाय प्रयोग करने चाहिये, इसका उपदेश विशदरूप से दिया गया है। इस क्रम को अवलम्बन कर

विचारपूर्वक चिकित्सा करने से तथा आरम्भ से ही इस तरह की सावधानी रखने से इन कषाय आदि से कल्पित काष्ठादि औषधियों से ही सारे नये बुखार सहज में ही आराम किये जा सकते हैं, परन्तु आरम्भ से ही सावधानी न रखकर रोग के प्रबल हो जाने पर कषाय चिकित्सा के अतिरिक्त स्वतन्त्र वा मिलित रूप से रस चिकित्सा की विशेष आवश्यकता होती है। अत एव निम्न में रस चिकित्सा के विषय में वर्णन किया जाता है, सुनो–

तरुण व मध्यज्वर में रस-प्रयोग।

अग्निकुमार रस–यह तरुण ज्वर की सबसे उत्तम औषधि है। आमदोष के परिपाक के लिए यह औषधि प्रयोग की जाती है। विशेष-2 अनुपानों के साथ प्रयोग करने से यह औषधि और भी बहुत से रोगों में प्रयोग की जाती है, जैसे - आमज्वर में सोंठ का चूर्ण व मधुर के साथ, शोथ रोग में दशमूल के कषाय के साथ, कफ ज्वर में अद्रक का रस व सम्हालू के पत्तों के रस के साथ, पीनस व प्रतिश्याय रोग में अद्रक के रस के साथ, अग्निमान्द्य रोग में लौंग का चूर्ण व मधु के साथ, शोथ रोग में दशमूल के कषाय के साथ, ग्रहणी रोग में सोंठ का चूर्ण व मधु के साथ, आमातिसार रोग में धनिया व सोंठ के क्वाथ के साथ, पक्वातिसार में कूड़े का क्वाथ व शहद के साथ, सन्निपात ज्वर की प्रथम अवस्था में पीपल का चूर्ण व अद्रक के रस के साथ, कासरोग में कटेली व अडूसे के रस के साथ श्वास रोग में सरसों का तेल व पुराने गुड़ के साथ प्रयोग करने से विशेष लाभ होता है। इसी प्रकार अन्यान्य रोगों में भी यह औषधि अनुपान विशेष के साथ प्रयोग करने से उन-2 रोगों का दूर करने में समर्थ होती है। इससे अग्नि की वृद्धि होती है, इसी से इसका नाम अग्निकुमार रखा गया है।

हिंगुलेश्वर रस–ज्वर में यदि वायु का प्रकोप अधिक हो अर्थात् हाथ, पैर, मस्तक व कमर में दर्द आदि वायु के लक्षण प्रबल हों, तो शहद के साथ मिलाकर 1-2 वटी मात्रा में दिन में एक या दो बार सेवन कराना चाहिए।

स्वच्छन्द रस भैरव–यदि ज्वर में पित्त कफ का प्रकोप अधिक हो, तो अद्रक का रस चीनी व सेंधा नमक के साथ प्रयोग करना चाहिए, किंतु यदि पित्त या कफ के साथ कुछ वायु के लक्षण भी हों, तो प्रातः काल एक

वटी स्वच्छन्द भैरव और सायंकाल के समय 1 गोली "हिंगुलेश्वर" व्यवस्था करना चाहिए।

नवज्वरारि रस—ज्वर में यदि वात आदि सब दोषों के लक्षण कुछ-2 प्रकाशित हों, तो अदरक के रस के साथ प्रतिदिन 1-2 वटी यह औषधि प्रयोग करना चाहिए, इससे ज्वर आरोग्य होता है इसके अतिरिक्त यह औषधि विशेष-2 अनुपान के साथ जीर्ण ज्वर व अजीर्ण रोग में भी प्रयोग की जा सकती है।

तरुण ज्वरारि रस—नवज्वर में यदि विरेचन कराना आवश्यक हो, तो ज्वर के पाँचवें, छठे व सातवें दिन चीनी के पानी के साथ तरुण ज्वरारि 1 वटी (आवश्यक होने पर-2 तक) सेवन कराना चाहिए। इससे विरेचन होकर ज्वर मुक्त हो जाता है।

श्रीमृत्युंजय रस—इसको वात आदि सब ज्वरों में व्यवहार कर सकते हैं। साधारणतः इसका अनुमान शहद है। किन्तु अनुपान विशेष से इसके द्वारा विशेष-विशेष काम लिये जा सकते हैं, जैसे-अद्रक के रस के साथ प्रबल सन्निपात ज्वर में, जम्बीरी निम्बुके रस के साथ अजीर्ण ज्वर में, काले जीरे का चूर्ण व पुराने गुड़ के साथ विषम ज्वरों में प्रयोग किया जाता है। ज्वर में यदि कफ अधिक न हो, तो कच्चे नारियल का पानी व चीनी के साथ प्रयोग करने से बातचीत-जनित दाह व प्यास को निवारण करता है।

नवज्वरांकुश रस—नवज्वर में यदि रस व मल की विवद्धता हो तो चीनी के पानी के साथ यह औषधि दिन में एक व दो बार प्रयोग करना चाहिए।

चण्डेश्वर रस—नवज्वर के भयानक होने पर अद्रक के रस के साथ यह औषधि दिन में 1-2 बार प्रयोग करना चाहिए।

प्रतापमार्तण्ड रस—यह भी प्रबल नवज्वर में प्रयोग किया जाता है। इसके सेवन कराने से ज्वर शीघ्र ही शान्त हो जाता है। अद्रक के रस या कच्ची हल्दी के रस में 1-2 वटी तक प्रयोग करने से विशेष लाभ होता है।

शीतारि रस—यह वातश्लेष्म ज्वर व शीतज्वर की उत्तम औषधि है। अनुपान गर्म जल आदि।

शीतभञ्जी रस—महाघोर नवज्वर में शीतभञ्जीरस प्रयोग करना चाहिए। अनुपान-गन्ने का रस। इसके सेवन कराने से अति शीघ्र ही ज्वर शान्त हो जाता है।

ज्वरहर वटी—ज्वर के विच्छेद (छूटने) के समय दो या तीन घण्टे के अन्तर से एक-2 वटी करके चीनी के शर्बत के साथ मिलाकर सेवन करने से ज्वर का वेग शीघ्र ही शान्त हो जाता है।

श्रीज्वरमुरारि रस—यदि विरेचन कराना आवश्यक हो, तो 1-2 वटी जल के साथ व अद्रक के रस के साथ सेवन कराना चाहिए जमालगोटे के योग से बनी हुई सब औषधियाँ रोगी का बलाबल व कोष्ठ का विचार रखकर प्रयोग करनी चाहिए, क्योंकि-इससे मृदु कोष्ठ पुरुष को थोड़ी मात्रा में प्रयोग करने से ही उसको अधिक दस्त आ जाने से वह अतिदुर्बल व विपन्न हो जाता है।

ज्वर मातङ्ग केशरी रस—ज्वर के साथ अग्निमान्द्य, आमाजीर्ण, पाण्डु, कामला प्रभृति उपद्रव हों, तो यह औषधि प्रयोग करनी चाहिए। यह नवीन व पुरातन सब प्रकार के ज्वरों में प्रयोग की जाती है अनुपान - गर्म जल आदि।

ज्वरभैरव रस—यह नवज्वर जीर्णज्वर व विषम आदि सब प्रकार के ज्वरों में प्रयोग किया जाता है। अनुपान-पान की रस आदि।

चन्द्रशेखर रस—यह पित्त कफ ज्वर की अति उत्तम औषधि है। अनुपान-पान का रस आदि।

सौभाग्य वटी—यदि रोगी नवज्वर से अधिक विकल हो, तो ऐसी दशा में इस औषधि प्रयोग करने से विशेष लाभ होता है। अनुपान-अद्रक का रस ईषदुष्णजल (थोड़ा सा गुनगुना कर) के साथ सेवन करना चाहिए।

घोर सन्निपात ज्वर में रस प्रयोग।

कफ केतु रस—सन्निपात ज्वर में कण्ठरोध, मस्तक में वेदना व कफ अधिक हो, तो अद्रक के रस के रस के साथ दिन में 1 बार या 2 बार इस रस को प्रयोग करना चाहिए।

स्वल्पकस्तूरिभैरव व बृहत् कस्तूरिभैरव—ज्वर में कफ की अधिकता होने पर ये रस प्रयोग करने चाहियें। सन्निपात के अतिरिक्त अन्य ज्वरों में भी कफ के प्रशम तथा बलाधान के लिए ये दोनों औषधियाँ प्रयोग की जाती हैं।

श्लेष्मकालानलरस—इसके सेवन करने से कफकोल्वण सन्निपात ज्वर का विनाश होता है। अनुमान-अद्रक का रस आदि।

त्रैलोक्य चिन्तामणि रस--यह भी सन्निपात ज्वर की श्रेष्ठ औषधि है। इस औषधि के सेवन कराने के अनन्तर कच्चे नारियल का पानी आदि शीतल अनुमान सेवन कराना चाहिए।

श्रीवेतालरस—इसके सेवने कराने से साध्य व असाध्य सन्निपात ज्वर तक तथा उसके मूर्छा आदि उपद्रव प्रशमित होते हैं। अनुपान-अद्रक का रस आदि।

ब्रह्म:रन्ध्र रस—मस्तक के ब्रह्मरन्ध्र में छुरी से चीरा लगाकर उसके भीतर इस औषधि को लगा देने से सन्निपात ज्वर विकार के अचैतन्य आदि उपद्रव प्रशमित हो जाते हैं। औषधि प्रयोग के अनन्तर गन्ने का रस आदि शीतल पदार्थ सेवन कराने चाहिये।

चक्रीरस—इसके सेवन कराने से भी सन्निपात ज्वर व उसके सब उपद्रव नाश हो जाते हैं।

सन्निपात भैरव रस—इसके सेवन से घोर सन्निपात ज्वर का नाश होता है। अनुमान-गन्ने का रस आदि।

सूचिकाभरण रस—सन्निपात ज्वर की शेष अवस्था में यह औषधि प्रयोग करनी चाहिए, नाड़ी छूट जाने पर भी इसके सेवन कराने से नाड़ी पुनः अपने स्थान में आ जाती है। अनुपान-पान का रस आदि।

घोर नृसिंह रस—(अघोर नृसिंह रस)-यह भी अति प्रबल सन्निपात ज्वर में प्रयोग करना चाहिए। औषधि सेवन करने के अनन्तर गन्ने का रस आदि शीतल द्रव्य सेवन कराना चाहिए। नवज्वर की जिस-जिस अवस्था में जो-2 रसघटित औषधियाँ प्रयोग की जाती हैं, यह ऊपर बता दिया है। विचार पूर्व इन सब औषधियों के प्रयोग करते रहने से ईश्वर-कृपा से कार्य क्षेत्र में

तुम्हें अवश्य ही सफलता व यश प्राप्त होगा। अब निम्न में विषम व जीर्णज्वरों की कषाय व रस चिकित्सा का क्रमशः उपदेश करते हैं, सुनो -

विषम ज्वर व जीर्णज्वर चिकित्सा।

विषम ज्वर किसे कहते हैं, यह पहले ही वर्णित कर चुके हैं, तथा जीर्ण व पुरातन ज्वर किसको कहते हैं, यह बात भी प्रसिद्ध है। चिकित्सा के दोष से हो या आरम्भ से ही दोष की दुष्टि की विचित्रता हो या रोगी की बदपरेजी से हो, नवज्वर के ही कुछ दिन तक स्थायी रहने से वही नवज्वर जीर्णज्वर में परिणत हो जाता है। नवज्वर जिस तरह शीघ्र विपज्जन होता है, विषम व जीर्णज्वर वैसे नहीं होते हैं। किन्तु ये क्रमशः रोगी को जीर्णशीर्ण बना कर अन्त में प्लीहा, यकृत्, शोथ, उदरामय, अरुचि व जठर प्रभृति उपद्रव उपस्थित होकर रोगी का प्राणान्तक कर देते हैं। इसी से इस ज्वर की चिकित्सा विशेष मनोयोग पूर्वक करना चाहिए, उपेक्षा करना किसी तरह भी उचित नहीं।

विषमज्वर के लिए चमत्कारी प्रयोग—यदि प्रतिदिन ज्वर मन्द-मन्द वेग से होता हो, और हाथ पैर व नेत्रों में जलन होती हो, रगों व मस्तक में दर्द हो, अरुचि क्रमशः बढ़ रही हो, तो-पित्तपापड़ा, हारसिंगार के पत्ते व गिलोय इन तीन द्रव्यों का अथवा-गिलोय, पित्तपापड़ा, गोरखमुंडी, नकछिकनी व पटोलपत्र इनका पुटपक्क स्वरस[1] रात को ओस में रख कर प्रातः काल शहद मिला कर प्रातः काल व सायंकाल आधी-आधी छटांक मात्रा में सेवन करने से अति चमत्कृत लाभ होता है। इस उपाय से एक दिन का तैयार किया हुआ स्वरस दो तीन दिन तक वर्ता जा सकता है, किन्तु प्रत्येक रात्रि को उसको ओस पर अवश्य रखना चाहिये।

---

1. सब चीजों को सिलवट्टे पर पीस कर उसकी लुगदी बना कर हरे एरण्ड, केला आदि के पत्तों में लपेट कर और रस्सी से मजबूत बाँध कर बाहर से चिकनी मिट्टी का लेप चढ़ा कर जलते कोयले के समान लाल हो जाय तब निकालना ठंडा होने पर रस निचोड़ कर व्यवहार करना।

केवल हारसिंगारका रस कुछ दिन तक शहद मिला कर सेवन कराने से विषम व जीर्ण ज्वरों में उपकार होता है।

हड़ जड़ी बूटी की जड़, छाल, पत्ता, फूल व फलों का पूर्वोक्त विधि से पुटपक्क स्वरस तैयार कर सेवन कराने से भी विषम व जीर्णज्वरों में विशेष लाभ होता है।

लहसुन को सिलवट्टे पर पीस कर उसको तिलों के तेल के साथ मिला कर प्रतिदिन उपयुक्त उपयुक्त मात्रा में सेवन कराने से उग्र विषमज्वर व वातोपद्रव की शान्ति होती है।

काले जीरे का चूर्ण आधा तोला व पुराना गुड़ आधा तोला एकत्र मिला कर सेवन कराने से भी विषमज्वर अग्निमान्द्य व वायु के सब उपद्रव शान्त हो जाते हैं।

गूगल, नीम के पत्ते, वच, कूठ, हरड़, सफेद सरसों, यव (जौ) व घृत इन सबको बारीक कूट कर धूप तैयार कर रखना। इस **"अष्टाङ्ग"** का धूप (भपारा) देने से अर्थात् इनकी शरीर पर धूनी देने से विषमज्वर का निवारण होता है।

बकरी का चमड़ा, वच, कूठ, गूगल, नीम के पत्ते व नागरमोथा इन सब द्रव्यों की **धूनी देने से** भी विषमज्वर नष्ट होता है।

गुग्गल, गन्धतृण, वच, राल, नीम के पत्ते, आँकके फूल, अगर व देवदारु इनकी धूनी से सब प्रकार का जीर्ण ज्वर प्रशमित होता है।

सफेद जयन्ती (जयत) की जड़ मस्तक में बाँध कर रखने से पुरातन ज्वर की शान्ति होती है। काकमाची (मकोय) की जड़ कान में बाँधने से रात्रि ज्वर का निवारण होता है। काले भांगरे की जड़ के सात टुकड़े करके अद्रक के रस के साथ सेवन कराने से पुराने ज्वर का निवारण होता है।

करेले के पत्ते वा सरवाल (सारवोट) के पत्तों को हाथों से मल कर किसी कपड़े की पोटली में बाँध कर रखना। ज्वर के चढ़ने की बारीके दिन इस पोटली को सूँघते रहने से ज्वर चढ़ना बन्द हो जायेगा।

विषमज्वर व जीर्णज्वर में कषाय प्रयोग।

"सन्तत ज्वर में" **कलिङ्गादि पाचन**—इन्द्रजौ, पटोलपत्र व कुटकी का काढ़ा बना कर सेवन कराना चाहिए।

"सतत ज्वर " में **पटोलादि पाचन**—पटोलपत्र, अनन्तमूल, नागरमोथा, पाठा व कुटकी का काढ़ा प्रयोग करना चाहिये। यह सतत ज्वर नाशक है।

"अन्येद्युष्क ज्वर में" **निम्वादि पाचन**—नीम की छाल, पटोलपत्र, हरड़, आमला, वहेड़ा, मुनक्कादाख, नागरमोथा व इन्द्रजौ का काढ़ा सेवन कराना चाहिए।

"तृतीयक ज्वर में" **चन्दनादि पाचन**—लालचन्दन, गिलोय, सोंइ व चिरायता इनका काढ़ा तैयार करना चाहिए। यह तृतीयकज्वर की श्रेष्ठ औषधि है।

"चतुर्थकज्वर" में **मुस्तादि पाचन**—नागरमोथा, गिलोय व आमले का प्रयोग करना चाहिये। यह चतुर्थक (चौथिया) ज्वर का नाश करता है।

"शीतपूर्व ज्वर" (जिस ज्वर में पहले जाड़ा लग कर फिर दाह हो) में **भद्रादि पाचन**—कायफल, धनिया, सोंइ, गिलोय, नागरमोथा, पद्माख, लालचन्दन, चिरायता, पटोलपत्र, अडूसा, कूठ, कुटकी, इन्द्र जौ, नीम की छाल, भारंगी व पित्तपापड़ा इनका काढ़ा प्रातः काल के समय सेवन करना चाहिए।

"दाहपूर्वक ज्वर" (जिस ज्वर में पहिले दाह होकर पश्चात् शीत हो) **विभीतकादि पाचन**—बहेड़ा, अमलताख, कुटकी, निशोथ व हरड़ इनका काढ़ा प्रयोग करने से दाह, प्यास व ज्वर का नाश करता है।

जीर्णज्वर में यदि कफ व वायु की प्रबलता हो अर्थात् अरुचि, खाँसी श्वास, शरीर में दर्द, अग्निमान्द्य, अर्दित व पीनस आदि उपद्रव हों तो, **"निदिग्धिकादि-पाचन"**—कटेली, सोंठ, व गिलोय इनका काढा बनाकर उसमें दो माशा पीपल का चूर्ण डालकर सेवन कराना चाहिए। परन्तु उसमें यदि पित्त का अनुबन्ध हो, तो पीपल के चूर्ण के बदले शहद निलाकर सेवन

करना चाहिए। यदि ज्वर रात्रि में बढ़ता हो, तो सायंकाल के समय इस कषाय को सेवन कराना चाहिए।

पुरातन ज्वर में यदि यकृत्, प्लीहा, शोथ, अग्निमान्द्य व अरुचि आदि उपद्रव हों, तो "**बृहद् भार्ग्यादि पाचन**"—भारंगी, हरड़, कुटकी, कूठ, नागरमोथा, पित्तपापड़ा, पीपल, गिलोय व सोंठ और पूर्वोक्त दशमूल पाचन की दश चीजें इनका काढा बनाकर सेवन कराना चाहिए।

यदि जीर्णज्वर दीर्घकालजात व धातुस्थ हो और उसमें त्रिदोष के प्रकोप लक्षण भी कुछ-2 हों तो **दास्यादि पाचन**-कटप्तरैय्या, देवदारु, इंद्रजौ, मंजीठ, अनन्तमूल, पाठा, कचूर, सोंठ, खश, चिरायता, गजपीपल, त्रायमाण, पद्माख, हड़जोड़ी, धनिया, सोंठ, नागरमोथा, सरल काष्ठ (धूप), सहनजने की छाल, नेत्रवाला, बड़ी कटेली, हरड़, कटेली, पित्तपापड़ा, कुशकी जड़, कुटकी, अनन्तमूल, गिलोय व कूठ इनका काढा बनाकर शहद मिला के सेवन कराना चाहिए। **बृहद् भार्ग्यादि व दास्यादि पाचन**-सब प्रकार के ज्वरों की सबसे उत्तम औषधि है। इनसे धातुस्थज्वर, सब प्रकार के विषमज्वर (एकाहिक, द्वितीयक आदि) और त्रिदोषज ज्वर, क्षयज्वर, कामज्वर व शोथज्वर आदि निर्मूल हो जाते हैं।

"**सुदर्शनचूर्ण**"—भी सब प्रकार के विषम व जीर्ण ज्वरों की महौषधि है, यथा-हरड़, वहेड़ा, आमला, हल्दी, दारुहल्दी, छोटी कटेली, बड़ी कटेली, कचूर, सोंठ, कालीमिर्च, पीपल, पीपलामूल, मूर्वा, गिलोय, धमासा, कुटकी, पित्तपापड़ा, नागरमोथा, त्रायमाण, नेत्रवाला, नीम की छाल, पुहकरमूल, मुलेटी, कुड़े की छाल, अजवायन, इन्द्रजौ, भारंगो, सहजने के बीज, फिटकरी की खील, वच, दालचीनी, पद्माख, चन्दन, अतीस, खरेटी, शालपर्णी, पृष्ठपर्णी, वायविडंग, तगर, चीते की छाल, देवदार, चव्य, पटोलपत्र, विदारीकन्द, लौंग, वंशलोचन, सफेदकमल, मुलेटी, पत्रज, जवत्री, तालीशपत्र ये सब औषधियाँ समान भाग और चिरायता इन सब औषधियों से आधा डालकर बारीक चूर्ण बनाकर रखना। इसका नाम सुदर्शन चूर्ण है मात्रा 1-4 माशा तक। अनुपान-जल।

विषम व जीर्णज्वर की कषाय-चिकित्सा संक्षेप से ऊपर कह दी है; विचारपूर्वक इनका प्रयोग करने से इन काष्ठादि औषधियों से ही सब तरह के

विषम व जीर्णज्वरों के उपशम करने में समर्थ हो सकते हो अब नीचे इन ज्वरों की रस चिकित्सा कहते हैं, सुनो–

विषम व जीर्ण ज्वरों में रस प्रयोग।

ज्वरांकुश रस–इसके सेवन करने से विषम ज्वर शान्त होता है। यह सब तरह के पुराने ज्वरों में व्यवहार किया जा सकता है। अनुपान-अदरक का रस व शहद। ज्वर के साथ अतिसार होने पर पीपल का रस व शहद के साथ।

ज्वरान्तक रस–यह विषम ज्वरों की सर्वोत्तम औषधि है। इसके सेवन करने से तृतीयक व चतुर्थक आदि सब प्रकार के विषम व पुरातन ज्वर प्रशमित होते हैं। अनुमान-पान का रस व शहद आदि।

ज्वराशनिरस–इसके सेवन कराने से काम, श्वास, यकृत्, प्लीहा आदि उपद्रवसहित विषम व जीर्णज्वर का उपशम होता है।

चन्दनादि लौह–पित्ताधिक जीर्णज्वर अर्थात् जीर्णज्वर में नेत्र हाथ पैर आदि में जलन आदि पैत्तिक उपद्रव रहने पर इस चन्दनादि लौह से विशेष लाभ होता है। यह विशेष-2 अनुपान के साथ सब प्रकार के विषन ज्वरों में व्यवहार किया जा सकता है। अनुपान-गिलोय का रस, पित्तपापड़े का रस, व शहद आदि। वृद्धवैद्यगण इस औषधि के सेवन कराने के अनन्तर-2।4 नागमीथे की जड़ों के चबाने का विधान बता गये हैं।

त्र्याहिकारि रस–इसको तृतीयक (तिजारी) ज्वर में प्रयोग कराना चाहिए। अनुपान-अतीस का क्वाथ आदि।

चतुर्थकारि रस–यह चतुर्थक अर्थात् दो दिन के अनन्तर आने वाले ज्वर में प्रयोग करना चाहिए। अनुमान-चंपाकी छाल का रस आदि।

ज्वरकुंजर पारीन्द्र रस–यह विषम व जीर्ण ज्वरों की प्रस्द्धि औषधि है। इस महौषधिके सेवन कराने से सब प्रकार के जीर्ण व विषमज्वर तथा श्वास, कास, शोथ, पाण्डु, कामला, ग्रहणी व प्रमेह आदि उपद्रव, सूर्य के उदय होने पर अंधेरे के नष्ट हो जाने के समान नष्ट हो जाता है उपद्रवों के प्रतिदृष्टि रख कर अनुपान तजवीज करना चाहिए।

श्रीजयमंगल रस—इसके समान सर्वविध ज्वर नाशक शक्ति सम्पन्न औषधि और दूसरी नहीं है। ऐसा कोई ज्वर नहीं तथा ऐसा कोई उपद्रव नहीं है। जो इस जयमंगल के सेवन कराने से नष्ट न हो जाय। पुराने ज्वरों के लिए यह ब्रह्मास्त्र समझना चाहिए। अनुपान-उपद्रव के अनुसार व्यवस्था करना चाहिए।

ज्वरारि रस—इसके सेवन कराने से शीघ्र ही ज्वर का उपशम होता है। यह भी सब प्रकार के ज्वरों को नाश करता है। अनुमान-अद्रका का रस वा पान का रस अथवा केवल जल।

विषमज्वरान्तक लौह—तिल्ली आदि उपद्रव वाले ज्वर में इससे विशेष लाभ होता है। यह जीर्ण और विषम ज्वर की अति प्रसिद्ध औषधि है। अनुमान - अदरक का रस, पान का रस, पीपल का चूर्ण व शहद आदि।

पुटपक्क विषमज्वरान्तक लौह—विषम व जीर्णज्वर में यदि उदररोग व अजीर्ण, अग्निमान्द्य, कास, श्वास, शोथ व प्लीहा आदि उपद्रव हों, तो इस महौषधि के प्रयोग करने से विशेष उपकार होता है। सब प्रकार के पुराने ज्वरों में ही यह औषधि प्रयोग की जाती है। अनुपान-पान का रस, तुलसी के पत्तों का रस तथा पीपला का चूर्ण, सेंधा नमक, हींग आदि।

सर्वज्वरहर लौह व बृहत् सर्वज्वरहरलौह—यह सुप्रसिद्ध औषधि है। चिकित्सकगण सब प्रकार के ज्वरों में हमेशा इन दोनों औषधियों की निःसंकोच व्यवस्था करते हैं, ज्वर की अवस्था के अनुसार अनुपान व्यवस्था करना चाहिए।

श्लेष्मशैलेन्द्र रस—पुरातन ज्वर में यदि कफ का प्रकोप अधिक हो, तो इस औषधि को सेवन कराना चाहिए। इसके व्यवहार से और-2 कफजन्य रोग भी प्रशमित होते हैं। अनुपान-उष्णजल आदि।

लक्ष्मीविलास रस—विचारपूर्वक विशेष-2 अनुपानों के साथ प्रयोग करने से इस लक्ष्मीविलास से सब प्रकार के रोग व सब प्रकार के उपद्रवों की शान्ति हो जाती है। वात-श्लेष्म रोगों में इससे विशेष लाभ होता है। इसके अतिरिक्त यह बलपुष्टिकारक व रतिशक्तिवर्द्धक भी है।

मकरध्वज (चन्द्रोदय)—विशेष-2 अनुपानों के साथ व्यवहार करने से

सब प्रकार के रोगों को नष्ट करता है। जब किसी औषधि से कुछ फल न दिखाई दे, उस समय यह मकरध्वज महौषधि ही एकमात्र अवलम्बन होता है। इसके गुण शास्त्रों में विस्तारपूर्वक वर्णन किये गये हैं, विस्तार के भय से यहाँ पर उद्धृत नहीं किये गये।

विषम व जीर्णज्वर की रस चिकित्सा संक्षेप से ऊपर वर्णन कर चुके हैं। विचारपूर्वक व्यवस्था करने से इन सब रस-घटित औषधियों से ही तुम सब प्रकार के विषम व जीर्ण ज्वरों की चिकित्सा करने में समर्थ हो सकते हो।

यहाँ पर एक विशेषध्यान देने योग्य बात कह देता हूँ, सुनो-पूर्वोक्त पाचन आदि व रस घटित औषधियों के सेवन कराने से तथा लघुभोजन आदि द्वारा जिसके शरीर में रूक्षता हो गई हो और रूक्षता के कारण जिसका ज्वर बहिर्मार्ग को आश्रय कर अटक गया हो और वह किसी औषधि के प्रयोग करने से भी प्रशमित न हो रहा हो, उसके लिए **अङ्गारक तैल, बृहदंगारक तैल, महालाक्षादि तैल व किरातादि तैल** रोगी के शरीर में मालिश के लिये व्यवहार करना चाहिए। इन तैलों की मालिश से बहिर्मार्गगतज्वर शीघ्र प्रशमित होकर शरीर स्वस्थ व बलवर्ण आदि सम्पन्न होता है। उपरोक्त अवस्था में **क्षीरषट्पलघृत,** के सेवन कराने से भी इन पुराने ज्वरों की निवृत्ति हो जाती है।

हम ऊपर यथावत् साम, निराम, विषम व जीर्णज्वर आदि सब प्रकार के ज्वरों के विषय में उपदेश कर चुके हैं, अब इससे आगे ज्वर में जो यकृत (जिगर) और प्लीहा (तिल्ली) आदि उपद्रव उत्पन्न होकर रोगसङ्कर रूप धारण कर देते हैं, उनकी चिकित्सा आदि कहते हैं, सुनो—

यकृत् व प्लीहा चिकित्सा।

विषम व जीर्ण ज्वर के बहुत दिन तक रहने से प्रायः प्लीहा व यकृत् आदि यन्त्र क्रमशः इतने बढ़ जाते हैं, कि-उस समय उनकी विशेष चिकित्सा न करने से केवल मूल रोग की चिकित्सा से ही उनका उपशम नहीं होता। इसीलिए यहाँ यकृत् व प्लीहा की चिकित्सा स्वतन्त्र रूप से कहते हैं, सुनो—

पेट (उदर) के ऊपर के हिस्से में बाँई तरफ तिल्ली और दाहिनी तरफ जिगर रहता है। ये यन्त्र जब प्रकृति में रहते हैं, उस समय पेट के ऊपर से हाथ लगाकर नहीं मालूम किये जा सकते। जब विकृत होकर बढ़ जाते हैं और नीचे की तरफ लमक जाते हैं, तब से हाथ से स्पर्श कर मालूम किये जा सकते है। प्लीहा व यकृत् के विकृत होकर बढ़ जाने पर प्रायः नाड़ी गर्म रहती है, मन्द-मन्द (धीमा) ज्वर होता है, यह ज्वर दिन में कभी बढ़ जाता है और कभी कम हो जाता है और किसी-किसी को जाड़ा (कम्प) लगकर प्रबल ज्वर हो जाता है। जिगर व तिल्ली जितने-2 अधिक बढ़ते हैं, उतने ही उनके अवस्थिति स्थान में दर्द, अकडन व जलन अधिक होती है। इसके अतिरिक्त मलबद्धता (कब्ज) पेशाब का लाल रङ्ग, मुख की विरसता, नेत्र, अंगुलि के नख व ओष्ठ आदि स्थानों में नीरक्तता (खून की कमी से सफेद पड़ना), तथा खाँसी, श्वास, वमन, मिचलाहट, प्यास, अंधेरी आना और मूर्छित हो जाना ये सब लक्षण उपस्थित होते हैं। जिगर व तिल्ली रोग के ये **अतिदुर्लक्षण हैं,** यथा-नाक, दाँतों के मसूडों से रक्त गिरना, रक्तवमन, रक्त के दस्त, उदर रोग, मसूड़ों में घाव, पैर व आँखों में शोथ या सर्वाङ्ग में शोथ, पाण्डु व कामला इन सब लक्षणों के उपस्थित होने पर रोगी के आरोग्य लाभ की बहुत कम आशा रहती है।

आयुर्वेद-शास्त्र में तिल्ली व जिगर की एक ही चिकित्सा कही गई है, इसलिए एक साथ ही दोनों की चिकित्सा का उपदेश करते हैं, सुनों।

चिकित्सा सूत्र—प्लीहा व यकृत् रोग में ऐसी औषधि वा पथ्य आदि व्यवस्था करना चाहिये जिससे प्रतिदिन दस्त साफ होता रहे।

इस रोग के लिये निम्नलिखित चुटकले विशेष लाभदायक हैं, यथा-ताड़की जटा की भस्म न्यूनाधिक 4 माशा मात्रा में पुराने गुड़ के साथ सेवन कराने से प्लीहा व यकृत् की शान्ति होती है।

थोड़ी-2 हींग केले में भरकर प्रतिदिन सेवन कराने से प्लीहा रोग नष्ट हो जाता है।

समुद्र में के घोंघों भस्म 3 ।4 रत्ती अथवा पीपल का चूर्ण 1-2 माशा तक दूध के साथ सेवन कराने से विशेष लाभ होता है।

कोष्ट शुद्धि के लिए हरड़ का चूर्ण व पुराना गुड़ या हरड़ का चूर्ण व विट्लवण समान भाग लेकर उपयुक्त मात्रा में सेवना कराना चाहिए।

अर्कलवण—यह तिल्ल व जिगर के लिए सबसे उत्तम औषधि है। अर्कलवण बनाने की विधि-पीले पके हुए आँकके पत्ते व सेंधा नमक का चूर्ण एक हाँडी में रख कर उसके मुख को सकोरे से अच्छी तरह बन्द कर हाँडी के नीचे आँच जलावें। जब हाँडी बाहर से जलते कोयले के समान लाल हो जाय, तब उसको आँच से उतार कर ठंडा होने पर हाँडा का मुख खोल कर वह भस्म लेनी चाहिये। फिर इसको वारीक पीस कर शीशी में भर कर रखना चाहिये। यह अर्क लवण उपयुक्त मात्रा में जल के साथ सेवन कराना चाहिए।

वायविडंग, लालचीता, सेंधानमक, वच व जौका सत्तू इन सब द्रव्यों के चूर्ण को घीसे मोछ कर इसको ऊपर लिखे अनुसार हाँडी में बन्द कर अन्तर्धूम दग्ध कर भस्म बनाना। यह भस्म सफेद रंग की होगी इस भस्म को उपयुक्त मात्रा में दूध के साथ सेवन कराने से तिल्ली व जिगर आराम होता है।

लहसुन, पीपल व हरड़ सेवन कराने से अथवा ताजे गोमूत्र का सेवन कराने से भी तिल्ली व जिगर आराम होते हैं।

अजवायन, चीता, जवाखार, पीपलामूल, पीपल व दन्ती इनका चूर्ण समान भाग लेकर गर्म जल व दही की लस्सी के साथ सेवन कराने से प्लीहा व यकृत् शान्त होता है।

हींग, सोंठ, पीपल, मिरच, कूठ जवाखार व सेंधानमक इनका समान भाग चूर्ण लेकर कागजी, गलगल वा नारंगी के रस के साथ मिलाकर-2 माशा मात्रा में प्रतिदिन सेवन कराने से प्लीहा व यकृत् रोग आराम हो जाता है।

इन सब प्रयोगों से यदि तिल्ली जिगर को आराम न हो, तो **निदिग्धकादि पाचन**-कटेली, बड़ी कटेली, शालपर्णी, पृष्ठपर्णी व गोखरू तथा हरड़ वहेड़ा इन सात द्रव्यों का कषाय 4 माशा जवाखार व 4 माशा पीपल का चूर्ण मिलाकर सेवन कराना चाहिए। यह तिल्ली जिगर की सबसे उत्तम औषधि है।

तिल्ली जिगर के अधिक बढ़ जाने पर उसमें प्रतिदिन प्रातःकाल व सायंकाल गोमूत्र का स्वेद देना चाहिए।

तिल, अलसी, एरण्ड के बीज व राई के बीजों को गर्म पानी या सिर्के में पीसकर लेप करना चाहिए। कभी-2 केवल राई का लेप करने से भी विशेष लाभ होते दिखाई दिया है। इस प्रलेप से उस स्थान का रंग पके हुए मांस के समान अथवा लाल रङ्ग का हो जावेगा तथा थोड़ी सी जलन भी होगी। गोमूत्र का स्वेद व सफेद राई आदि के प्रलेप से तिल्ली व जिगर कोमल होकर दिनों दिन कम होने लगेंगे। ये प्रलेप बीच-2 में एक-2 बार करके लगाना चाहिए।

माणकादिकगुड़िया, बृहन्माणकादिगुड़िका, गुड़ पिप्पली व अभयालवण प्लीहा व यकृत् रोग की सर्वश्रेष्ठ औषधियाँ हैं अनुपान-जल। जो तिल्ली जिगर डाक्टरी आदि किसी प्रकार की भी चिकित्सा से आराम नहीं होते, वह "अभयालवण" व "गुड़पिप्पली" के व्यवहार से सैकड़ों बार आराम होते देखे हैं।

रस प्रयोग।

लोकनाथ रस—इसके सेवन कराने से तिल्ली जिगर तथा पाण्डु कामला व अग्निमान्द्य आदि उपद्रव आराम होते हैं। यह लोकनाथ रस इन रोगों के लिए सबसे उत्तम औषधि है। अनुपान-शहद व पीपलका चूर्ण अथवा पुराना गुड़ व हरड व पुराना गुड़ व भुने हुए जीरे का चूर्ण।

प्लीहान्तक रस—इसके सेवन कराने से सब उपद्रवों के साथ जिगर व तिल्ली रोग का निवारण होता है। अनुमान-पहिले लिखे के समान।

यकृदरि लौह—इसके सेवन करने से भी कामला, हलीमक, कास, श्वास आदि उपद्रवों के साथ तिल्ली-जिगर रोग आराम होता है।

इसके अतिरिक्त जीर्ण व विषमज्वर में कहे हुए "ज्वरांकुश, ज्वराशनिरस, विषमज्वरान्तक लौह, पुटपक्क विषमज्वरान्तक लौह, सर्वज्वरहर लौह, व

जयमङ्गल आदि औषधियाँ भी तिल्ली जिगर रोग में अवस्था के अनुसार प्रयोग की जा सकती हैं।

पाण्डु, कामला व हलीमक रोग चिकित्सा।

प्रसङ्गवश हम तुम्हें यहाँ पर पाण्डु, कामला व हलीमक रोग के विषय में भी उपदेश देते हैं, सुनो–

ज्वर बहुत दिन का पुराना हो जाने पर जिस तरह पर उसमें प्लीहा व यकृत् उत्पन्न हो जाते हैं, उसी तरह पर इस तिल्ली व जिगर के बहुत दिन तक रहने से व पित्त के विकृत हो जाने के कारण उससे पाण्डु, कामला व हलीमक रोग भी उत्पन्न हो जाते हैं। इसके अतिरिक्त ज्वर का सम्बन्ध न रहने पर भी और किसी कारण से (पित्तवर्द्धक आहार विहार के सेवन करने से) तिल्ली व जिगर के दूषित होने पर इससे भी पाण्डु, कामला व हलीमक होते देखने में आते हैं। **पाण्डु आदि के लक्षण**-पाण्डु रोग में खाल (त्वचा) पाण्डुवर्ण की हो जाती है, कामला रोग में हाथ, पैर के तलवे व नेत्र आदि पीले रङ्गके होते हैं, हलीमक रोग में सारा शरीर व मलमूत्र आदि पीले रङ्गके होते हैं (यह हलीमक कामला की ही प्रबल अवस्था है)।

चिकित्सा–पाण्डु कामला आदि रोगों में पुराने गुड़ के साथ नित्य प्रति हरड़ का चूर्ण सेवन कराने से विशेष लाभ होता है। गिलोय के पत्तों को पीस कर मट्ठे के साथ सेवन कराने से कामला (कमलवायु) रोग में उपकार होता है। कामला रोगी के नेत्रों में गुमा के पत्तों के रस का अंजन लगाने से अथवा हल्दी, गेरुमिट्टी व आमलेके चूर्ण का अंजन लगाने से भी कामला रोग नष्ट हो जाता है। ग्वार पट्टे के रस की नास लेने से भी कामला रोग की शान्ति हो जाती है।

फलत्रिकादि पाचन–हरड़, वहेड़ा व आमला, गिलोय, अडूसा कुटकी, चिरायता व नीम की छाल इन आठ द्रव्यों का काढा बनाकर शहद मिलाकर सेवन कराने से पाण्डु, कामला हलीमक व कुम्भ कामला (कामलाकी अतिप्रवृद्ध अवस्था को ही कुम्भ कामला कहते हैं) का निवारण होता है।

रस-प्रयोग।

नवायसलौह व पुनर्नवादिमण्डूर—ये दोनों औषधियाँ पांडु कामला व हलीमक रोगी के लिए सर्वोत्तम गुणदायक हैं। अनुमान घी व शहद या पित्तपापड़े का रस आदि।

यहाँ पर वक्तव्य-ज्वर प्लीहा व यकृत् आदि जिन रोगों से पाण्डु, कामला आदि रोग उत्पन्न हुए हों, यदि पाण्डु, कामला आदि के साथ वे रोग विद्यमान हो, तो इन रोगों के साथ-2 उन रोगों की भी चिकित्सा करना चाहिए।

उदर (जठर) रोग।

तिल्ली व जिगर की विकृति से पित्त के दुष्ट हो जाने के कारण जैसे पाण्डु कामला आदि रोग हो जाते हैं, उसी तरह तिल्ली व जिगर के अधिक बढ़ जाने से उदर रोग भी हो जाता है। पेट में पानी का इकट्ठा होना व मल आदि के संचय से भी उदररोग हो जाता है। सब तरह के उदर रोग कुछ साध्य व असाध्य होते हैं।

चिकित्सा-तिल्ली व जिगर जनित उदररोग में तिल्ली जिगर की चिकित्सा करनी चाहिए। जलोदर में जैसे ही जल इकट्ठा होने लगे उसी समय शस्त्रचिकित्सा (ट्यूब) से जल बाहर निकाल देना चाहिए और कपड़े से पेट को कसके बाँधे रखना चाहिए। शोथोदर रोग में सब तरह शोथ रोष की रोष की चिकित्सा करना चाहिए। इसमें स्वर्णपर्पटी व लौहपर्पटी का सेवन और नमक व जल बिल्कुल वर्जित करके केवल दूध के साथ अन्न सेवन कराने से विशेष लाभ होता है। शोथोदर रोग में गोमूत्र का पीना ही हितकर है। जलोदर रोग में भी केवल दूध व अन्न का सेवन कराना सबसे अच्छा है। मल आदि के संचय के कारण उदर-रोग होने पर तीक्ष्ण विरेचक औषधियों से विरेचन कराना चाहिए।

सब प्रकार के उदर रोगों में नित्य विरेचन प्रयोग करना चाहिए। गोमूत्र के साथ व दूध के साथ एरण्ड का तेल सेवन कराना चाहिए, अथवा एरण्ड तेल की पिचकारी देकर विरेचना कराना चाहिए, अथवा एरण्ड तेल की पिचकारी देकर विरेचन कराना चाहिए। निशोथ की जड की छाल का चूर्ण

आधा तोला व 1 तोला मात्रा में समान भाग चीनी मिलाकर सेवन कराना चाहिए।

रस-प्रयोग।

जलोदरारि व इच्छाभेदी रस-उदर रोग की सबसे उत्तम औषधि है। इनसे विरेचन होकर रोग की शान्ति हो जाती है। इच्छा भेदी रस को सेवन कर जितने गण्डूष (चुल्ली) चीनी के शर्बत का सेवन कराये जाँय, उतने ही दस्त उतरते हैं। अनुपान-जल, चीनी का शर्बत। पथ्य-दही चावल।

ज्वरातिसार (बुखार के साथ दस्त)।

अब यहाँ पर प्रसङ्गवश ज्वरातिसार रोग की चिकित्सा आदि का वर्णन करते हैं, सुनो-

यदि पित्त ज्वर में पित्तजन्य अतिसार, अथवा अतिसार रोग में ज्वर हो जाय, तो दोष दूष्यों के समभाव के कारण इस मिलित रोगद्वय को ज्वरातिसार नाम से कहते हैं।

केवल ज्वर व केवल अतिसार में जो-2 औषधियाँ कही गई हैं, ज्वरातिसार में उन-2 औषधियों को मिला कर प्रयोग कराने से कुछ उपकार नहीं होता। क्योंकि-ये परस्पर विरुद्ध होती हैं। अर्थात् प्राय: ज्वरनाशक औषधियाँ दस्तावर और अतिसार की औषधियाँ धारक (मल को बाँधने वाली) होती हैं, इसलिए ज्वरनाशक औषधि के सेवन कराने से अतिसार की वृद्धि होना सम्भव है। इसलिए ऐसा विधान अवलम्बन करना उचित होता है, कि-जिससे इन दोनों में समान लाभ हो, ऐसी औषधि और पथ्य इस ज्वरातिसार रोग में प्रयोग करना चाहिए।

प्रश्न-गुरुवर! तब कौन सी औषधि व पथ्य ज्वरातिसार रोग में प्रयोग की जावें?

उत्तर-ज्वरातिसार रोगी के लिए सबसे पहिले लंघन व पाचन औषधियाँ अर्थात् जिससे आमरस का परिपाक हो प्रयोग करना चाहिये। क्योंकि-ज्वर व अतिसार ये दोनों रोग प्राय: आमरस के सम्बन्ध से हुआ करते हैं।

लंघन व पाचन औषधि से आमरस का परिपाक होने पर ज्वराति सार का लाघव होता है। उपयुक्त मात्रा में लंघन (उपवास) कराने के अनन्तर जब रोगी को खूब भूख लगने लगे, तब उसको सिंघाड़े का आटा, अरारोट व दलिया आदि हल्के पथ्य देने चाहियें।

पृष्टपर्णी, खरेटी, वेलगिरी, सोंठ, नीलोफर व धनिया इन छः द्रव्यों के साथ चावल आदि की बनाकर केवल यह पेया अथवा अनार का रस व कागजी नींबू का रस मिलाकर कुछ खट्टा करके पिलाना चाहिए। तह पेया इस रोग में आहार और औषधि दोनों का काम करती है।

पेया बनाने की विधि-रोगी तन्दुरस्ती में क्षुधा के अनुसार जितने परिमाण चावल खा सके, उसके चौथाई भाग चावल लेकर उनको अधकुटा कूट के 11 गुने पानी में पकाना चाहिए। चावल गलकर जब बिल्कुल पानी के साथ मिलकर एकजीव हो जावें, तब चूल्हे से उतार देना चाहिए।

ज्वरातिसार की आमावस्था में "**पाठादि पाचन**"-पाठा (जलजमनी), इन्द्रजौ, चिरायता, नागरमोथा, पित्तपापड़ा, गिलोय व सोंठ इनका काढ़ा सेवन कराना चाहिए।

यदि पेट में दर्द हो और कफ के लक्षण दिखाई दें, तो "**धान्यशुण्ठिपाचन**"-धनिया व सोंठ का काढा बनाकर सेवन करने को देना चाहिए। ये दोनों पाचन आमदोष के नाशक व अग्नि को दीप्त करते हैं।

यदि पेट में दर्द, मलपिच्छिल (चिपचिपा) व मल की विबद्धता (कब्ज) अथवा मल के साथ दस्त निकलना ये सब उपद्रव हों, तो "**ह्रीवेरादि पाचन**"-नेत्रवाला, अतीस, नागरमोथा, वेलगिरी, सोठ व धनिया इन औषधियों का काढा प्रयोग करना चाहिए। इस अवस्था में "उशीरादि पाचन" भी लाभदायक होता है।

उशीरादि-पाचन-खश, नेत्रवाला, नागरमोथा, धनिया, सोंठ, वाराहक्रान्ता, धाय के फूल, लोध व वेलगिरी।

ज्वरातिसार में यदि वमन व वमनवेग, अरूचि, प्यास व दाह हो, तो "**गुडूच्यादि पाचन**"-गिलोय, अतीस, धनिया, सोंठ, वेलगिरी, नागरमोथा,

नेत्रवाला, पाठा, चिरायता, कुड़े की छाल, लाल चन्दन, खश व पद्माख इनका काढा ठंडा करके सेवन कराना चाहिए।

ज्वरातिसार रोग में "**व्योषादिचूर्ण**"-व्योष (सोंठ, मिर्च, पीपल), इन्द्र जौ, नीम की छाल, चिरायता, भंगरा, चीते की जड़; कुट की, पाठा, दारुहल्दी व अतीस इन बारह द्रव्यों का प्रत्येक का चूर्ण समान भाग और सब चूर्ग के बराबर कुड़े की छाल का चूर्ण एक साथ अच्छी तरह से मिलाकर तण्डुलोदक (चावलों के धोवन) के साथ सेवन कराना चाहिए। मात्रा 1-4 माशा तक। इस व्योषादि चूर्ण के सेवन करने से ज्वरातिसार, अतिसार, ग्रहणी व रक्तातिसार आदि रोगों का निवारण होता है।

बृहत् कुटजावलेह-ज्वरातिसार रोग में यदि मल के साथ खून गिरे, तो इसके सेवन कराने से विशेष उपकार होता है। रक्तमिश्रित ज्वरातिसार रोगी की यह परमोत्तम औषधि है। अतिसार व ग्रहणी रोग में भी यह प्रत्यक्ष फलदायक औषधि है। अनुपान-वकरी का दूध व चावलों का धोवन। मात्रा-4 माशा से 1 तोला तक।

रस प्रयोग।

सिद्धप्राणेश्वर-इसके सेवन करने से प्रबल ज्वरातिसार व ग्रहणी आदि रोगों का निवारण होता है। अनुपान-पान का रस। औषधि सेवन के अनन्तर गर्म पानी पीना चाहिए।

आनन्द भैरव रस-यह अतिसार रोग की सबसे उत्तम औषधि है। वृद्ध वैद्य इस औषधि को अतिसार रोग में भी बड़े आदर के साथ व्यवहार करते हैं। अनुपान-भुने हुए जीरे का चूर्ण व शहद।

कनकसुन्दर रस-यह ज्वरातिसार की प्रसिद्ध औषधि है। अनुपान-चावलों के धोवन का पानी व शहद। खून भी गिरता हो, तो चौलाई का छिलका व सट्टीके चावलों को एक साथ पानी में पीस कर उसका रस निकाल कर इस रस के साथ सेवन करना चाहिए।

अतिसार (दस्त)।

प्रश्न-गुरुवर! अब जिज्ञासा करता हूँ, कि-ज्वर के सम्बन्ध के बिना जो

स्वतन्त्र अतिसार रोग हुआ करता है, उसकी उत्पत्ति का कारण क्या है? और उसके लक्षण व चिकित्सा क्या हैं?

उत्तर-आहार विहार के दोष से अतिसार रोग उत्पन्न होता है अर्थात् अधिक रुक्षद्रव्य सेवन, अतिउष्ण व शीतल द्रव्य भोजन, गुरु पाक भोजन अति स्निग्ध (अधिक घी तेल वाले) द्रव्य, भोजन निरन्तर भोजन निरन्तर अति तरल (पतले) द्रव्य भोजन अथवा पहिले किये हुये भोजन के जीर्ण होने के पहिले ही पुनर्वार भोजन करना, असमय व अनियमसे भोजन करना, विरुद्ध भोजन (जैसे दूध मछली आदि एक साथ भोजन करना) या कच्ची चीजें खाना, स्थावर विष (संखिया आदि) भोजन, मलमूत्र आदि का वेग रोकना, पेट में क्रिमियों का होना, और शीत ग्रीष्म आदि ऋतुओं के विपरीत होने आदि कारणों से वाद आदि दोष कुपित होकर शरीर के रस रक्त आदि जलीय पदार्थों को दूषित करके और वे दूषित रस, रक्त आदि पाचक अग्नि को मन्द करके अपक्व मल के साथ मिल कर गुह्यमार्ग (पाखाने के रास्ते) अधिक मात्रा में निकलते हैं। अति निःसरण के कारण पण्डितों ने इसका नाम अतिसार रुखा है।

वातातिसार में—मल लालयमायल, रूक्ष व फेनयुक्त होता है, मल निकलने के समय गुदा में अधिक वेदना व शब्द होता है और थोड़ा-2 करके वार-2 मल निकलता है।

पित्तातिसार रोग में—मल पीला, नीला व लाल रंग का होता है। इसमें दाह, प्यास, मलद्वार में जलन व गुह्यनाड़ी में क्षत (घाव) हो जाता है।

कफज अतिसार में—मल सफेद रंग का गाढ़ा, कफ मिश्रित व आमगन्ध युक्त होता है और रोगी के शरीर में रोमाञ्च होता है।

त्रिदोषज अतिसार में—वात आदि तीनों दोषों के लक्षण मिलित रहते हैं। अधिकतः इसमें मल सुअर की चर्बी व मास धोने के पानी के समान होता है। यह त्रिदोषज अतिसार अतिकष्टसाध्य होता है।

पैत्तिक अतिसार उत्पन्न होने पर वा उत्पन्न होने के पहिले यदि पित्त बढ़ाने वाली चीज अधिक सेवन की जावें, तो **रक्तातिसार रोग** हो जाता है। रक्तातिसार में अधिक खून गिरता है। पित्त दुश्टि के कारण पित्तातिसार व

रक्तातिसार में गुह्यनाड़ी में घाव हो जाता है। इस अवस्था में भी ठीक तरह चिकित्सा न कराने से वह घाव क्रमशः समस्त नाड़ी में व्याप्त हो जाता है। इससे अधिक मात्रा में रक्त व पीप निकलता उपेक्षा करने से नाड़ी की मास पककर मल के साथ बह कर गिर जाता है।

अतिसार प्रवाहिका (पेचिस) व संग्रहणी ये एक प्रकृति के रोग हैं अर्थात् तीनों रोग ही आमाशयसमुत्थ (आमाशय से होते हैं) और अग्निमान्द्य ही इन सब रोगों का सबसे प्रधान कारण होता है। इनका आमलक्षण व पक्क लक्षण एक प्रकार और चिकित्सा भी एक ही प्रकार की होती है। इसलिए यहाँ पर अतिसार के साथ ही प्रवाहिका व ग्रहणी रोग के लक्षण व चिकित्सा आदि का उपदेश देते हैं।

प्रवाहिका (पेचिस, मरोड़) रोग।

अतिसार व प्रवाहिका रोग में भेद यह है, कि-अतिसार रोग में रस-रक्त आदि विविध द्रव पदार्थों के साथ मिश्रित होकर मल निकलता है। और प्रवाहिका रोग में केवल कफ के साथ मिश्रित मल निकलता है। इस रोग में अत्यन्त प्रवाहण अर्थात् कुन्थन होता है, इसीलिए विद्वानों ने इसका नाम प्रवाहिका रखा है।

वातज प्रवाहिका में-पेट में अधिक ऐंठन, खिंचाव व मरोड़ आदि की भाँति दर्द होता है। **पित्तज प्रवाहिका में**-गुह्यदेश में अधिक जलन और **कफज प्रवाहिका में**-अधिक कफ (आम) निकलती है तथा **रक्तज प्रवाहिका में**-रक्त व कफ के साथ मिश्रित मल निकलता है।

ग्रहणी (भरफूट के दस्त) रोग।

अतिसार रोग के अधिक दिन तक रहने पर अथवा अतिसार के आराम होने पर अग्नि के निर्बल रहते हुए कुपथ्य सेवन करने से पाचक अग्नि के अधिक दुर्बल होने पर ग्रहणी नामक नाड़ी को अधिक दुर्बल कर देती है (ग्रहणी नाड़ी पाचक अग्नि के आश्रयस्थान को कहते है ग्रहणी नाड़ी के दूषित होने पर भोजन किया हुआ अन्न अपक्कव अवस्था में अथवा अति

दुर्गन्ध युक्त पक्वावस्था में वारम्वार निकलता है इस रोग में कभी मल बंधा हुआ हुआ, कभी तरल (पतला) होता है और कभी पेट में दर्द होता है। ग्रहणी नाड़ी के दुष्ट होने पर यह रोग हुआ करता है, इसलिए विद्वानों ने इसको ग्रहणी नाम से कहा है।

वातज ग्रहणी में – भोजन किया हुआ आहार अति कष्ट व अम्ल रस होके पकता है। इसमें शरीर रुखा, कण्ठ व मुख शुष्क, तृष्णा, नजर कमजोर, कानों में शब्द और उरु व जंघासों तथा गर्दन में निरन्तर दर्द, दस्त व वमन, हृदय में दर्द, मधुर आदि षड्रस भोजन में अति लालसा, मन का अवसाद और काल व श्वास ये सब लक्षण उपस्थित होते हैं। इस रोग में रोगी कभी पतला, कभी सूखा और कभी फेनयुक्त अपकमल शब्द के साथ अति कष्ट से वारंवार व विलंब से त्याग करता है।

पित्तज ग्रहणी रोग में – दुर्गन्ध युक्त खट्टे डकार छाती और गले में दाह, अरुचि व प्यास होती है। मल बहुत पतला तथा नीला व पीले रंग का होता है। रोगी का शरीर भी पीला पड़ जाता है।

श्लेष्मज ग्रहणी रोग में – भोजन किया हुआ आहार अति कष्ट से परिपाक होता है, मुख कफ से लिपा हुआ व मधुर स्वाद लिए होता है। रोगी देखने में बहुत दुर्बल नहीं होता, पर फिर भी कुछ दुबला और आलसी हो जाता है। इस रोग में वमनवेग व वमन, अरुचि, कास, निष्ठीवन, मुख से पानी गिरना, पेट में सख्ती व भारीपन, विकृत व मधुर उद्गार (डकार), शरीर का ढीलापन, स्त्री में हर्षाभाव (स्त्री विषय की अनिच्छा) और आम व कफयुक्त मल का गिरना ये सब लक्षण होते हैं।

त्रिदोषज ग्रहणी रोग में वात आदि तीनों दोषों के लक्षण होते हैं।

"संग्रह-ग्रहणी" नाम का एक और प्रकार का ग्रहणी रोग है, उसमें किसी को एक महीने के अनन्तर, किसी को 15 दिन के अनन्तर किसी को 10 दिन के बाद और किसी-2 को नित्यप्रति, शीतल स्निग्ध, अधिक परिमाण में द्रव व गाढा अपक्कमल दस्त के रास्ते निकलता है अर्थात् टूटा हुआ (भरफूट) दस्त होता है। दस्त निकलने के समय बहुत बड़ा शब्द होता है और कमर में थोड़ा सा दर्द मालूम होता है।

"घटी यन्त्र" नामक और एक प्रकार का ग्रहणी रोग है, उसके लक्षण-रोगी के लेटने पर दोनों पार्श्वों में शूल के समान दर्द और एक घड़े से दूसरे घड़े में पानी डालने पर जैसा शून्य शब्द होता है, रोगी के पेट में इस प्रकार का शब्द होता है। यह रोग अति-दु:साध्य होता है।

अब आगे अतिसार, प्रवाहिका व ग्रहणी रोग की चिकित्सा क्रम व चिकित्सा कहते हैं, सुनो-

चिकित्सा क्रम—ऊपर कहे हुए तीनों रोगों की चिकित्सा करने में सबसे पहले आम व पक्क लक्षण जानना आवश्यक होता है। क्योंकि आम-अवस्था व पक्क-अवस्था का क्रम अवलम्बन करने के अतिरिक्त इनकी चिकित्सा ही नहीं हो सकती। यदि आम्पक्क क्रम को त्याग करके चिकित्सा की जाय अर्थात् आमातिसार में धारक (बद्धक) औषधि प्रयोग की जाए, तो दुष्ट मल आदि के अवरोध (रुकने) के कारण शोथ, पाण्डु, गुल्म, ज्वर व प्लीहा आदि विविध प्रकार के रोग उपस्थित हो सकते हैं। इसलिए इस अवस्था में किसी तरह भी धारक औषधि प्रयोग न करना चाहिए। परन्तु यदि अधिक परिमाण में मल का भेद होना व दोष प्रकोप की अधिकता देखने में आए, रोगी अति दुर्बल व क्षीण धातु हो, तो आमावस्था में भी धारक औषधिक प्रयोग की जाती है। क्योंकि-इस दशा में केवल पाचक औषधि देते रहने से अधिक मल के निकलने के कारण रोगी की मौत तक हो जाती है। इसलिए ऐसी अवस्था में आम-मल भी रोकना होता है।

आम लक्षण व पक्क लक्षण—ऊपर कहे हुए तीनों रोगों में मल जब तक अधिक दुर्गन्धित व पिच्छिल रहे और जल में डालने पर डूब जाय, तब तक आम (कच्चा) जानना चाहिए। जब इसके विपरीत लक्षण दिखाई दें अर्थात् मल दुर्गन्ध रहित, अपिच्छिल व जल में तैरने लगे और कोष्ठ व शरीर में लघुता (हल्कापन) हो जाय, तब पक्क समझना चाहिए।

अतिसार, प्रवाहिका व ग्रहणी रोग की साधारणत: **चिकित्सा इस क्रम से** अवलम्बन करना चाहिए, कि-यदि रोगी बलवान् हो तो इस अवस्था में लंघन कराना सबसे उत्तम है। लंघन से अतिप्रवृद्ध दोष का भी परिपाक व प्रशम हो जाता है। ये सब रोग आहार आदि के दोष से होते हैं। इसलिए पथ्य आदि के प्रति दृष्टि रखना विशेष आवश्यक होता है, सुपथ्य ही इन रोगों की

परम औषधि है। इसलिए अन्यान्य औषधियों के वर्णन के पहिले सुपथ्य का वर्णन किया जाता है, सुनो—

रोगों को पानी बहुत थोड़ा-2 पिलाना चाहिए। यदि अधिक प्यास हो, तो नागरमोथा व नेत्रवाले को पानी में पका कर तथा कोरी हाँडी में रख के ठंडा कर थोड़ा-थोड़ा करके पिलाना चाहिए। क्षुधा शान्ति के लिए सिंघाड़े का आटा, जौ का दलिया या मण्ड अथवा वार्ली व अरारोट आदि लघुपाक द्रव्य भोजन करने को देना चाहिए। साधारण दूध न देकर बकरी का दूध देना चाहिए। इन सब रोगों में तक्र (मट्ठा) विशेष लाभदायक होता है। रोग यदि बहुत प्रबल न हो और रोगी को भूख लगती हो, तो पुराने बारीक चावलों का अन्न, मसूर की दाल का यूष, परवल, बैंगन, गूलर, कच्चा केला, केले का फूल आदि की भाजी देना चाहिए। खट्टी चीजों में से कागजी निम्बू व नारंगी, आम की पोली व पुरानी इमली दी जा सकती है। कच्चा बेल का फल भूभल में भूमन कर, बेल का मुरब्बा, अनार, विहिदाना, कसेरू, सिंघाड़ा और मीठी चीजों में से थोड़ा सा मिश्री व बतासा अतिसार आदि रोगों में पथ्य है।

अतिसार की विशेष चिकित्सा -आमातिसार में आमशूल व मल की विवद्धता को निवारण के लिए और दोष का परिपाक व अग्नि की दीप्ति के लिए **"धान्यपंचक पाचन"**-धनिया, सोंठ नागरमोथा, नेत्रवाला व वेलगिरि इनका काढ़ा देना चाहिए।

यह पैत्तिक अतिसार हो, तो ऊपर लिखे काढ़ में सोंठ न डालकर अन्य चार चीजों का काढ़ा देना चाहिए। इस काढ़े का नाम **"धान्य चतुष्क"** कहते हैं।

आमातिसार में यदि पेट में दर्द, स्तब्धता और मल का विवन्ध हो, तो **"कलिङ्गादि पाचन"**-कलिङ्ग (इन्द्र जौ), अतीस, हींग, हरड़ सौंचल नमक व बच इनका काढ़ा प्रयोग करना चाहिए। ये तीनों पाचन अग्निदीप्त करने वाले व पाचक है।

ऊपर लिखे पथ्य व पाचन आदि के द्वारा आमदोष की शान्ति होने पर धारक (स्तम्भक) औषधि व्यवस्था करना चाहिए। जैसे-यदि अतिसार में

अधिक पतला मल निकले, तो "**कञ्चटादि पाचन**"-कञ्चट (गंगापालक) के पत्ते, अनार के पत्ते, जामुन के पत्ते, सिंघाड़े के पत्ते, वेलगिरि, नेत्रवाला, नागरमोथा व सोंठ इनका काढ़ा प्रयोग करना चाहिए। इसके सेवन से अति वेगवान् अतिसार भी आराम हो जाता है।

वातज अतिसार में '**वचादि कषाय**'-वच, अतीस, नागरमोथा व इन्द्रजौ इनका काढ़ा प्रयोग करना चाहिए।

पितज अतिसार में "**कट्फलादि पाचन**"-कायफल, अतीस, नागरमोथा, कुड़े की छाल व सोंठ इनका काढ़ा व्यवस्था करना चाहिए।

श्लेष्मज अतिसार में "**पथ्यादि पाचन**"-हरड़, चीते की जड़, कुटकी, पाठा, वच, नागरमोथा, इन्द्रजौ व सोंठ इनका क्वाथ अथवा कल्क बनाकर सेवन कराना चाहिए।

पितश्लेष्म-अतिसार में "**मुस्तादि पाचन**"-नागरमोथा, अतीस, मुर्वा की जड़, वच व कुडत्रे की छाल इनका क्वाथ शहद मिलाकर सेवन कराना चाहिए।

वातश्लेष्मातिसार में "**चित्रकादि पाचन**"-चीते की जड़ अतीस नागरमोथा, खरेंटी, वेलगिरि, सोंठ, कुड़े की छाल, इन्द्रजौ व हरड़ इनका काढ़ा व्यवस्था करना चाहिए।

वातपित्तातिसार में "**कलिङ्गादि पाचन**"-इन्द्रजौ, बच, नागरमोथा, देवदार व अतीस इनका क्वाथ अथवा कल्क बनाकर तण्डुलोदक (चावलों के धोवन) के साथ व्यवस्था करना चाहिए।

त्रिदोषज अतिसार में "**समङ्गादि पाचन**"-समङ्गा (खरेंटी, किसी-2 के मत से बाराहक्रान्ता), अतीस नागरमोथा, सोंठ, नेत्रवाला, धाय के फूल, इन्द्रजौ व वेलगिरि इनका काढ़ा व्यवस्था करना चाहिए।

सेलखड़ी आदि प्रयोग-सेलखड़ी 4 तो०, मिश्री 4 तो०, गोंद बबूल 4 तोला, सौंफ-2 तोला व दालचीनी-2 तोला इन सबका मोटा-2 चूर्ण बनाकर रात को किसी मिट्टी के बर्तन में 1 सेर पानी में भिगोकर रखना चाहिए। दूसरे दिन प्रातः काल उसके ऊपर का निथरा हुआ जल थोड़ा-2 करके

पिलाना चाहिए। इस प्रयोग के व्यवहार करने से अतिप्रबल अतिसार भी आराम हो जाता है।

आंवलों को पानी में भिगोकर सिलबट्टे से बारीक पीसकर नाभि के चारों ओर गोल आलवाल (क्यारी) सा बनाकर उसके बीच में अदरक का रस भर के रखने से नदी वेग के समान भयानक अतिसार भी थम जाता है।

धीमी आँच पर अफीम को भून कर उसको 1-।।-1 रत्ती मात्रा में बकरी के दूध के साथ सेवन कराने से प्रबल अतिसार भी आराम होता है पक्वातिसार में इसके समान और कोई दूसरी धारक औषधि नहीं है।

रक्तातिसार चिकित्सा—रक्तातिसार में यदि आम, शूल व मल का निबन्ध हो, तो कच्चा वेल भूभल में भून कर गुड़ के साथ सेवन कराना चाहिए।

शहद, चीनी व लालचन्दन (घिसा हुआ) खमान भाग लेकर चावलों के धोवन के साथ सेवन कराने से रक्तातिसार, रक्तपित्त और दाह, तृष्णा आदि उपद्रव शान्त होते हैं।

चौपतिया 3 माशा, काली मिर्च-2 से 3 दाने और जीरा सफेद 10 से 12 दाने लेकर बासी पानी में पीस कर 3 से 4 दिन तक सेवन कराने से रक्तातिसार व रक्तप्रवाहिका आराम हो जाती है।

आम, जामुन व आंवले के हरे पत्ते समान भाग लेकर बारीक कूट के इनका रस मधु व बकरी के दूध के साथ सेवन कराने से रक्तातिसार का प्रशम होता है।

जंगली चौलाई की जड़ 2 माशा चावलों के धोवन के साथ पीस कर उसमें थोड़ा सा शहद व चीनी मिला कर सेवन करने से रक्तातिसार आराम होता है।

छिलके रहित काले तिलों को बारीक पीस कर उसमें चौथाई भाग चीनी मिलाकर कर बकरी के दूध के साथ पिलाने से विशेष लाभ होता है।

वड़की जटा चावलों के धोवन के पीस कर लस्सी के साथ सेवन कराने से भी रक्तातिसार का निवारण होता है।

अंकोल (ढेरा) की जड़ चावलों के धोवन से पीस कर आधा तोला व 1 तोला परिमाण सेवन कराने से सब प्रकार का अतिसार व ग्रहणी आराम हो जाती है।

वबूल के हरे पत्ते कर सेवन करने से भी विशेष उपकार होता हैं।

3।4 विशल्यकर्णी (आयापान) के पत्तों का रस व ककरौंदेके पत्तों का रस या इनके पत्तों का क्वाथ सेवन करने से भी प्रबल अतिसार व रक्तका गिरना बन्द हो जाता है।

शहद 1 माशा, चीनी-2 माशा, नागकेशर 4 माशा व ताजा मक्खन-2 तोला एक साथ मिला कर सेवन करने से खून का गिरना बन्द हो जाता है।

रक्तातिसार में **"कुटजदाडिम्बकषाय"**—कुड़े की छाल व कच्चे अनार का छिलका इन दोनों का काढ़ा शहद मिलाकर देना चाहिए।

रक्तातिसार में यदि वेदना व आम हो, तो **"कुटजादिपाचन"**-कुड़े की छाल, अनासर की छाल, नागरमोथा, धाय के फूल, वेलगिरि, नेत्र वाला, लोध, लालचन्दन व पाठा इनका काढ़ा बनाकर शहद मिलाके सेवन कराना चाहिए।

कुटजलेह—यह रक्तातिसार रोग की सबसे उत्तम औषधि है। बनाने की विधि-1 सेर कुड़े की छाल को 4 सेर पानी में पकाकर 1 सेर बाकी रहने पर उतार कर छान लेना चाहिए। इसके बाद 1 जायफल को पत्थर में घिसकर उसको इस काढ़े में मिला देना चाहिए। तदनन्तर इस क्वाथ को पुनर्वार कोयलों की आँच में पकाना चाहिए। जब पकते-2 गाढ़ा लेह के समान हो जाय, तब उतार देना चाहिए। इस लेह को 3 माशा से 6 माश्या वा 1 तोला तक सेवन करने को देना चाहिए। इसके सेवन करने से असाध्य रक्तातिसार भी आराम हो जाता है।

रक्तातिसार, रक्तप्रवाहिका, रक्तार्श (खूनी ववासीर), अधोगत रक्तपित्त व रक्तप्रदर रोग में कुड़े की छाल के प्रयोग से विशेष लाभ होता है। इसके समान रक्तरोधक (खून रोकने वाली) चमत्कार औषधि बहुत कम देखने में आई है।

प्रवाहिका चिकित्सा।

इस रोग में पेट में मरोड़ (दर्द) व मल का विवन्ध होने पर कच्चे वेलका भून कर गुड़, तिलका तेल, पीपल व सोंठ के चूर्ण के साथ मिला कर सेवन कराना चाहिए।

कच्चे भुने हुए वेल की गिरी व उसके समान छिलका निकाले हुए तिलका चूर्ण दही का तोड़ मिलाकर उससे खट्टा करके व तेल घी आदि यथोपयुक्त स्नेह मिलाकर सेवन कराने से प्रवाहिका रोग आराम होता है।

प्रवाहिका में मलबद्ध (कब्ज) होने पर बहुत पुरानी इमली रात को पानी में भिगोकर दूसरे दिन प्रातः काल उसके ऊपर का निथरा हुआ पानी पीना चाहिए।

पुरानी इमली व बम्वईयां केला एकत्र मिलाकर सेवन करने से भी विशेषलाभ होता है।

कच्चे इम्ली के पत्ते व कैथ वेल के पत्ते कूट कर रस निकाल कर इस रस को सेवन करने से भी प्रवाहिका में लाभ होता है।

प्रवाहिका यदि बहुत प्रबल व कष्टदायक हो और ऊपर लिखित किसी औषधि से भी उसमें कुछ लाभ न हुआ हो, तो विचार पूर्वक अतिसार रोग में लिखे हुए पाचन आदि व्यवस्था करना चाहिए।

ग्रहणी चिकित्सा।

अतिसार रोग के आमावस्था व पक्वावस्था में जो छोटे-2 सिद्ध प्रयोग और वात आदि दोषों के भेद से जो पाचन तजवीज करना बताया गया है, विचार पूर्व वे सब प्रयोग व कषाय ग्रहणी रोग में भी व्यवहार करने चाहियें।

बृहत् गंगाधर चूर्ण - यह ग्रहणी रोगी की सबसे उत्तम औषधि है। वेलगिरि, मोचरस, पाठा, धाय के फूल, धनिया, वाराहक्रान्ता, सोंठ, नागरमोथा, अतीस, अफीम, लोध, कच्चे अनार के छिलके और कुड़े की छाल इन प्रत्येक औषधियों का चूर्ण समान भाग और कज्जली दो भाग (एक द्रव्य से दूनी) एक साथ मिला कर रखना चाहिए। इसी को बृहत् गङ्गाधर चूर्ण कहते

हैं। मात्रा – 1–4 माशा तक। अनुपान मट्ठा (लस्सी) व चावलों के धोवन का पानी। इस औषधि के सेवन करने से प्रबल ग्रहणी, अतिसार और विविध प्रकार के अन्त्रों के रोग और ज्वर भी आराम होता है।

किसी औषधि से उपचार न होने पर **"मुस्तकादि मोदक वा कामेश्वर मोदक"** व्यवस्था करना चाहिए। मात्रा –2–6 माशा तक अनुपान–शीतल जल वा दूध। इन मोदकों के सेवन करने से सब प्रकार की ग्रहणी, अतिसार और इन रोगों के सब प्रकार के उपद्रव आराम हो जाते हैं।

उपयुक्त मात्रा में अफीम छुहारा या पिण्डखजूर के साथ मिला कर सेवन कराने से अतिसार, ग्रहणी व रक्त का गिरना आराम हो जाता है।

रस प्रयोग।

अग्निकुमार रस–यह सब प्रकार के उदर रोगों में व्यवहार किया जाता है। रोग के अनुसार अनुपान व्यवस्था करना चाहिए।

प्राणेश्वर रस व भुवनेश्वर वटी–यह प्रवाहिका व अतिसार रोग की परमोत्तम औषधि है। अनुपान–अनार का रस, अनार के पत्तों का रस (रक्तातिसार में) ककरोंदे के पत्तों का रस, आयापान के पत्तों का रस, दूध का रस व बकरी का दूध।

कर्पूर रस–अधिक दस्त उतरते हों तो इस औषधि को प्रयोग करना चाहिए। इसके सेवन कराने से प्रबल अतिसार ज्वरातिसार व प्रबल ग्रहणी रोग आराम होता है। यह विमूचिका (हैजा) रोग के लिए भी उत्तम औषधि है। अनुपान–जल वा ऊपर कहे हुए अनार आदि का रस।

ग्रहणी कपाट रस–यह औषधि ग्रहणी की प्रथम अवस्था में प्रयोग करनी चाहिए। इससे आमजनित वेदना प्रवाहिका व ग्रहणी रोग आराम होते हैं। अनुपान – अनार के पत्तों का रस, नागमीथे का रस आदि।

ग्रहणी शार्दूल वटिका–अति प्रबल ग्रहणी रोग में यह औषधि व्यवस्था करनी चाहिए। अनुपान–वेल की गिरी का काढ़ा और ग्रहणी कपाट में कहे हुए अनुपान विचारपूर्वक प्रयोग करने चाहियें।

संग्रहग्रहणी कपाटरस—इसके व्यवहार से संग्रहग्रहणी वा अग्निमान्द्य आदि रोग आराम होते हैं। अनुपान-वाताधिक में घी व काली मिर्च का चूर्ण, पित्ताधिक में व शहद व पीपल का चूर्ण, कफाधिक में घीव त्रिकटू (सोंठ, मिर्च, पीपल) का चूर्ण या भाँग का रस।

महागन्धक—बालकों के अतिसार ग्रहणी व प्रवाहिका रोग के लिए यह सबसे उत्तम औषधि है। अनुपान-अनार का रस, अनार के पत्तों का रस वा नागमीथे का रस आदि।

श्री नृपतिवल्लभ व बृहन्नपृतिवल्लभ रस—विविध प्रकार के उपद्रवों सहित प्रबल अतिसार व ग्रहणी रोग में इन दोनों औषधियों को व्यवस्था करना चाहिए। इसके व्यवहार से अतिसार, ग्रहणी व प्रवाहिका व उनके उपद्रव भी आराम हो जाते हैं। अनुपान-पहिले के समान

दुग्धवटी, लौहपर्पटी, स्वर्णपर्पटी व पंचामृत पर्पटी—बहुत दिन के पुराने अतिसार इस ग्रहणी रोग में थे सब औषधियाँ व्यवहार की जाती है। शोथ आदि विविध उपद्रव युक्त अतिसार वा ग्रहणी रोग की ये एक मात्र सर्वश्रेष्ठ औषधियाँ हैं। जब किसी भी औषधि से कुछ लाभ नहीं होता, तब इनपर एक ही एकमात्र आधार रहता है।

दुग्धवटी व पर्पटी सेवन का नियम यह है—2 रत्ती से आरम्भ करके रोगी के अग्निबल के अनुसार क्रमशः 10 रत्ती तक मात्रा बढ़ानी चाहिए। 10 रत्ती से अधिक मात्रा व्यवहार करना उचित नहीं है। रोग आराम होते दिखाई देने पर क्रमशः मात्रा कम करते आना चाहिए। प्रतिदिन प्रातःकाल औषधि सेवन कराना चाहिए। अनुपान-बेल के पत्तों का रस व शहद। पथ्य मिश्री व चीनी के साथ केवल मात्र दूध व हल्का अन्न (चावल) औषधि सेवन करने के दिनों में नमक व जल बिल्कुल छोड़ देना चाहिए। प्यास लगने पर पानी बदले दूध ही पीने को देना चाहिए। यदि नमक व जल देना नितान्त आवश्यक हो, सेंधानमक कसेरू के रस में भूनकर और पानी औटाकर थोड़ा-थोड़ा करके देना चाहिए। कच्चे नारियल का पानी भी दिया जा सकता है। शोथ आदि उपद्रव बहुत प्रबल हों, तो नमक व जल न देना ही अच्छा होता है। पर्पटी का सेवन का यही नियम है इसके अतिरिक्त सामान्य विधि से भी

पर्पटी सेवन कराई जा सकती हैं। उसमें नमक व जल वर्जित नहीं होता, पर फिर भी नमक व जल बहुत कम देना चाहिए। ऊपर लिखित के अनुसार सेवन कराने से जितने शीघ्र आराम होता है, इससे वैसा नहीं होता।

शोथ आदि उपद्रव सहित ग्रहणी रोग में **"माण्मण्ड"** अत्युत्तम सुपथ्य है (शोथ रोग की चिकित्सा में "माणमण्ड" बनाने की विधि कही जाएगी) यह पथ्य और औषधि दोनों का काम करता है। पर्पटी आदि औषधियों को सेवन न करा कर भी यदि नमक व जल छुड़ाकर केवल मात्रा "दूध चावल व माण्मण्ड" खिलाया जाय, तो भी ग्रहणी व शोथ आदि उपद्रवों का निवारण होता है।

ग्रहणि रोग में रोगी के रूक्ष होने पर **"ग्रहणी मिहिर तैल"** व्यवस्था करना चाहिए। इस तैल को सर्वाङ्ग में विशेष कर पेट पर अच्छी तरह से मलना चाहिए। ग्रहणि रोग के लिए यह सबसे उत्तम तैल है।

शोथ (सोजा) रोग।

ग्रहणी आदि रोगों के पुराना होने पर उनमें शोथ हो जाता है। इसलिए प्रसङ्गवश यहाँ पर शोथ की चिकित्सा आदि का भी उपदेश करता हूँ। यहाँ पर विशेष वक्तव्य यह है-कि-केवल ग्रहणी आदि की शेष अवस्था में ही शोथ होता हो, यह बात नहीं है, बल्कि ज्वर, प्लीहा, यकृत् व अर्श आदि और-2 बहुत से रोगी की शेष, अवस्था में भी शोथ उपद्रव का आविर्भाव हुआ करता है। दूसरी बात यही, कि-दूसरे रोगों का उपद्रव न होकर स्वयं स्वतन्त्र शोथ रोग भी हुआ करता है। इसलिए शोथ की चिकित्सा करना हो, तो जिस रोग के साथ शोथ हो, उस रोग की व शोथ की मिलित चिकित्सा करना चाहिए। किसी रोग का सम्बन्ध न रहने पर केवल शोथ रोग की ही औषधि व्यवस्था करनी चाहिए।

शोथ चिकित्सा–शोथ रोग में वायु के प्रकोप के लक्षण अधिक दिखाई देने पर "शुण्ठ्यादि पाचन"-सोंठ, पुनर्नवा, एरण्ड की जड़ व स्वप्ल पञ्चमूल (शालपर्णी, पृष्ठपर्णी, बड़ी कटेली, छोटी कटेली व गोखरु) इनका काढ़ा व्यवहार करना चाहिए।

दशमूल पाचन—सब प्रकार के शोथ रोग में विशेषत: वातज शोथ में बहुत उपकारी होता है, क्योंकि-दशमूल वायु व शोथ दोनों का नाश करता है।

पुनर्नवाष्टक—पुनर्नवा (सांठ), नीम की छाल, पटोलपत्र, सोंठ, कुटकी, गिलोय, देवदारु व हरड़ इनका क्वाथ शोथ की परमोत्तम औषधि है।

माणमण्ड—पुराना माणकन्द 1 भाग, पुराने चावलों का चूर्ण-2 भाग और जल मिश्रित दूध 42 भाग एकत्र पकाकर मण्ड तैय्यार होने पर, यह मण्ड शोथ आदि रोगों में पथ्य देना चाहिए।

गुड़के साथ समान भाग अद्रक व सोंठ अथवा पीपल व हरड़ 1 तोला मात्रा में सेवन करना आरम्भ करके क्रमश: मात्रा बढ़ाते रहने से, इससे शोथ आदि बहुत से रोगों का निवारण होता है।

रस प्रयोग।

त्रिकट्वादि लौह—यह शोथ रोग की सर्वश्रेष्ठ औषधि है। अनुपान-दूध।

पञ्चामृत रस—इसके सेवन से सब प्रकार का शोथ और ज्वरातिसार आदि विविध उपद्रव प्रशमित हो जाते हैं। अनुपान-अद्रकका रस आदि।

दुग्धवटी व कल्पलता वटी-ये शोथ रोग की सर्वोत्तम दृष्ट फल महौषधियाँ हैं। पर्पटी सेवन के समान सेवन कराना चाहिए।

शुष्कमूलकाद्य तैल-इस तेल के मर्दन करने से सब प्रकार का शोथ शान्त हो जाता है।

प्रश्न-आपने पूर्व प्रसङ्ग में कहा है, कि - अग्निमान्द्य ही अतिसार आदि रोग त्रयका सन्निकृष्ट कारण है। अत: जिज्ञासा करता हूँ-कि-अग्नि किसे कहते हैं? और अग्निमान्द्य रोग किस तरह होता है?

उत्तर-पित्त की ऊष्मा को ही अग्नि कहते हैं, पर यह ऊष्मा पित्त के सर्वाङ्ग में ओतप्रोत भाव (व्याप्तरूप) से रहती है, इसलिए पण्डितों ने पित्तको ही अग्निनाम से निर्देश किया है। कोष्ट में "पाचक" नाम का जो पित्त रहता है, उसकी ऊष्मा से ही भुक्त आहार परिपाक को प्राप्त होता है। वात आदि से उसके विकृत होने पर भोजन किया हुआ आहार अच्छी तरह से नहीं पचता।

इसलिए विकृत अग्नि द्वारा अजीर्ण आदि रोग उत्पन्न होते हैं। अग्निमान्द्य व अजीर्ण आदि रोगों का परस्पर कार्य कारण भाव सम्बन्ध होने के कारण यहाँ पर अग्निमान्द्य के साथ-2 अजीर्ण आदि रोगों का भी उपदेश करुँगा सुनो-

अग्नि-वात आदि दोषों की अधिकता के अनुसार अग्नि तीन प्रकार की होती है, जैसे-कफ की अधिकता से "मन्द अग्नि" पित्त की अधिकता से "तीक्ष्ण अग्नि" और वायु की अधिकता से "विषमाग्नि" होती है तथा वायु, पित्त व कफ इन तीनों के समान रहने पर अग्नि समान रहती है। जिस अग्नि से थोड़ा सा किया हुआ भोजन भी नहीं पचता, उसको मन्दाग्नि, जिस अग्नि से परिमित और अपरिमित आहार अनायास ही परिपाक हो जाता है, उसको तीक्ष्ण अग्नि और जिस अग्नि से भुक्त आहार कभी अच्छी तरह से परिपाक हो और कभी न हो उसको विषमाग्नि कहते हैं। जिससे परिमित आहार अच्छी तरह से पच जाय उसको समाग्नि कहते हैं। इन चार प्रकार की अग्नि में से समाग्नि ही श्रेष्ठ होती है, यह रोगों में गण्य नहीं, इस समाग्नि की परिमित आहार विहार आदि से रक्षा करनी चाहिए। इससे भिन्न तीन प्रकार की अग्नि को रोग जानना चाहिए। मन्दाग्नि से कफ रोग, तीक्ष्णाग्नि से पित्तरोग और विषमाग्नि से वातज रोगों की उत्पत्ति होती है। इसलिए इन तीन प्रकार की अग्नियों की चिकित्सा करना आवश्यकीय होता है।

अजीर्ण तीन प्रकार का होता है, यथा-आमाजीर्ण, विदग्धाजीर्ण व विष्टब्धाजीर्ण। कफ के प्रकोप से आमाजीर्ण पित्त के प्रकोप से विदग्धाजीर्ण, और वायु के प्रकोप से विष्टब्धाजीर्ण होता है। इन तीन प्रकार के अजीर्ण का लक्षण नीचे क्रमशः वर्णन किया जाता है।

आमाजीर्ण में-शरीर भारी, मिचलाहट, गण्डस्थल व आँखों के कोयों (गोलक) में शोथ, जैसा भोजन किया हो, उसी के समान उद्गार (डकार) अर्थात् मधुर आदि जिस रस से विशिष्ट भोजन किया जाता है ठीक उसी रस के समान गन्ध आस्वाद वाला उद्गार ये सब लक्षण उपस्थित होते हैं।

विदग्धाजीर्ण में-शरीर का घूमना, प्यास, पित्तज विविध वेदना, धुँये के समान उद्गार, पसीना आना व दाह आदि लक्षण प्रकाश होते हैं।

विष्टव्धाजीर्ण में—पेट में दर्द, अफारा, वातकृत विविध वेदना, मल व अधोवायु का निकलना और स्तब्धता ये सब लक्षण उपस्थित होते हैं।

विसूचिका विलंविका व अलसक।

ऊपर जिन तीन प्रकार के अजीर्ण का उल्लेख कर आये हैं, इनसे ही अति भयानक विसूचिका, विलंबिका व अलसक रोग की उत्पत्ति होती है। इसलिए प्रसङ्गवस यहाँ पर इनका लक्षण व चिकित्सा कहते हैं। जो अधिक भोजन के लोभी और भक्ष्याभक्ष्य से अनभिज्ञ होते हैं, उनको ही ये भयानक रोग हुआ करते हैं।

विसूचिका के लक्षण—दस्त, उल्टी (वमन), अत्यधिक प्यास शरीर में दाह, छाती में दर्द, हाथ पैरों का अकड़ना (वाँयटे आना), शिर दर्द, पेट में शूल, शरीर का घूमना, कम्प, जंमाई आना, हिचकी (हिक्का), पसीना अधिक आना (ठंडा), पेशाब न उतरना आदि लक्षण विसूचिता (हैजा, कॉलरा) रोग में उपस्थित होते हैं। प्रबल विसूचिता रोग में-2।4 बार दस्त उतने पर ही रोगी की नाड़ी छूट जाती है। इस रोग में शरीर सुई वेधने के समान वेदना से अधिक कष्ट पाता है, इसी से विद्वानों ने इसका नाम विसूचिका रखा है।

विलम्विका के लक्षण—इस रोग में वायु कफ द्वारा भोजन किया हुआ अन्न दुष्ट व अवरुद्ध होकर ऊपर व नीचे किसी भी रास्ते से बाहर नहीं निकलता है। इससे सहज में ही रोगी बहुत भयंकर अवस्था में पहुँच जाता है। यह बिलम्बिका अति दुश्चिकित्स्य रोग होता है।

अलसक के लक्षण—कुक्षि (नाभि देश) में अधिक कष्टदायक अफारा होता है, रोगी वेदना से छटफटाता है व मूर्छित हो जाता है, कुक्षी स्थान का वायु अधाप्रतिरुद्ध होकर (उदान वायु नीचे की तरफ से रुककर) ऊपर की तरफ अर्थात् छाती व गले की तरफ घूमता है। इस रोग में मल व मूत्र विशेषरूप से रूक जाते हैं। प्यास लगती है व डकार आती हैं। भुक्त-आहार नीचे व ऊपर के रास्ते बाहर न निकल सकने के कारण अपक्व-अवस्था में आमाशय में ही अलसीभूत (निस्तेज) होकर पड़ा रहता है। इसीलिए इस रोग का नाम अलसक कहते हैं।

अब नीचे अग्निमान्द्य आदि की चिकित्सा क्रमशः कही जाती है, सुनो—

अग्निमान्द्य चिकित्सा—सोंठ का चूर्ण, गुड़ व सेंधानमक इनमें से किसी एक चीज के साथ हरड़ का चूर्ण नित्य सेवन करने से अग्नि दीप्त होती है। मात्रा 3-6 माशा तक। प्रातः काल जवाखार व सोंठ का चूर्ण अथवा केवल सोंठ का चूर्ण घी के साथ मिलाकर सेवन करने से क्षुधा वृद्धि होती है। मात्रा 3-6 माशा तक।

हींग व सौंचल नमक के साथ अन्नमण्ड (चावलों का मांड) पीने से विषाग्नि सम और मन्दाग्नि प्रदीप्त होती है।

प्रतिदिन भोजन से पहिले अद्रक व नमक मिलाकर सेवन करने से अग्नि बढ़ाती है और भोजन में रुचि होती है।

हिंग्वष्टक चूर्ण-सोंठ, पीपल, कालीमिर्च, अजवायन, सेंधा नमक, जीरा सफेद, जीराकाला और हींग प्रत्येक का चूर्ण समान भाग मिलाकर भोजन के प्रथम ग्रास के साथ घी के साथ मिलाकर सेवन करने से अग्नि की वृद्धि व वातरोगों का नाश होता है। किसी-2 का मत है, कि-अन्न के ऊपर इस चूर्ण को बुरकाकर और ऊपर घी मिलाकर तीन ग्रास अन्न पहिले भोजन करना चाहिए। मात्रा-1-3 माशा तक।

अग्निमुखचूर्ण-हींग 1 भाग, वच-2 भाग, पीपल 3 भाग, सोंठ 4 भाग, अजवायन 5 भाग, हरड़ 6 भाग, चीते की जड़ 7 भाग व कूठ मीठा 8 भाग का चूर्ण बना कर रखना चाहिए। मात्रा-1-3 माशा। गर्म पानी के साथ सेवन कराना चाहिए।

भास्कर लवण-पीपल, पीपलामूल, धनिया, कालाजीरा सेंधा नमक, विट्नमक, तेजपात, तालीशपत्र व नागकेशर इनमें से प्रत्येक का चूर्ण-2 पल (16 तोला) सौंचलनमक 5 पल, मिर्च, जीरा व सोंठ प्रत्येक 1 पल, दालचीनी 4 तोला, इलायची 4 तोला, करकच नमक 8 पल, खट्टे अनार के दाने (किसी-2 के मत में छिलके) 4 पल व अम्लवेत-2 पल इनका सबका बारीक कपड़ छन चूर्ण कर रखना। मात्रा 1-3 माशा तक। अनुपान-जल व

मट्ठा आदि। इन सब औषधियों से अग्निवर्धित व अग्निमान्द्य जनित रोग प्रशमित होते हैं।

स्तन दुग्ध (स्त्री के दूध) में गूलर की छाल-2 तोला पीस कर सेवन करने से तीक्ष्णाग्नि प्रशमित होती है। तीक्ष्णाग्नि पुरुष को गुरुपाक द्रव्य (मावा आदि) बार-बार खिलाना चाहिए, नहीं तो उस तीक्ष्णाग्नि से उसके शरीर के रस, रक्त आदि सब धातु व मल शोषित होकर क्षय को प्राप्त हो जाते हैं।

इनके अतिरिक्त अजीर्ण चिकित्सा में अग्निवर्द्धक जो औषधियाँ कहीं जाएगी, विचारपूर्वक उन सब औषधियों को भी अग्निमान्द्य रोग में प्रयोग करना चाहिए।

अजीर्ण चिकित्सा-"आमाजीर्ण" में पीपल, सेंधानमक व वच (समान भाग) गर्म पानी से पीस कर शीतल जल के साथ पीने को देना चाहिए। मात्रा 1-2 माशा तक आमाजीर्ण में यदि पेट में शूल के समान दर्द हो, तो धनिया व सोंठ का काढ़ा पिलाना चाहिए। इस के पीने से मूत्राशय भी शुद्ध होता है।

यदि प्रातः काल के समय अजीर्ण मालूम हो, तो हरड़, सोंठ व सेंधानमक शीतल जल के साथ सेवन कर, समय पर भोजन करे।

सोंठ का चूर्ण वा पीपल का चूर्ण अथवा हरड़ का चूर्ण या अनार दाने का चूर्ण गुड़ के साथ सेवन कराने से आमाजीर्ण व मलबद्धता आराम होगा। इससे बवासीर में भी लाभ होता है। मात्रा 2 माशा।

विदग्धाजीर्ण चिकित्सा- इसमें शीतल जल थोड़ा-2 करके पीना हितकर है। इससे भुक्त किया हुआ अन्न शीघ्र ही परिपाक हो जाता है और जल के द्रव व शीतल होने के कारण पित्त भी शान्त व नीचे की तरफ को प्रेरित होता है।

यदि भोजन के बाद ही झुकान्न विदग्ध होने लगे और उससे छाती कोष्ठ व गले में जलन हो, तो हरड़ व किसमिस एक साथ कर चीनी व शहद मिला कर उपयुक्त मात्रा में सेवन करना चाहिए।

यदि धुआँ निकलने के समान उद्गार निकले व प्रबल अजीर्ण हो, तो हरड़ व पीपल को काँजी के साथ पका कर इस काढ़े को सेंधानमक मिला कर पकाना चाहिए।

विष्टब्धाजीर्ण चिकित्सा-विष्टब्धाजीर्ण में उद्गार रुका रहने पर पेट पर स्वेद देना चाहिए और नमक मिला हुआ जल पिलाना चाहिए। दिन में सोना व उपवास करना विष्टब्धाजीर्ण में बहुत उत्तम है। सोंठ, पीपल, मिर्च, हींग व सेंधा नामक एक साथ पीस कर इसका पेट के ऊपर लेप करके दिन में सोने से सब प्रकार का अजीर्ण प्रशमिति होता है।

हरड़ पीपल व सौंचलनमक समान भाग लेकर दही की लस्सी या गर्म जल के साथ पीने से सब प्रकार का अजीर्ण, अग्निमान्द्य, अरुचि व उदाध्मान आदि का निवारण होता है।

रसप्रयोग।

अग्निकुमार रस, रामबाण रस, शङ्खवटी व महाशङ्खवटी-ये औषधियाँ अग्निमान्द्य व अजीर्ण रोग की सबसे उत्तम औषधियाँ हैं। अतिसार, प्रवाहिका व ग्रहणी रोग में भी ये सब औषधियाँ प्रायः व्यवहार होती हैं। अनुपान-सौंफ, जल, हरड का काढ़ा, अनार व अनार के पत्तों का रस व नागमोथा रस आदि।

विसूचिका चिकित्सा-अधिक दस्त आते हों, तो उनको रोकने के लिए पहिले "कर्पूररस" या अफीम वाली और कोई सी धारक औषधि व्यवस्था करना चाहिए।

वमन निवारण के लिए सफेद चन्दन घिस कर 2 तोला व आंवले का रस 8 तोला मिला कर सेवन कराना चाहिए। बड़ी इलाचयी के गोंददार दाने पानी में घोल कर उस पानी को अथवा खश की जड़ को पानी में भिगो कर इसके पानी को पिलाने से भी वमन बन्द हो जाता है। एक-2 टुकडा वरफ मुख में रखने से भी वमन का निवारण होता है। शीघ्र ही वमन के निवारण के लिए यह सबसे उत्तम उपाय है। इसके अतिरिक्त वमन चिकित्सा में कही हुई औषधियों को भी विचारपूर्वक व्यवस्था करना चाहिए। सफेद सरसों के कल्क से पेट के ऊपरी भाग में प्रलेप देने से भी वमन का निवारण होता है।

रोगी के प्यासे से अतिकातर होने पर कर्पूरवासित शीतल जल थोड़ा-थोड़ा करके बार-बार पीने को देना चाहिए। अथवा वरफका पानी पिलाना चाहिए। कवावचीनी का चूर्ण 1 तोला, मुलेटी का चूर्ण 6 माशा व कज्जली 3 माशा इन

सबको शहद में मिला कर थोड़ा-थोड़ा करके चटाने से भी पिपासाका निवारण होता है।

हिक्का (हिचकी) निवारण के लिए केले की जड़ के रस का नस्य देना चाहिये। मुलेठी का चूर्ण शहद के साथ पीपल का चूर्ण चीनी के साथ अथवा गुड़ के साथ खोंठ के चूर्ण का नस्य लेने से भी हिक्का थम जाती है। गला व मेरुदण्ड में राई का पलस्तर लगाने से भी हिक्का का निवारण होता है।

मूत्रसञ्जननार्थ (पेशाब लाने के लिए) - पत्थर चट्टे के पत्ते व कल्मीशोरा एक साथ पीस कर वस्तिदेश (पेट के निचले हिस्से में) लेप करना चाहिए।

पेट में दर्द होने पर दर्द की जगह पर तापीन का तेल मल कर सेकना चाहिए।

हाथ पैरों के अकड़ने पर या हाथ पैरों के शोतल होने पर क्रमशः सेकना चाहिये। अङ्गों के शीतल होने पर स्वेद (सेक) देने के अतिरिक्त और कोई दूसरी औषधि नहीं है। काँजी व तिलके तेल के साथ कूठ व सेंधा नमक पीस कर और शील गर्म करके मालिश करने से हाथ पैरों की अकड़न दूर हो जाती है।

अधिक पसीना निकलने पर अवीर व सोंठ का चूर्ण शरीर पर मसलना चाहिए। प्रवालभस्म (2।1 रत्ती) शहद के साथ चटाने से भी पसीना रुक जाता है।

शिर का दर्द दूर करने के लिए - मस्तक पर अतिशीतल जल की पट्टी लगाना चाहिए।

रोगी के हिमाङ्ग (ठंडा) व इन्द्रियों के क्षीण होने पर "मृतसंजीवनीसुरा" इसके न मिलने पर ब्राण्डी 8 से 10 बूंद करके पानी में मिला कर-2 से 3 घण्टे के अन्तर से खिलाना चाहिए। शहद के साथ "चन्द्रोदयमकरध्वज" व्यवस्था करना चाहिये। कस्तूरी 1 वा-2 रत्ती आधरत्ती कपूर के साथ रगड़ कर शहद के साथ-2 से 3 घण्टे के अनन्तर सेवन कराना चाहिए।

विसूचिका की शेष अवस्था में प्रायः ही 'विकार' उपस्थित हो जाता है। विकार के उपस्थित होने पर विकार की चिकित्सा करनी चाहिए।

विसूचिका विध्वंस रस-विकार की अवस्था में इस महौषधि के प्रयोग से विशेष लाभ होता है। अनुपान-पान का रस व शहद आदि।

विलम्बिका व अलसक रोग चिकित्सा-जिससे वायु का अनुलोम हो और मल मूत्र उतरने लगे विलम्बिका व अलसक रोग की यह ही प्रधान चिकित्सा है।

एरण्ड तैल की पिचकारी (ऐनिमा) प्रयोग कर विरेचन कराना चाहिए।

टप को गर्म पानी से भर उसमें रोगी को बैठा देना चाहिए।

रोगी के पेट पर स्वेद (सेक) देना चाहिए। जौ व ज्वार के चूर्ण को मट्ठा (तक) के साथ मिलाकर व गर्म करके इससे सेक देना चाहिए अथवा पेट पर लेप कर देना चाहिए। जौका चूर्ण 1 पाव और ज्वार आधपाव, खट्ठा गट्ठा 4 सेर मिलाकर पकाना खूब अच्छी तरह खौल जाने पर उसको किसी मटकें में भर कर उस घड़े से पेट पर स्वेद देना चाहिए।

देवदारु, वच कूठ, सौंफ, हींग व सेंधा नमक इन सबको कांजी में पीस कर पेट पर लेप करना चाहिए।

यदि रोगी बलवान् हो, तो अलसक रोग में सबसे सबसे पहिले नमक मिलाकर गर्म जल पिलाकर वमन कराना चाहिए। इस प्रकार की चिकित्सा से यदि भाग्यवश वायु का अनुलोम व मलमूत्र उतरने लगे, तो अच्छा समझना, नहीं तो बड़ी विपत्ति का सामना उपस्थित जानना वात आदि के अनुलोम होने पर अजीर्ण चिकित्सा में कही हुई औषधियों व्यवहार करना चाहिए।

क्रिमि (चुरने) रोग।

अजीर्ण रोग का वर्णन कर चुके हैं, अब कार्या कारण सम्बन्ध होने के कारण अर्थात् अजीर्ण से कृमियों की उत्पत्ति होती है और क्रिमिरोग के होने पर अजीर्ण हो जाता है। इसलिए अब यहाँ पर क्रिमिरोग के लक्षण व चिकित्सा आदि का उपदेश कियसा जाता है, सुनो-

क्रिमि के लक्षण-पेट में क्रिमियों के उत्पन्न होने पर मुख से पानी वहना, नाक वहना, अरुचि, अजीर्ण, अग्निमान्द्य, दिलमिचलाना, वमन, रोमाञ्च,

दाँतों का सिड़ सिड़ करना, निद्रावस्था में दाँत चबाना, नाक में खुजली, छींक आना, शरीर का दुबलापन, विवर्णता व अवसन्न होना आदि लक्षण होते हैं।

क्रिमि के ज्वर, अतिसार, शूल, शिरोरोग, नेत्ररोग, हृद्रोग, पाण्डुरोग तथा दाद, खाज आदि बहुत से रोग उत्पन्न होते हैं। क्रिमियों से जो रोग उत्पन्न होते हैं, उन रोगों में जब तक क्रिमियों का नाश नहीं किया जावे, तब तक किसी औषधियों से भी उस रोग का प्रतिकार नहीं होता। क्योंकि-क्रिमियों से उत्पन्न रोगों में क्रिमयाँ ही प्रधान कारण होती हैं। इसी से प्रधान कारण के नाश किये बिना कार्य का नाश कैसे हो सकता है? इसलिए क्रिमियों के उत्पन्न होते ही शीघ्र उनके निवारण का उपाय करना चाहिए।

क्रिमि रोग चिकित्सा-फरहद के पत्तों का रस, घण्टाकर्ण पलास के पत्तों का रस, अनन्नास के पत्तों का रस, केवड़े के पत्तों का रस शालिञ्च (व० चालता) का रस थोड़ा सा शहद मिलाकर सेवन करते से क्रिमियाँ नष्ट हो जाती है। वायविडंग का चूर्ण शहद के साथ सेवन करने से क्रिमियाँ मर जाती हैं। पानी के साथ वावची के बीज सेवन करने से क्रिमियाँ नष्ट हो जाती हैं। खजूद के पत्तों का रस व गलगल निम्बू का रस एकत्र कर सेवन करने से भी क्रिमि नष्ट हो जाती है।

ढाक के बीजों का कल्क वा क्वाथ शहद के साथ सेवन करने से क्रिमियाँ मर जाती हैं। खजूर के पत्तों का रस एक रात रखकर दूसरे दिन प्रातः काल उस वासी क्वाथ को पीने से क्रिमियाँ नष्ट हो जाती है। अनार के छिलकों के क्वाथ में थोड़ा सा तिल का तेल मिलाकर सेवन कराने से भी सब कृमियाँ गिर जाती हैं। कच्ची सुपारी को घिस कर कागजी निम्बू के रस के साथ सेवन करने से क्रिमियाँ नष्ट हो जाती हैं। प्रातः काल थोड़ा सा गुड़ सेवन कर वासी पानी के साथ खुरासानी अजवायन सेवन करने से कोष्ठ की सब कृमियाँ गिर जाती हैं।

पारिभद्रावलेह (हरिद्राखण्ड)-इसके सेवन करने से सब प्रकार के कृमि जनित रोग नष्ट हो जाते हैं। यह क्रिमिरोग की महौषधि है। मात्रा 6 माशा से 1 तोला तक शीतल जल के साथ सेवन कराना छाहिए।

कीटारि रस, क्रिमिमुद्गदर रस व विडङ्ग लौह-इन सब औषधियों के

सेवन करने से सब प्रकार के कृमि व क्रिमिजनित रोग नष्ट हो जाते हैं। अनुपान-त्रिफला का रस, नागमोथा का रस व शहद आदि क्रिमि के लक्षण व चिकित्सा कह चुके हैं अब यहाँ पर कुछ आवश्यक समझ कर क्रिमियों के विषय में कुछ विशेष आलोचना करते हैं, ध्यान देकर सुनो-

अजीर्ण आदि रोगों की चिकित्सा करते समय उस रोग में क्रिमियों का कुछ सम्बन्ध है या नहीं, इस ओर विशेष दृष्टि रखना चाहिए, नहीं तो बहुत समय कारण के ठीक अनुसन्धान न होने से चिकित्सा से कुछ भी लाभ नहीं होता। इसको खुलासा करने के लिए एक उदाहरण सुनाते हैं जिसको समझ कर तुम बहुत समय विचक्षणता दिखा सकोगे, सुनो-

उदाहरण-एक अजीर्ण रोगी ने किसी एक प्रसिद्ध चिकित्सक से-2।3 मास तक नियमित चिकित्सा कराने पर भी रोग से छुटकारा न होने पर परामर्श देने के निमित्त हमें बुलाया। प्रथम रोगी के निकट पहुँच कर हमने पूर्व चिकित्सक महोदय से उनकी अब तक की हुई चिकित्सा का आद्योपान्त विवरण सुना। उन्होंने जिस-जिस अवस्था में जो 2 औषधि व पथ्य आदि की व्यवस्था की थी, उसमें कोई भी कमी, अविचार वा दोष अवगत नहीं हुआ। इसके अतिरिक्त यह भी मालूम हुआ कि रोगी भी चिकित्सक के बताये अनुसार पथ्य आदि का सेवन यथावत् करता रहा है। परिचारक (सेवा करने वाले) का भी दोष सुनने में नहीं आया। परिचारक को जिस प्रकार से परिचर्या करने को कहा गया, उसने उसी के अनुसार परिचर्या की। औषधि भी ठीक-ठीक तैयार की गई थी और यथावत् रूप रस व गन्ध आदि सम्पन्न थी। चिकित्सक महाशय भी शास्त्र के ज्ञाता और अनुभवी थे रोग भी साधारण लक्षण लिए था। इस प्रकार चिकित्सा का सब ठीक ठाक प्रबन्ध रहने पर भी इस सामान्य रोग की शान्ति नही होती देख, किसको विस्मय नहीं होता ? क्योंकि आयुर्वेद शास्त्र में कहा है, कि -चिकित्सक, औषधि, परिचारक व रोगी ये चार चिकित्सा के अङ्ग हैं। ये चिकित्सा के चारों अङ्ग यदि यथावत् गुणसम्पन्न हों और यदि रोग साध्य हो, तो अवश्य ही रोग की शान्ति होती है। परन्तु यहाँ पर यह न देखकर मुझे बहुत विस्मय हुआ। बहुत कुछ विचार करने के अनन्तर मेरे विचार में यह बात आई, कि-सम्भव है, यह रोग क्रिमियों से हुआ हो। इस अजीर्ण के प्रति क्रिमियों का नित्यकर्तृत्व रहने के

कारण ही यह अजीर्ण दूर नहीं होने में आ रहा है। इस विचार के अनन्तर मैंने चिकित्सक महाशय से पूछा, कि - रोगी के पेट में क्रिमियाँ हैं या नहीं, इस विषय में आपने रोगी से कुछ पूछा है या नहीं ? इसको सुनकर ही चिकित्सक महोदय चकित होकर कहने लगे- यह बात अब तक मेरे विचार में आई ही नहीं। पर अब आपके कहने से मालूम होता है, कि निश्चय ही यह रोग कृमिजन्य होगा। इसी से ही इतने समय तक अजीर्ण की किसी भी औषधि से कुछ उपकार नहीं हुआ है। तब हम दोनों ने रोगी से पूछ कर मालूम किया, कि-उसके मुख से हमेशा पानी बहता है, नाक बहती है, नाक खुजाती है, नींद के समय दाँत पीसता है और उसको प्रायः छींक आती है। इन सब लक्षणों से निश्चित किया गया, कि-उसके पेट में क्रिमियाँ हैं और वे क्रिमियाँ ही इस अजीर्ण का कारण हैं। यह निश्चय करके हमने "पारिभद्रावलेह अर्थात् हरिद्राखण्ड" की व्यवस्था की। इस औषधि के तीन चार दिन सेवन करने से ही सब क्रिमियाँ नष्ट होकर वह दो तीन महीने का अजीर्ण दूर हो गया।

अर्श (बवासीर) रोग।

जिस तरह पर क्रिमियों से बहुत से रोग उत्पन्न हो जाते हैं, उसी तरह अर्श रोग से भी बहुत से रोगों की उत्पत्ति होती है। क्रिमिजन्य रोगों में जैसे क्रिमियाँ क्रिमियों का नियत कारणत्व रहता है, अर्शजात रोगों में अर्श रोग का उस तरह पर नियत कारणत्व नहीं रहता। तथा इसमें रोग-सङ्कर उपस्थित हो जाता है अर्थात् अर्श से और बहुत से रोग उत्पन्न होकर वे मिलित होकर अर्श के साथ-2 अपने लक्षण करते रहते हैं। इससे रोगी अत्यन्त दु:खित होता है। इसलिए अर्श के होते ही उसकी चिकित्सा में यत् किंचित् भी विलंब न करना चाहिए। नीचे अर्श रोग की व्याख्या की जाती है, सुनो-

बृहत् अन्त्र (बड़ी आँत) के शेष भाग को गुह्य नाड़ी या मलद्वार कहते हैं। गुह्य नाड़ी का परिमाण 4। अंगुल होता है। यह गुह्यनाड़ी शंख के घेरे (आवर्त्त) की तरह तीन घेरादार होती है। इन तीन आवर्त्तों को तीन बलियाँ कहते हैं। सबसे नीचे (गुदा के समीप) की वली को "बाह्यवली" बीच के घेरे को "मध्यवली" और सबसे ऊपर के घेरे को "अन्तर्वली" कहते हैं

अन्तर्वलीय का काम रोकना है, इसलिए इसका नाम "संवरणी" मध्यवली का काम छोड़ना है, इसलिए उसका नाम "विसर्जनी" और बाह्यवलीका काम बहाना है, इसलिए उसका नाम "प्रवाहणी" कहते हैं। इन तीनों वलियों मे ंजो मांसांकुर (मास की वत्तियांसी) उत्पन्न होते हैं, उसको ही अर्श कहते हैं। अश दो प्रकार का होता है, "शुष्क", (सूखा अर्श और "परिस्त्रावी" (वहने वाला) अर्श। जिससे रक्त आदि न गिरे, उसको शुष्कार्श और जिससे रक्त आदि स्त्राव हो, उसको परिस्त्रावी अर्श कहते हैं।

पञ्चात्मक (पाँच प्रकार का) वायु अर्थात् प्राण, अपान, समान, उदान व व्यान, पंचात्मक पित्त अर्थात् आलोचक, रञ्जक, साधक, पाचक व भ्राजक, पंचात्मक कफ अर्थात् आलोचक, रञ्जक, साधक, पाचक व भ्राजक, पंचात्मक कफ अर्थात् अवलम्बक, क्लेदक, बोधक, तर्पक व श्लेषक, और त्वचा, मांस, रक्त, भेद तथा गुह्यानाड़ी में स्थित प्रवाहणी, विसर्जनी व संवरणी नामक तीनों वलियाँ ये सब ही कुपित होकर अर्श रोग को उत्पन्न करते हैं। इसलिए यह अर्श रोग बहुत दुःखदायक, बहुत से रोगों का आश्रय, सारे शरीर को पीड़ित व व्यथित करने वाला व कष्टसाध्यतम रोग है। ऐसा कोई रोग नहीं, जो अर्श से न होता है।

बाह्य वली में उत्पन्न हुआ थोड़े दिन का (नवीन) अर्श रोग सुख साध्य होता है, मध्यवली में उत्पन्न वा बहुत दिन का पुराना अर्श कष्ट साध्य और अन्तर्वली में उत्पन्न अर्श असाध्य होता है।

लक्षण-अर्श रोग से पेट में भारीपन, दुर्बलता, अंतों में गुड़गुड़ शब्द, अधिक उद्गार (डकार) आना, दोनों पैरों की अवसन्नता, मल का टीक उतरना व अग्नि की विषमता आदि वायु के लक्षण और दाह, ज्वर, तृष्णा, पसीना उतरना, अरुचि व चेहरे आदि का पीला रंग पित्त व रक्त दुष्टि के लक्षण तथा खाँसी, श्वास, मुख से पानी गिरना, गुदा से स्त्राव होना, अरुचि, मूत्रकृछ्र, शीतज्वर, क्लीबता (नपुंसकता) व अग्निमान्द्य आदि कफ के लक्षण उपस्थित होते हैं। इसके अतिरिक्त मलद्वार में काटने के समाने चवके-चलने के समान आदि विविध प्रकार की भयानक वेदनायें होती हैं। गुह्यद्वार फूल (सूज) जाता हैं, रोगी सीधा होकर बैठ नहीं सकता और बैठने

की चेष्टा करने पर ऐसा मालूम होता है, मानो गुह्यनाड़ी कट कर बाहर निकल गई हो और दर्द भी अधिक बढ़ जाता है।

अर्श रोग की चिकित्सा—चार प्रकार से की जाती है, यथा-औषधि प्रयोग, क्षार प्रयोग, शस्त्र प्रयोग व अग्निप्रयोग। इन चार प्रकार की चिकित्साओं में से हम यहाँ केवल औषधि प्रयोग चिकित्सा का वर्णन करेंगे।

अर्श रोग की चिकित्सा सूत्र—जो अनुपान, औषधि व भोज्यद्रव्य वायु का अनुलोम (वावसारें), अग्नि को दीप्त व बल की वृद्धि करें, अर्श रोगी को ऐसे द्रव्य नित्य व्यवहार करने चाहियें।

शुष्कार्श में तीक्ष्ण प्रलेप आदि का प्रयोग और परिस्रावी अर्श में अर्थात् जिसके मस्सों में से खून आदि गिरता हो, उसमें रक्तपित्त के अनुसार चिकित्सा हितकर होती है।

शुष्कार्श की चिकित्सा—अर्श के मांसांकुर (मस्से) यदि कठिन हों और उनमें खून भरा हो, तो जोंक (जलौका) आदि लगाकर उनसे खून निकाल देना चाहिए।

थूहर के दूध के साथ कुछ थोड़ा सा हल्दी का चूर्ण मिला कर मस्सों के मुख पर लगा देने से या जंगलीतोरई (कोषातकी) के चूर्ण से मस्सों को रगड़ने से वे ढीले पड़ जाते हैं।

थूहर का दूध, आँक का दूध, कड़वी तुम्वी के हरे पत्ते व करञ्जवे की छाल को बकरी के मूत्र में बारीक पीस कर मस्सों लेप करने से विशेष लाभ होता है। यह लेप शुष्कार्श के लिए सबसे उत्तम प्रयोग है।

पुराने गुड़ को पानी में घोल कर उसमें जंगली तोरई का चूर्ण पका कर वत्ती (वर्त्ति) बना कर रखना चाहिए। इस वत्ती को गुदा में प्रवेश कर रखने से मध्यवलि व अन्तर्वलि जात अर्श नष्ट हो जाते हैं।

जंगली तोराई की वेल की जड़ को पानी से रगड़ कर लेप करने से भी मस्से ढीले पड़ जाते हैं।

थूहर व आँक के दूध के साथ पीपल, सेंधानमक, कूठ व सिरस के फल का चूर्ण मिला कर मस्सों के ऊपर लगाने से गिर कर ढीले पड़ जाते हैं।

बवासीर में कोष्ठबद्ध (कब्ज) होने पर अजवायन का चूर्ण व विट् नमक ताजे मटठे के साथ सेवन कराना चाहिए। अर्श राग में जुल्लाव देना अच्छा नहीं होता, क्योंकि-इससे बहुत समय जलन, दर्द व खुजली बढ़ जाती हैं। कोष्टबद्ध होने पर वस्ति प्रयोग (एँनिमा) करना सबसे अच्छा होता है। एक तोला ब 2 तोला एरण्ड का तेल (काप्टर औयल) पिचकारी द्वारा गुदा के भीतर प्रयोग करने से सहज में ही मल निकल जाता है तथा इसे रोगी को दुर्बलता व मिचलाहट आदि किसी तरह का कष्ट नहीं होता। छिलके निकले हुए काले तिल व मिश्री प्रतिदिन सेवन करने से वायु का अनुलोम (वायु सरना) व अर्श शान्त हो जाता है।

जंगली जिमीकन्द (न मिलने पर बागीचे का जिमीकन्द) लेकर उससे ऊपर गाढ़ा मिट्टी का लेप चढ़ा कर उसको धूम में सुखा कर उपलों की आँच में पका कर रखना। इस जिमीकन्द को उपयुक्त मात्रा में थोड़ा सा तिल का तेल व नमक मिलाकर सेवन कराने से सब प्रकार का अर्श रोग अरोग्य होता है। यह अर्श रोग की सबसे उत्तम औषधि वा पथ्य है।

रक्तार्श (खूनी बवासीर)की चिकित्सा-रक्तार्श की प्रथम अवस्था में ही रक्तरोधक (खून रोकने वाली) औषधि प्रयोग न करना चाहिए। क्योंकि-इस तरह खराब खून के शरीर में रुके रहने से उस दुष्ट रक्त से कितने ही प्रकार के भयानक रोग उत्पन्न हो जाते हैं।

धोये हुए काले तिल व मक्खन अथवा नागकेशर, मक्खन व चीनी एक साथ मिलाकर सेवन करने से भी खून गिरना बन्द हो जाता है। हरे कमल के पत्ते पीस कर चीनी मिला के सेवन करने से अथवा प्रतिदिन प्रातःकाल बकरी का दूध पीने से भी रक्तस्राव बन्द हो जाता है। प्रतिदिन एक मुट्ठी वा आधा मुट्ठी कच्चे साठी चावल चवाने से भी रक्तस्राव रुक जाता है, यह प्रत्यक्ष फल-दायक प्रयोग है। शतावर-2 तोला पीसकर बकरी के दूध के साथ सेवन कराने से भी विशेष लाभ होता है। अधिक खून गिरने पर "मुद्गादि यूष" के साथ पलाण्डू (प्याज) अथवा केवल पलाण्डू सेवन कराना चाहिए। रक्तस्राव दर्द व जलन दूर करने के लिए रोगी के लिङ्ग, गुदा व कमर पर चीनी मिला हुआ घी मलकर सुखस्पर्श शीतल जल की धारा छुड़ानी चाहिए। शीतल जल में भिगोया हुआ हरा केले का पत्ता व कमल के पत्ते से मस्से का

ढाँकने से दाह आदि का निवारण होता है। सौ वा हजार वार धोये हुए घी का लेप करने से भी रक्तस्राव शीघ्र बन्द हो जाता है। किसी उपाय से भी खून गिरना बन्द न होने पर कुड़े की छाल आधा तोला पीस कर दही की लस्सी के साथ सेवन करने से अवश्य ही रक्त बन्द हो जाता है। सात गाँठ अद्रक की व सात गाँठ वन अद्रक की लेकर प्रतिवार उनमें से एक गाँठ अद्रक व एक गाँठ बन अद्रक लेकर एक साथ चबाकर खाना चाहिए। इस प्रकार सात बार वे 14 गाठें खाना चाहिए। सात दिन तक इस प्रकार अद्रक व वन अद्रक के सेवन कराने से सब प्रकार का अर्श नष्ट हो जाता है।

गुदा में बहुत अधिक जलन व दर्द होने गुदा पर राल व लोवान की धूनी देना चाहिए। असगन्ध, सम्हालू, वड़ी कटेली व पीपल इनका चूर्ण एक साथ मिलाकर इनकी धूनी अथवा आँक की जड़, सफेद कीकर, मनुष्य के वाल, साँप की कैंचुली, बिल्ली का चमड़ा व घी इन सब चीजों की धूना गुदा में देनी चाहिए। इससे जलन व दर्द का प्रशम हो जाएगा।

कुटज लेह-इसके सेवन करने से रक्तस्राव बन्द होकर बवासीर आराम हो जाती है। यह औषधि खून रोकने के लिए सबसे उत्तम औषधि है। मात्रा 3-6 माशा तक। अनुपान-घी, शहद, दही की लस्सी, बकरी का दूध व जल।

स्वल्प शूरण मोदक व बृहत् सूरणमोदक-यह सब प्रकार के अर्श रोग की महौषधि है इस औषधि के सेवन करने से वायु का अनुलोम, कोष्ट की शुद्धि और समस्त जलन व दर्द का निवारण होता है। मात्रा-6 माशा से 1 तोला। अनुमान-बकरी का दूध व जल।

प्राणदा गुड़िका, चन्द्रप्रभागुड़िका व रसगुड़िका-ये तीनों औषधियाँ सब प्रकार के अर्श रोगों में ही चिकित्सा लोग सर्वदा प्रयोग किया करते हैं। इनमें अर्श रोग में विशेष लाभ होता है। अनुपान-जल व हरड़ें भिगोये का पानी आदि।

रक्तपित्त (खून गिरना) रोग।

प्रश्न-आपने अर्श रोग की चिकित्सा में उपदेश किया है, कि - रक्तार्श

में रक्तपित्त की चिकित्सा हितकर है, इसलिए जिज्ञासा है कि - रक्तपित्त किसको कहते हैं? और उसकी चिकित्सा क्या है? अनुग्रह कर उपदेश कीजिये।

उत्तर-जिस रोग में पित्त लोहित रङ्ग को प्राप्त होकर और रङ्ग को दूषित करके उस दूषित रक्त के साथ ऊर्द्धवमार्ग (ऊपर को मुख नाक के रास्ते) व अधोमार्ग (नीचे को गुदा व लिङ्ग के रास्ते) से निकलता है, उसको ही रक्तपित्त कहते हैं अर्थात् रक्तपित्त रोग में लोहितवर्ण प्राप्त पित्त व दुष्टरत्त मिश्रित होकर निकलते हैं।

प्रश्न-किन-2 कारणों से पित्त लोहित वर्ण होता है? और किस प्रकार से वह रक्त को दूषित करता है?

उत्तर-धूप व अग्नि का सेक, परिश्रम, रास्ता चलना, शोक, मैथुन और मिर्च आदि तीक्ष्ण, खारे, नमकीन, खट्टे व चरपरे द्रव्यों का अधिक सेवन करने से पित्त दूषित होकर लोहित (लाल) रंग के प्राप्त हो जाता है,और वह पित्त अपने तीक्ष्ण ऊष्ण-पूतित्व (सड़न) आदि गुणों से रक्त को शीघ्र ही दूषित कर देता है। इसके बाद यह दूषित पित्त व दुष्टरक्त मिलकर गुदा, लिंग व योनिरूप अधोमार्ग से अथवा मुख, नाक, नाक व नेत्ररूप ऊर्द्धवमार्ग द्वारा या एक ही बार ऊपर नीचे दोनों मार्गों से निकलता है। अधिक कुपित होने पर समस्त रोग कूपों से भी निकलने लगता है।

प्रश्न-किस कारण से रक्तपित्त ऊपर के रास्ते से वाकिस कारण से अधोमार्ग द्वारा अथवा किस कारण से ऊपर नीचे दोनों रास्तों से निकलता है?

उत्तर-रक्तपित्त के कफ से मिलित होने पर ऊपर से और वायु से मिलित होने पर नीचे के रास्ते तथा वायु व कफ दोनों से मिलित होने पर दोनों मार्गों से निकलता है। दोषभेद से जिस प्रकार रक्तपित्त का गतिभेद होता है, उसी प्रकार उसकी रंगत में भी फर्क होता है। जैसे **वायु के प्रकोप से**-रक्त श्याव (काला मायल) व अरुणवर्ण, फेनयुक्त, पतला व रूखा होता है। **पित्त प्रकोप से** - कषायाम (वड़ आदि के पत्तों के कषाय के समान), कृष्णवर्ण, गोमूत्र के समान, चिंकना, काला अथवा धुयें के समान रंग लिये होता है। **कफ प्रकोप से** - काढा, कुछ पाण्डुवर्ण (सुफ़ेद मायल), स्निग्ध व पिच्छिल

होता है। दो दोषों के प्रकोप से उन दोनों दोषों के और तीन दोषों के प्रकोप से तीनों दोषों के मिश्र लवण रक्त में दिखाई देते हैं।

प्रश्न-मुख से रक्त निकलने पर लोग तो बहुत भयभीत हो जाते हैं और उसको शिव की असाध्य व्यसाधि कहकर व्याकुल होते हैं। तब क्या यह रक्तपित्त रोग बिल्कुल ऐसे ही असाध्य है?

उत्तर-नहीं यह बात नहीं है, यक्ष्मा (क्षय) रोग में मुख से रक्त गिरने से ही लोगों को भय होता है, और वही असाध्यस रोग हुआ करता है। रक्त पित्त में मुख से रक्त गिरने पर उसको साध्य जानना चाहिए।

प्रश्न-किस प्रकार का रक्तपित्त साध्य और कौन सा याप्य तथा कौन सा असाध्य होता है?

उत्तर-ऊपर की तरफ निकलने वाला, एक दोषज और रूपरहित पतला रक्तपित्त साध्य होता है। नीचे की तरफ को निकलने वाला व द्विदोषज रक्तपित्त याप्य होता है। ऊपर नीचे दोनों रास्तों से निकलने वाला और अति वेगवान् रक्तपित्त असाध्य होता है।

प्रश्न-रक्तपित्त के उपद्रव कौन-2 से हैं?

उत्तर-ज्वर, दुर्बलता, श्वास, कास, वमन, दाह, मूर्छा, पाण्डुवर्णता, भुक्त आहार में घोर विदाह (जलन), अस्थिरता, हृदय में अधिक वेदना, मस्तक में सन्ताप, दुर्गन्धनिष्ठीवन, (बदवूदार बलगम आदि थूकना), भोजन में रुचि न होना, अपरिपाक, दस्त आना और तृष्णा आदि उपद्रव क्रमशः रक्तपित्त में उपस्थित हो जाते हैं।

प्रश्न-रक्तपित्त की चिकित्सा क्या है? अब इस विषय का उपदेश कीजिये।

उत्तर-रोगी यदि बलवान् हो, तो उसका रक्त एकदम न रोकना चाहिए, क्योंकि-दुट रक्त के एकदम रुक जाने से हृद्रोग, पाण्डुरोग, ग्रहणी रोग, प्लीहा, गुल्म व ज्वर आदि विविध प्रकार के रोग आकर उपस्थित हो जाते हैं। इसलिए एकदम रक्त बन्द करना उचित नहीं।

रोगी को तर्पण (तृप्तिजनक) हल्के पथ्य की व्यवस्था करनी चाहिए। घी, शहद व धान के खीलों के चूर्ण का पथ्य बनाकर ऊपर निकलने वाले रक्तपित्त के रोगी को खिलाना चाहिए। अथवा पिण्डखजूर, किसमिस, मुलेठी व फालसा इनका काढा ठंडा करके पिलाना चाहिए।

वांसा (अडूसा) रक्तपित्त रोग में व खांसी, क्षय की भी महौषधि है। इसलिए वांसे का काढ़ा शहद मिलाकर सेवन कराना चाहिए। अडूसे के पत्तों का पुटपाक करके उसका रस शहद व चीनी मिलाकर सेवन कराना चाहिए। इससे बहुतभयानक रक्तपित्त भी आराम हो जाता है।

गूलर का रस शहद मिलाकर सेवन कराने से रक्त गिरना शीघ्र ही बन्द हो जाता है। काष्ठमल्लिका की जड़ का काढ़ा शहद मिलाकर सेवन कराने से भी रक्तपित्त शान्त होता है।

वेर की लाख का चूर्ण, घी व शहद के साथ सेवन कराने से रक्तपित्त शान्त हो जाता है। मात्रा 1-6 माश्यो तक। पक्के गूलर के फल, खम्भारी के फल, हरड़, पिण्डखजूर व अंगूर पीसकर शहद के साथ चटाने से सब प्रकार का रक्तपित्त रोग शान्त हो जाता है।

बाँध बाँधने से जिस प्रकार जल का वेग बन्द हो जाता है, उसी प्रकार आमले धी में भूनकर और कांजी से पीस कर मस्तक पर लेप करने से नाक से गिरता हुआ रक्त बन्द हो जाता है। चीनी व दूध का नस्त लेने से नाक से रक्त पड़ना बन्द हो जाता है। चीनी के साथ दाख का रस या दूध से निकाले हुए मक्खन का घी या ईख का रस पिलाने से (किसी-2 के मत में नाक के रास्ते पीने से) नाक से खून गिरना बन्द हो जाता है।

अनार के फूलों का रस, दूब का रस, आम्रास्थित (आम की गुठली) का रस वा पलांडू (प्याज) का रस इनमें से किसी एक चीज का नस्य लेने से नाक से रक्त गिरना बन्द हो ाता है।

पेशाब के रास्ते अधिक वक्त गिरने पर लिङ्ग में शीतल जल की पिचकारी देना चाहिए। अथवा कुश, कांस, सर, दाभ व काले ईख की जड़ इन सबको एकत्र कर-2 तोला लेना और बकरी का दूध 16 तोला, जल 1

सेर इन सबको एक साथ पका कर केवल दूध बाकी रहने पर उतार छानकर पिलाना चाहिए।

नाक से निकलने वाले रक्तपित्त के रक्तस्राव को बन्द करने के लिए जो प्रयोग कहे गये हैं, कान आदि से रक्तस्राव बन्द करने के लिए भी वे सब प्रयोग व्यवस्था करने चाहिये।

किसमिस, लालचन्दन, लोध व फूलप्रियंगु इन सब द्रव्यों का चूर्ण अथवा इनमें से एक-2 का चूर्ण वांसा का रस व शहद के साथ सेवन कराने से नाक, मुख, गुदा, योनि व लिङ्ग से गिरता हुआ रक्त वन्द हो जाता है।

अस्त्राघात (हथियार की चोट) से कारण अधिक वेग से रक्तस्राव होने पर इन ऊपर लिखी चीजों का चूर्ण घाव पर लगा देने से भी खून गिरना बन्द हो जाता है। बर्फ का प्रयोग करने से भी रक्त गिरना बन्द हो जाता है।

रक्तपित्त में यदि ज्वर, तृष्णा व दाह उपद्रव हों तो "**ह्रीवेरादि पाचन**"-धनिया, आमला, अडूसा किसमिस व पित्तपापड़ा इनका शीत कषाय बनाकर देना चाहिए।

रक्तपित्त में यदि खांसी, श्वास उपद्रव हों, तो "**अटरूषादिकषाय**"-अडूसे के जड़ की छाल, किसमिस व हरड़ इनका काढ़ा चीनी व शहद मिलाकर सेवन कराना चाहिए।

एलादि गुड़िका, कूष्माण्डखण्ड व वासाकूष्माण्डखंड-ये रक्तपित्त रोग की सिद्ध औषधियाँ हैं। निःसंकोच होकर इस रोग में इन औषधियों को प्रयोग करना चाहिए। मात्रा-6-माशा-2 तो० तक। अनुपान-बकरी का दूध, गौका दूध व जल।

खण्डकाद्यलौह-अधिक रक्त गिरने पर व्यवस्था करना चाहिए। अनुपान-गूलर का रस, कुकरोंदे के पत्तों का रस या आयापान (विशल्य कर्णी) के पत्तों का रस अथवा चीनी शहद आदि।

रक्तपित्तान्तक लौह व रक्त पित्तान्तक रस-ये भी रक्तपित्त की परमोत्तम औषधियाँ हैं। अनुपान पहिले के समान।

दूर्वाद्यघृत- यह रक्तपित्त की सबसे उत्तम औषधि है। इसके सेवन करने से सब प्रकार का रक्तपित्त आराम होता है। इसको नाक से पीने पर नाक से वहने वाला और कान में भरने से कान से बहने वाला आँख में भरने से नेत्र प्रवृत्त तथा लिंग में पिचकारी देने से लिङ्ग के रास्ते वहने वाला और गुदा में पिचकारी देने से गुदा के रास्ते बहनेवाला रक्त पित्त आराम होता है।

उपसंहार में वक्तव्य–"रक्तातिसार में जो औषधियाँ कह आये हैं और आगे "रक्तप्रदर" रोग में जो औषधियाँ कही जाएगी अधोग (नीचे की तरफ वहने वाले) रक्तपित्त में वे औषधियाँ विचारपूर्वक व्यवस्था करना चाहिए। क्योंकि रक्तातिसार, रक्तप्रदर व अधोगरक्तपित्त इनका परस्पर घनिष्ठ सम्बन्ध है।

राजयक्ष्मा (क्षय तपेदिक) रोग।

प्रश्न-जिज्ञासा करता हूँ, कि-रक्तपित्त में रोग में मुख से खून गिरता है और उसमें कास, ज्वर आदि उपद्रव भी रहते हैं यक्ष्मा रोग में भी तो ये ही लक्षण प्रकट होते हैं, तब रक्तपित्त व राजयक्ष्मा रोग को भिन्न कैसे कहा जा सकता है?

उत्तर-रक्तपित्त व यक्ष्मा रोग में बहुत बड़ा भारी भेद है। यक्ष्मा रोग साक्षात् यमराज का स्वरूप होता है। यक्ष्मा रोग का नाम लेते ही प्राण सूखने लगते हैं रक्तपित्त का स्वरूप, सम्प्राप्ति व लक्षण आदि का समस्त विवरण कह चुके हैं अब यहाँ पर यक्ष्मा क्या है? और वह किस तरह से उत्पन्न होता है तथा दोष भेद से उसके लक्षण आदि कैसे होते हैं, यह सब वर्णन किया जाता है यह सब सुनने पर तुम स्वयं समझ जाओगें, कि-इनमें परस्पर कितना भेद है।

यक्ष्मा का स्वरूप-कन्धे और पसलियों में दर्द, हाथ पैरों में जलन और सर्वाङ्ग ज्वर इन प्रधान लक्षण विशिष्ट रोग को आयुर्वेद शास्त्र में यक्ष्मा कहा गया है।

निदान व सम्प्राप्ति-मल मूत्र आदि का वेग रोकना, अधिक मैथुन व

उपवास आदि धातुक्षय करने वाले काम, अधिक साहस के काम (बलवान् के साथ कुश्ती आदि) व विषमाशन (कभी थोड़ा खाना, कभी अधिक खाना और कभी असमय में भोजन करना) इत्यादि कारणों से वायु, पित्त व कफ ये तीनों दोष ही अति कुपित होकर यक्ष्मा रोग को उत्पन्न कर देते हैं। यह सन्निपातिक रोग होता है। यक्ष्मा रोग के उत्पन्न करने में कफ व वायु की प्रधानता रहती है। कफ रस-वाहक धमनियों को रोक देता है, इसलिए रक्त मांस, भेद, अस्थि, मज्जा व शुक्र इन धातुओं को उपयुक्त मात्रा में पोषक पदार्थ न मिलने से क्रमशः ये धातु क्षय को प्राप्त हो जाते हैं। क्योंकि-रस से ही सब धातुओं का पोषण होता है, इस पोषक धातु की गति रुक जाने से कोई धातु परिश्रम आदि से प्रति नियत क्षीण होते हुए अपने अंश को पूरा (पुष्ट) नहीं कर पाता, इसी से क्रमशः वह क्षय हो जाता है। रस का मार्ग रुद्ध हो जाने से जिस प्रकार उत्तरोत्तर अर्थात् एक के बाद दूसरा धातु क्षय होता है, उसी प्रकार अधिक मैथुन से शुक्र (वीर्य) के क्षय होने पर भी क्रमशः उसके पूर्व-2 के धातु क्षय को प्राप्त हो जाते हैं। क्योंकि-शुक्र के क्षय से वायु की प्रकोप होने के कारण उसका पूर्व धातु (मज्जा) शोषित व क्षय को प्राप्त होता है और मज्जा के क्षीण होने पर वायु का और भी अधिक प्रकोप होने पर तत्पूर्व धातु अस्थि का क्षय होता है, इस प्रकार विलोम भाव (उल्टी तरफ) से क्रमशः भेद, मांस, रक्त व रस धातु का क्षय हो जाता है। इसीलिए ही मनुष्य यक्ष्मा रोग में बिल्कुल सूख जाता है। यह क्षय ही यक्ष्मा रोगी को शीघ्र नष्ट कर देता हैं यह क्षय जीवन का अति भयंकर दुर्लक्षण समझना चाहिए।

इस रोगी में रस आदि धातु सूख जाते हैं, इसलिए इसका एक नाम शोष भी है, और शारीरिक सब क्रियाओं को क्षय कर देता है इसलिए इसका दूसरा नाम क्षय है, इसी तरह यक्ष्मसमूह अर्थात् सब रोगों में राजा (प्रधान जीवघातक) होने के कारण इसका एक नाम राजयक्ष्मा है। कोई-2 कहते हैं-नक्षत्रों के राजा चन्द्रमा को यह रोग हुआ था, इसलिए इसका नाम राजयक्ष्मा दिया गया है।

कफ से रस वाहक धमनियों के रुद्ध हो जाने पर रस के शरीर में अच्छी तरह से परिचालित न होने के कारण वह स्वस्थान (हृदय) में ही पड़ा रहता

है। जिस प्रकार ईख का रस अधिक देर तक रखे रहने से विकृत व क्लिन्न हो जाता है, हृदय में स्थित यह रख भी उसी तरह पर क्लिन्न होकर सड़ना (पचना) आरम्भ होता है। इसलिए सड़े हुए कफ के साथ पीप व रक्त मुख से निकला करता है। इस क्रम में फेफड़ों के सड़ जाने पर मनुष्य और कितने दिन बच सकता है? अब जान गये होओगे, कि-रक्तपित व यक्ष्मा नें कितना भेद है?

अब वात आदि दोषों की अधिकता के अनुसार यक्ष्मा रोग में जो-2 लक्षण होते हैं, वे वर्ण किये जाते हैं—

वायु की अधिकता से-स्वरभङ्ग, पार्श्व व स्कन्ध देश का संकोच और वेदना होती है।

पित्त की अधिकता से-ज्वर का प्रबलवेग, दाह, अतिसार व रक्त निकलना ये लक्षण विशेषत: होते हैं।

कफ की अधिकता से —मस्तक में भारीपन, अरुचि, कास, कण्ठ का उद्ध्वंस (गले में थुर-थुर शब्द होना व खरास के साथ खाँसी) ये ग्यारह लक्षण उपस्थित होते हैं। यदि ये ग्यारह के ग्यारह लक्षण प्रकट हो जायँ, या इनमें से कोई से छ: लक्षण अथवा तीन लक्षण भी प्रकट हो जाँय,या इनमें से कोई से छ: लक्षण अथवा तीन लक्षण भी प्रकट हो जाँय, तो ऐसे रोगी को असाध्य जानना चाहिए। परन्तु इस पर भी यदि रोगी के शरीर में बल व मांस हो, तो उसकी चिकित्सा करना चाहिए, क्योंकि-बल, मांस के रहने तक असाध्य नहीं समझा जाता। बल-मांस के क्षीण हो जाने पर रोगी को फिर किसी तरह बचाया नहीं जा सकता पर इस असाध्य अवस्था में यदि चिकित्सा करनी ही पड़े, तो रोगी को इस विषय में कुछ न कह कर रोगी के किसी चतुर आत्मीय स्वजन को किसी तरह संकेत से रोग के जीवन-संकट की वात को जताकर चिकित्सा करना चाहिए, नहीं तो अयशका भागी होना पड़ता है।

प्रश्न-इस भयानक रोग की चिकित्सा किस प्रकार से की जाती है।

उत्तर-इस यक्ष्मा रोग में क्षय ही एक मात्र सर्वनाश का कारण होता है, इसलिए आरम्भ से ही क्षय निवारण व क्षय की पूर्ति का उद्योग करना चाहिए।

पुष्टिकारक व लघुपाक पथ्य देना चाहिए। सफेद बारीक चावल, गेहूँ, जौ और मूँग आदि का दाल व जंगली पशुपक्षियों का मांस यक्ष्मा रोगी के लिए पथ्य हैं। रोगी का क्षीण होना आरम्भ होने पर उसके लिए मांस–भोजी पशुपक्षियों का मांस बहुत लाभदायक होता है। क्योंकि – वह अत्यधिक मांस–वर्द्धक होता है। कबूतर, बकरा व हरिण का मांस खिलाना चाहिए, तथा इनका मांस घी में भूनकर और उसका चूर्ण बनाकर वह चूर्ण बकरी के दूध के साथ खिलाना चाहिए, यह क्षय को निवारण करता है। बकरी का मांस खाना, दूध पीना और चीनी मिलाकर बकरी का घी पीना, बकरी की सेवा करना और बकरों के बीच में सोना (जिन खस्सी बकरों के शरीर से अजमोदक की सी गन्ध आती हो वे ही इस रोग के रोगी के लिए उपयोगी होते हैं) यह सब यक्ष्मा रोगी के लिए विशेष हितकर है। चीनी व शहद के साथ मिलाकर नवनीत (ताजा मक्खन) सेवन करने से भी विशेष लाभ होता है।

पार्श्व, स्कन्ध व मस्तक का दर्द दूर करने के लिए सौंफ, मुलेटी, कूठ, तगर व सफेद चन्दन इन सब चीजों को पीस कर अथवा गंगेरन रायसन, तिल, मुलेटी, व नीलोफर इन सब द्रव्यों को रगड़ कर या गुग्गल, देवदारु, सफेद चन्दन व नागकेशर इन सब द्रव्यों को पीस कर घी मिलाकर व गर्म करके दर्द की जगह पर लेप करना चाहिए।

मुख से अधिक रक्त वमन होने पर–लाख का जल–2 तोला व मुलेटी का चूर्ण 6 माशा पिलाना चाहिए। अथवा विशल्यकर्णी (आयापान) का रस वा क्वाथ या कुकुरोन्दे के पत्तो का रस पिलाना चाहिए। मुलेटी व लाल चन्दन को बकरी के दूध में रगड़ कर सेवन कराने से भी रक्तवमन दूर हो जाता है।

पसलियों का दर्द, ज्वर, श्वास व पीनस आदि उपद्रवों के निवारण के लिए **"त्रयोदशाङ्ग पाचन"**–दशमूल की दश चीजें और धनिया, पीपल व सोंठ इन तेरह चीजों का क्वाथ सेवन कराना चाहिए अथवा **"दशमूलादि पाचन"**–दशमूल की दश चीजें और खरोटी रायसन, कूठ, देवदारु व सोंठ न 15 द्रव्यों का काढा सेवन कराना चाहिए। इनके सेवन कराने से पार्श्वशूल, स्कन्धशूल, शिर:शूल, क्षय व कास आदि उपद्रव शान्त हो जाते हैं

च्यवन प्राशावलेह-नामकी यह एक महौषधि है। यह क्षय निवारक, पुष्टिकारक, रसायन व सर्वव्याधिको नाश करती है चिकित्सकगण यक्ष्मा कास, श्वास, रक्तपित्त व क्षयरोग में इस को सर्वदा व्यवहार करते हैं। इससे इन रोगों में विशेष लाभ होता है। मात्रा-6 माशा से-2 तोला तक। अनुपान-बकरी का दूध वा गाय का दूध।

बृहद्वासावलेह-यह भी च्यवनप्राश के समान गुणकारक होता है। मात्रा व अनुपान-च्यवनप्राश के समान।

क्षयकेशरीरस—क्षय निवारण के लिए यह प्रयोग करना चाहिए। अनुपान-शहद आदि।

सर्वाङ्गसुन्दर रस—यह यक्ष्मा रोगी की अतिप्रसिद्ध औषधि है। चिकित्सक गण इस औषधि को यक्ष्मा रोग में हमेशा व्यवहार किया करते हैं। अनुपान-पीपल का चूर्ण व मधु अथवा पान का रस व शहद आदि।

मृगाङ्करख, महामृगाङ्क रस व राजमृगाङ्क रस—प्रबल यक्ष्मा रोग की यह बहुत लाभदायक औषधियाँ हैं। अनुपान-उपद्रव के अनुसार।

हेमगर्भ पोटली रस—साध्य व असाध्य सब प्रकार के यक्ष्मा रोग में यह औषधि प्रयोग की जाती है। अनुपान-उपद्रव के अनुसार।

महाचन्दनादि तैल—इस तैल के मालस करने से यक्ष्मा, काल व श्वास रोगी के फेफड़ों में चिपका हुआ (श्लिष्ट) गाढ़ा कफ पतला होकर आसानी से बाहर निकल आता है, और यक्ष्मा आदि रोग प्रशम हो जाते हैं।

पाराशरघृत व वलामर्भघृत—इसके सेवन कराने से यक्ष्मा आदि रोगों का निवारण होता है। मात्रा 6 माशा से-2 तोला तक। अनुपान-ईषदुष्ण दूध आदि।

विशेष वक्तव्य-ये सब वटिकायें, तेल व घृत आदि प्रबल कास, श्वास व रक्तपित्त में भी प्रयोग किये जा सकते हैं।

कास (खाँसी) रोग।

ऊपर यक्ष्मा रोग का वर्णन किया है। जिस तरह पर यक्ष्मा रोग का प्रधान अधिष्ठान वक्ष:स्थल (छाती) है, कास, श्वास व हिक्का रोग का आश्रयस्थान भी वक्ष:स्थल है। इसलिए प्रसंगवश यहाँ पर कास श्वास व हिक्का रोग का क्रमश: वर्णन करते हैं, सुनो–

हृदयवस्थित प्राणवायु व कण्ठदेशस्थ उदानवायु आहार-विहार आदि दोषों से कुपित व कफ पित्त के साथ मिलित होने पर फूटे हुए कांसी के वर्तन के समान शब्द के साथ मुख से निकलता है। विद्वानों ने इसको कास नाम से वर्णन किया है।

कास रोग पाँच प्रकार का होता है, जैसे-वातज, पित्तज, कफज, क्षतज व क्षयज। वृद्धावस्था में ज्वर के विना एक तरह की खाँसी हुआ करती है, उसको भी वात आदि दोषज खाँसी के अन्तर्गत जानना चाहिए।

वातज कास में—निरन्तर खाँसी उठना, स्वर भङ्ग व कफरहित सखी खाँसी होती है। **पित्तज कास में**—छाती में दाह, मुख का कड़वा स्वाद व मुख सूखना और खाँसने के समय गले में दाह होता है। **कफज कास में**—कफ बहुत गाढ़ा, मुख कफ से लिपा हुआ और निरन्तर खाँसी उठ कर कफ निकला जाता है।

क्षतज कास का निदान व लक्षण—बहुत भारी बोझ उठाना, अधिक रास्ता चलना व उत्कट व्यायाम आदि के करने से शरीर रुखा और छाती में घाव होने पर वायु उस घाव को आश्रय कर कास रोग को उत्पन्न करता है। इसी को क्षतज कास कहते हैं। इसमें पहिले सूखी खाँसी उठती है, अनन्तर काल के अभिघात (धक्के) से घाव के फटने के कारण खून निकलना आरम्भ हो जाता है। इस क्षतज कास से गले में अधिक दर्द, छाती में टूटने के समान दर्द, तेज धार सुई से बींधने के समान दर्द और शूल चुभनें के समान असह्य दर्द मालूम होता है। पसली आदि में भी इस प्रकार का दर्द हुआ करता है। खाँसी के वेग से रोगी कबूतर की समान शब्द करता है।

क्षतज कास का निदान व लक्षण—अति मैथुन, विषम भोजन व

मल मूत्र आदि के वेग को रोकना आदि कारणों से वात आदि तीनों दोष कुपित होकर धातुओं का क्षय करते हुए क्षयकास उत्पन्न कर देते हैं। क्षयकास से शरीर में शूल, ज्वर, दाह, मूर्छा व मृत्यु तक उपस्थित हो जाता है। रोगी क्रमशः शुष्क, दुर्बल व क्षीण मांस हो जाता है और खाँसी के साथ पीप व रक्त निकलता है। शीघ्र ही उपयुक्त चिकित्सा अवलम्बन न करने से चाहे कैसा ही काल क्यों न हो वह सर्व शेष अवस्था में भयङ्कर क्षयकास में परिणत हो जाता है।

बल-मांस के क्षीण होने पर क्षतज व क्षयकास से प्रायः रोगी की रक्षा करना मुश्किल होता है, बल-मांस के होने पर भी यह कास याप्य होता है कदाचित् साध्य होता है।

वृद्धावस्था में ज्वर के बिना ही जो खाँसी हुआ करती है, वह भी सर्वतः आराम होने में नहीं आती, सुचिकित्सक द्वारा औषधि प्रयोग कराते रहने से याप्य दशा में रहती है।

अब **कास रोग की चिकित्सा का** वर्णन करते हैं, सुनो-सर्दी खाँसी में शहद के साथ अदरक का का रस पिलाना चाहिये। कोटली व अडूसे का क्वाथ सेवन कराने से साधारणतः सब प्रकार के कास में उपकार होता है।

तालीशादि चूर्ण व तालीशाद्य मोदक-जब अत्यधिक कास वेग उपस्थित हो, तब इस औषधि को शहद में मिला कर थोड़ा-2 करके चटाना चाहिये। इससे खाँसी का वेग और खाँसी का वेग और खाँसी उठने के कारण दुःख दूर हो जावेगा।

वासावलेह-यह कास रोग की महौषधि है। मात्रा-6 माशा से 1 तोला तक। अनुपान-दूध व जल।

चन्द्रामृत रस-इस औषधि को नीचे लिखे काढ़े के साथ सेवन करने से सब प्रकार की खाँसी और खून का थूकना, ज्वर व श्वास आदि उपद्रव नष्ट होते हैं। क्वाथ इस तरह बनाना-अडूसा, गिलोय, भारंगी, नागरमोथा व कटेली इन सब चीजों का काढ़ा बना कर रखना चाहिये। इस काढ़ो में से थोड़ा-2 लेकर उसमें औषधिको घोल कर पीना चाहिए, जब घुली हुई औषधि पी ली जाय उसके बाद और वाकी काढ़ा भी पी लेना चाहिए।

शृङ्गाराभ्र व सार्वभौमरस-वातज आदि सब प्रकार के कास रोगों में इसके द्वारा विशेष लाभ होता है। अनुपान-अद्रक का रस पान का रस व शहद।

कासलक्ष्मीविलास व वसन्ततिलक रस-यह कास रोगी की प्रधान औषधि है। शहद में घोल कर बाँस के पत्तों के रस के साथ कटेली का रस वा तुलसी के पत्तों के रस के साथ सेवन कराना चाहिए।

कण्ठकारीघृत—कास रोग में इस घृत से विशेष लाभ होता है। मात्रा-6 माशा से-2 तोला तक। अनुपान-ईषदुष्ण दूध।

चन्दनाद्य तेल व वासाचन्दनाद्य तेल-इस तेल के मलने से छाती में रुका हुआ गाढा कफ तरल होकर बाहर निकल आता है। यह कास रोग के लिए सबसे उत्तम तेल है।

★ हिक्का व श्वास रोग ★

आहार-विहार आदि के दोष से प्राण व दानवायु कपित होकर जिस तरह से कास रोग को उत्पन्न करते हैं, उसी प्रकार हिक्का व श्वास रोग को भी उत्पन्न करते हैं। कास रोग में प्राण व उदान वायु फूटी काँसी के बर्तन के समान शब्द करता हुआ मुख से बाहर निकलता है और हिक्का रोग में "हिक् हिक्" शब्द के साथ निकला करता है। इसी तरह पर यदि यह प्राण व उदान वायु कफ से रुद्ध मार्ग होकर मुक्त भाव (आजादी) से बाहर न निकल सकें, तब मनुष्य को श्वास (साँस) लेने व छोड़ने में कष्ट मालूम होता है और वह हाँपता है। इसी को श्वासरोग नाम से कहा जाता है।

हिक्का व श्वास रोग की चिकित्सा—जो भी औषधि व पथ्य कफ-वात नाशक, वायु का अनुलोम और उष्णवीर्य हो वह हिक्का-श्वास रोग में हितकर होते हैं। हिक्का रोगी के पेट में और श्वास रोगी के की छाती पर तेल मालिश कर सेकना चाहिये।

मुलेटी का चूर्ण शहद के साथ, पीपल का चूर्ण चीनी के साथ अथवा सोंठ का चूर्ण गुड़ के साथ मिला कर नस्य लेने से (हिचकी आना) बन्द हो जाता है। मक्खी की विष्टा स्त्री के दूध में वा लाख के रस में घोल कर नस्य

लेने से, अथवा लालचन्दन को स्त्री के दूध में रगड़ कर नस्य लेने से भी हिचकी बन्द हो जाती है।

पीपल, आमला व सोंठ इनका चूर्ण चीनी व शहद के साथ बार-2 चाटने से भी हिक्का व श्वास रोग में उपकार होता है।

भारंगी व सोंठ का चूर्ण गर्म पानी के साथ सेवन कराने से, अथवा भारंगी का चूर्ण, सोंठ का चूर्ण, चीनी व सौंवल नमक समान भाग मिला कर सेवन करने से हिक्का व श्वास रोग की शान्ति होती है।

श्वास प्रश्वास का सेकना, एकाएक भय दिखाना, विस्मय कराना, शीतल जल में सेंधानमक घोल कर थोड़ा-थोड़ा करके सेवन कराना, विचित्र रहस्यमय वात कहना, मनोभिघात (जिस बात से रोगी के दिल पर चोट लगे, ऐसी बात कहना) और मट्टी को जलते कोयले के समान लाल गर्म करके व उसको साफ पानी में बुझा कर उस मिट्टी को सूँघना इन सब उपायों में से किसी एक के प्रयोग करने से हिचकी रुक जाती है।

हींग व उड़द का चूर्ण निधूर्म कोयलों की अग्नि में डाल कर उसका धुँआँ सूँघने से हिचकी रुक जाती है।

इलायची का चूर्ण व चीनी एक साथ सेवन करने से प्रबल हिक्का भी बन्द हो जाती है। साबूत कालीमिर्च को सुई में बींध कर उसका दीपक की लो में जला कर उससे जो धुँआ निकले उस धुयें को सूँघने से भी तत्क्षण हिचकी बन्द हो जाती है। केले की जड़ का रस चीनी के साथ मिला कर सेवन करने से हिचकी थम जाती है। सफेद चन्दन पानी में घिस कर उसके साथ नारियल के फूल का चूर्ण मिला कर मुख में रखने से प्रबल हिचकी भी थम जाती है।

काले धतूरे के फल, शाखा व पत्तों के छोटे-2 टुकड़े काट कर वा कूट कर धूप में सुखा कर इसको चिलम में भर कर उसका धुँआ पीने से प्रबल हिचकी व दारुण श्वास में उपकार होता है।

पुराना गुड़ व सरसों का तेल समान भाग मिला कर तीन हफ्ते तक चाटने से श्वास रोग समूल नष्ट हो जाता है।

पेठे के गूदे का चूर्ण 6 माशा गर्म पानी के साथ सेवन करने से श्वास व कास रोग का निवारण होता है।

श्वास का दौरा निवृत्त होने के समय पीपल का चूर्ण 1 माशा व सेंधानमक 1 माशा अद्रक के रस के साथ एक सप्ताह तक सेवन करने से श्वास रोग आराम हो जाता है।

वेल के पत्तों का रस, वाँसे के पत्तों का रस वा शंखपुष्पी के पत्तों का रस सरसों के तेल के साथ सेवन करने से श्वास रोग शीघ्र आराम हो जाता है।

श्वास व कास के निवारण के लिए **"पर्णास पंचक पाचन"**-तुलसी के पत्ते, गिलोय, सोंठ, भारंगी व कटेली इनका क्वाथ व्यवस्था करना चाहिए।

दशमूल के क्वाथ में कूठ का चूर्ण प्रक्षेप देकर (ऊपर से डाल कर) सेवन करने से बास, श्वास, पार्श्वशूल व हृदयशूल का निवारण होता है।

भारंगी गुड़-यह श्वास रोगी की महौषधि है। इसके व्यवहार से श्वास, कास हिक्का और यहाँ तक कि यक्ष्मा रोग में भी पर्याप्त लाभ होता है। इसकी मात्रा-लेहांश आधा तोला से-2 तोला तक। लेहांश सेवन करने के अनन्तर भारंगी गुड़ में की एक हरड़ सेवन करना चाहिये।

श्वासारिलौह, श्वासकुठार रस व श्वासचिन्तामणि रस- ये कुछेक औषधियाँ साधारणतः श्वास रोग में प्रयोग की जाती हैं। इनके सेवन करने से श्वास, खाँसी व हिक्का रोग का निवारण होता है। अनुपान-शहद, अद्रक का रस, शहद व वहेड़े का चूर्ण आदि।

बृहच्चन्दनादि तैल-इस तेल को छाती में मलने कसे छाती में रुका हुआ गाढ़ा कफ पतला होकर बाहर निकल आता है और रोगी को चैन आ जाता है।

विशेष वक्तव्य-यक्ष्मा, रक्तपित्त, कास, श्वास व हिक्का इनका प्रधान आश्रयस्थान हृदय व फेफडे हैं,इसलिए इनका परस्पर बहुत घनिष्ठ सम्बन्ध है। इसी से इनमें से एक रोग की औषधि दूसरे रोग में भी प्रयोग की जा सकती है। अनुभवी चिकित्सक गण रोगों की प्रकृति, घनिष्ठ सम्बन्ध का कार्यकारणाभाव आदि के प्रति विशेष दृष्टि रख कर साधारणतः एक रोग की

औषधि दूसरे रोग में प्रयोग कर कृतकार्य हो जाते हैं। इस तरह विचारपूर्वक चिकित्सा करना ही चिकित्सक का चिकित्सकत्व है।

वात-व्याधि (वायु के रोग)।

प्रश्न-गुरुवर! आपके उपदेश से कठिन आयुर्वेद का विषय बिल्कुल सम्ल जैसा मालूम हो रहा है, इस लिए मेरी प्रश्न पर प्रश्न करने की इच्छा प्रबल होती जा रही है। अनुग्रह कर अब मुझे वातव्याधि कहा जाता है? यदि ऐसा है, तो वातज ज्वर, अतिसार व ग्रहणी आदि समस्तक रोगों को ही वातव्याधि कहा जा सकता है?

उत्तर-वात जनित व्याधि मात्र को वातव्याधि नहीं कहा जाता बल्कि वात जनित असाधारण व्याधि को वातव्याधि नाम से कहा जाता है, अर्थात् जो रोग केवल वायु से ही उत्पन्न हो, पित्त व कफ द्वारा उत्पन्न न हो, उन सब रोगों को वातव्याधि कहा जाता है। जैसे आक्षेप (दौरा,) पक्षाघात आदि। क्योंकि-ये सब रोग वायु से ही उत्पन्न होते हैं, पित्त व कफ से नहीं होते । परन्तु ज्वर, अतिसार, व ग्रहणी आदि रोग वायु से भी उत्पन्न होते हैं और पित्त कफ के विकृत होने पर भी उत्पन्न होते हैं। इसलिए वे वात जनित असाधारण व्याधि नहीं हैं। अतएव उनको वातव्याधि नाम से नहीं कहा जा सकता।

प्रश्न-तब क्या वातव्याधि में केवल वायु के ही लक्षण होंगे, और किसी दोष के लक्षण न होंगे?

उत्तर-हम तुम्हें पहिले ही बता चुके हैं, कि-एक दोष के कुपित होने पर वह अन्यान्य दोषों को भी कुपित कर देता है। तब फिर तुम ही सोचों, कि-अन्यान्य दोषों के लक्षण क्यों न रहेंगे? अवश्य ही थोड़ा बहुत होते हैं। परंच वातव्याधि को उत्पन्न करने वाला दोष वायु हुआ करता है। इसलिए वातव्याधि में वायु की ही विशेष चिकित्सा की जाती है तथा वायु के प्रशम होने पर ही वातव्याधि का प्रशम हो जाता है। किन्तु पित्त व कफ का अनुबन्ध रहने पर उनके प्रति दृष्टि रख कर चिकित्सा करना होता है।

प्रश्न-वातव्याधि कितने प्रकार की होती है और उनके नाम तथा लक्षण क्या-2 होते हैं?

उत्तर-हेतु (कारण) भेद से वातव्याधि विविध प्रकार की होती है, परन्तु यहाँ पर विशेष-2 वातव्याधियों का नाम व परिचय कराया जाता है, सुनो-

आक्षेपक, अपतन्त्रक, अपतानक, दण्डापतानक, धनुस्तम्भ, पक्षाघात, अर्दित, मन्यास्तम्भ, जिव्हास्तम्भ, शिरोग्रह, गृध्रसी, कोष्टुकशीर्ष, खञ्ज, पंगु, कलायखंज, वातकण्टक, पाददाह, अवबाहुक, विश्वचि, तूणि व प्रतितूणि, अष्ठिला व प्रत्यष्ठिला, कुब्जत्व, आध्मान व प्रत्याध्मान आदि अनेक प्रकार की वातव्याधियाँ हैं। इसके अतिरिक्त वायु से पर्वों (पौरुवों) का संकोच व स्तब्धता, हड्डी व पौरुषों में टूटनें के समान दर्द, रोमाञ्च, प्रलाप, अङ्गशोष, अनिद्रा व अल्पनिद्रा, गर्भ का सूखना व रजोनाश (महावारी ठीक न होना) या इनकी विकृति कम्प, स्पर्शशक्तिलोप, मस्तक, नासिका, नेत्र व ग्रीवा (गर्दन) का टेढापन, पार्श्व, कमर व छाती में दर्द और बिना परिश्रम के थकान मालूम करना व अवसन्नता तथा विविध प्रकार के उपद्रव उपस्थित होते हैं।

अब आक्षेपक आदि इन व्याधियों का परिचय कराता हूँ, सुनो-

आक्षेपक-कुपित वायु जब ऊपर नीचे व वतिर्यक्गामी धमनियों में पहुँच जाता है, तब ही आक्षेपक रोग उत्पन्न करता है अर्थात् वायु धमनियों में बारम्बार संचरण करके बारम्बार अङ्गों को इधर उधर आक्षिप्त अर्थात् चालित करता है। इस प्रकार बारम्बार आक्षेप के कारण इस रोग का नाम आक्षेप कहते हैं।

अपतन्त्रक-इस रोग में कुपित वायु स्वस्थान अर्थात् पक्वाशय से ऊपर की तरफ हृदय, मस्तक व शङ्ख देश में पहुँच कर उस स्थान को प्रपीड़ित करके शरीर को धनुष की तरह नत व आक्षिप्त (इधर उधर चालित) करता है। इससे रोगी मूर्छित, स्तब्धनेत्र, निमीलित नेत्र व संज्ञाहीन हो जाता है, बहुत कष्ट से श्वास छोड़ता है और उसके मुख से कबूतर की तरह शब्द निकलता है। इस प्रकार के रोग को अपतन्त्रक कहते हैं।

अपतानक-इस रोग में दृष्टिशक्तिनाश व संज्ञा लोप हो जाती है। गले से एक प्रकार का अव्यक्त शब्द निकलता है। कुपित वायु जब हृदय को आक्रमण करता है, तब रोगी मूर्छित हो जाता है और जब वायु का वेग हृदय से

कम हो जाता है, तब वह स्वस्थ हो जाता है यह अपतानक रोग बहुत भयानक (सांघातिक) होता है।

दण्डापतानक—कुपित वायु अत्यधिक कफ के साथ मिल कर धमनियों का आश्रय करके दण्डापतानक रोग को उत्पन्न करता है। इस रोग में शरीर दण्ड के समान स्तम्भित अर्थात् सिकुड़ने व फैलने की शक्ति से हीन हो जाता है।

धनुःस्तम्भ—इस रोग में शरीर धनुष के समान अकड़ जाता है। यह रोग दो प्रकार से होता है - अन्तरायाम व बहिरायाम। अति कुपित वेगवान् वायु जब अंगुली, गुल्फ (गट्टे), जठर, हृदय, वक्ष व गल देश में अवस्थान करके स्थानीय स्नायुओं को आकर्षण करता है, तब मनुष्य (इस रोग से) भीतर की तरफ (छाती की तरफ) नत होता (झुक) ता है। इसको ''अन्तरायाम'' कहते हैं इसमें रोग के नेत्र स्तब्ध, हनु (जबाड़े) निश्चल, दोनों पार्श्व भग्न हो जाते हैं। और कफ निकलता है। यदि इस तरह विकृत यह वायु पीछे की तरफ बाह्य स्नायुओं में अवस्थान कर उनको आकर्षण करता है, जब मनुष्य बाहर की तरह झुक जाता है। इसको "बहिरायाम" कहते हैं। यह रोग असाध्य होता है।

पक्षाघात—कुपित वायु शरीर के आधे भाग को आक्रमण कर और उस भाग की शिरा व स्नायुओं को विशेषण करके सन्धिबन्धनों को विश्लेषपूर्वक वायें वा दाहिने एक तरफ के पक्ष (भाग) को शक्तिहीन कर देता है। इसी से वह अङ्ग अकर्मण्य व चेतनारहित हो जाता है। इस रोग को कोई "एकाङ्गरोग" और कोई पक्षवध (पक्षाघात) नाम से कहते हैं। यदि यह कुपित वायु समस्त शरीर को आक्रमण व सारे शरीर की शिरा व स्नायुओं को विशेषण कर सन्धिबन्धनों को विश्लेष पूर्वक सारे शरीर को अकर्मण्य व विचतेन कर दे, तो उसको "सर्वाङ्ग रोग" कहते हैं।

अर्दित—निरन्तर ऊँचे स्वर से बातचीत करना, कठिन द्रव्य चवाना अधिक हँसना, जंभाई लेना, वोझा उटाना व विषमभाव से सोना, इन कारणों से वायु कुपित होकर मुख को अर्दित (पीड़ित) करता है, इसलिए ही इस रोग को अर्दित कहते हैं। इस रोग में मुख का आधा भाग व गर्दन टेढ़ी हो जाती है,

और शिर काँपना, जवान रुकना व नेत्र आदि विकृत हो जाते हैं। मुख के जिस तरफ अर्दित होता है, उस तरफ की गर्दन, दाढ़ों व दाँतों में दर्द होता है।

हनुग्रह—जीभ को अधिक घिसना, कठिन द्रव्य चबाना व चोट लगना आदि कारणों से जबड़े की जड़ में स्थित (हनुमूलस्थ) वायु कुपित होकर इस जवाड़े को शिथिल कर देता है, जिससे रोगी खुले मुख को बन्द करना व बन्द हुए मुख को खोल नहीं सकता। इसको अनुग्रह रोग कहते हैं। इस रोग में रोगी अधिक कष्ट से चबाना व बातचीत करता है।

मस्यास्तम्भ—दिन में सोना, गर्दन को विषमभाव से (टेढ़ा मेढ़ा) रखना, विवृत (खुले) और ऊपर की तरफ दृष्टि करके देर तक देखना इत्यादि कारणों से वायु कुपित और कफावृत होकर मन्या (गर्दन के आसपास की दो बड़ी शिराओं को) स्तब्ध कर देता है। इससे रोगी गर्दन को घुमा फिरा नहीं सकता। इस रोग को ही मन्यास्तंभ कहते हैं।

जिह्वास्तम्भ—कुपित वायु वाग्वाहिनी शिरा में अवस्थान करके जिह्वा स्तम्भ रोग को उत्पन्न कर देता है। इससे रोगी खाना, पीना व बातचीत करने में असमर्थ हो जाता है।

शिरोग्रह—कुपित वायु शिरोधर शिराओं (शिर को थामें रखने वाले पट्ठों) को विकृत करके शिरोग्रह रोग उत्पन्न कर देता है। इससे ये सब शिरायें वेदनायुक्त व कृष्णवर्ण हो जाती है, और मस्तक का घुमाना फिराना आदि बन्द हो जाता है। यह विशेषत: असाध्य रोग होता है।

गृध्रसी—कुपित वायु पहिले कुल्हे (स्फिक्) को जकड़ दे और उसके बाद यथाक्रम से कमर, पीठ, उरु, जानु, जंघा, वा पैरों में स्तब्धता, वेदना वा सूचिवेधवत् वेदना उपस्थित कर देता है। वायु का प्रकोप अधिक होने पर इन सब स्थानों में बारंबार स्पन्दन होता है।

क्रोष्टुक शीर्ष—कुपित वायु दुष्ट रक्त के साथ मिल कर घुटने में (पालि अस्थिके ऊपर) अति वेदना दायक शोथ उत्पन्न कर देता है। यह शोथ देखने में क्रोष्टक शीर्ष की तरह अर्थात् गीदड़ के मस्तक के समान उभरा हुआ होता है, इसलिए इसको क्रोष्टुक शीर्ष कहते हैं।

खञ्ज व पंगु—कुपित वायु कटिदेश को आश्रय करके एक जंघा की कंडरा नामक शिरा को यदि तान कर रक्खे, तो मनुष्य लंगड़ा (खञ्ज) हो जाता है, और दोनों जंघाओं की कण्डराओं को तान कर रखे, तो मनुष्य पंगुला (पंगु) हो जाता है। यदि कुपित वायु पैर के सन्धि बन्धनों का शिथिल कर दे, तब मनुष्य काँप-2 कर पैरों को रखता है। आयुर्वेद शास्त्र में इसको ''कलायखञ्ज'' कहते हैं।

वातकण्टक—ऊँची नीची जगह पर पैर रखने से अथवा अधिक रास्त चलने के कारण वायु कपित होकर टकनों (गुल्फदेश) में वेदना कर देता है। इसको ही वातकण्टक रोग कहते हैं।

पाददाह—कुपित वायु पित्त व रक्त के साथ संयुक्त होकर पाद दाह रोग को उत्पन्न कर देता है। निरन्तर चलने वाले व्यक्ति को ही यह पाददाह रोग अतिप्रबल हुआ करता है।

अवबाहुक व विश्वची—कुपित वायु स्कन्धदेश (कन्धे) में अवस्थान करके कन्धे की सन्धि को मसृण (चिकने) करने वाले श्लेष्मावो शुष्क और शिराओं को आकुचि (सिकोड) कर अवयवाहुक रोग को उत्पन्न कर देता है। यक कफवातज रोग होता है। यही कुपित वायु यदि हाथ की बड़ी शिराओं को दूषित कर हाथ को सिकोड़ना फैलाना आदि क्रियाओं से रहित देता है, तब उसको विश्वची रोग कहते हैं।

तूणि व प्रतितूणि—वायु के प्रकोप के, कारण आमाशय व मूत्राशय से जो वेदना गुदा व लिङ्ग को अथवा योनि को विदारणवत् पीड़ा से पीडित्रत करके अधोगामिनी होती है, उसको तूणि रोग कहते हैं, और तूणि रोग के लक्षणों के विपरीत अर्थात् गुदा व लिङ्ग देश से वेदना उठ कर प्रबल वेग से ऊपर की तरफ आमाशय व मूत्राशय में गमन करें, तो उसको प्रतितूणि रोग कहते हैं।

अष्ठीला व प्रतिष्ठीला—नाभि के नीचले भाग में उत्पन्न सचलन व अचल, ऊपर की तरफ विस्तृत व उन्नत अष्ठीला (गोल पत्थर) के समान गाँठ को वात-अष्ठीला रोग कहते हैं। इससे अधोवायु, मूत्र व पुरीष का

निरोध होता है। इन्हीं लक्षणों वाली 'अष्ठीला' ही यदि तिर्यग्भाव (तिरछी तरह) से उठे तो उसको प्रत्यष्ठीला रोग कहते हैं।

आध्यमान व प्रत्याध्मान—वायु के रूकने के कारण पक्काशय फूल जावे (अफर जावे) और उसमें गुड़-2 शब्द हो तो, उसको आध्मान (अफारा) रोग कहते हैं, और वह आध्मान ही पक्काशय से आरम्भ न होकर यदि आरम्भ हो, पर पार्श्व व हृदय (छाती) को न फुलावे, तो उसको प्रत्याध्मान रोग कहते हैं। केवल वायु से आध्मान होता है और कफ संयुक्त वायु से प्रत्याध्मान रोग होता है।

कुब्ज (कुबड़ा) रोग—कुपित वायु यदि हृदय अथवा पीठ को ऊँचा व वेदनायुक्त करे तो उसको कुब्ज रोग कहते हैं।

वातजनित जिन सब रोगों का परिचय ऊपर दिया गया है, इन सब रोगों में पित्त आदि के संबन्ध की ओर विशेष लक्ष्य रखना चाहिए अर्थात् वात व्याधि में यदि पित्त के लक्षण भी हों, तो पित्तानुबन्ध और कफ के लक्षण द्वारा कफानुबन्ध विशिष्ट जानना चाहिए।

प्रश्न—गुरुवर! आपने ऊपर जिन वातव्याधियों के नाम व लक्षण बताये हैं, उनकी चिकित्सा कैसे की जाती है? और जिनके नाम व लक्षण ऊपर नहीं निर्देश किये गये हैं, उनकी चिकित्सा किस प्रकार से करते हैं? इस विषय का उपदेश प्रदान कर अनुगृहीत कीजिये।

उत्तर-वायव्याधि की जिस प्रकार संख्या अधिक है, उनकी चिकित्सा भी उसी प्रकार से विस्तृत है और ये अस्सी प्रकार के वात रोग ही कृच्छ्रबाध्य होते हैं। परञ्च मैं यहाँ पर सिर्फ़ दिग्दर्शनमात्र विशेष-2 वात व्याधि की विशेष-विशेष चिकित्सा और जिस युक्ति के अवलम्बन कर उक्त वा अनुक्त सब प्रकार के वायु के रोगों की चिकित्सा करना चाहिए, उसका उपदेश करता हूँ, सुनो—

"वायु"-रूक्ष, शोषक (सुखाने वाला), खर, लघु, शीतल व सूक्ष्मस्त्रोतगामी पदार्थ होता है। यह कुपित होकर शरीर को रुखा, सूखा खुरदरा, हल्का व शीतल कर देता है और शरीर के सूक्ष्म स्त्रोत शिरा, धमनी, स्नायु, कण्डरा आदि सूक्ष्म-2 रास्तों में प्रवेश कर आक्षेपक आदि विविध प्रकार के रोगों को

कर देता है। इसलिये कुपित वायु की चिकित्सा करने के लिए ऐसी औषधि आवश्यक होती है, जिससे वायु के रौक्ष्य आदि धर्म प्रशमित हो जाँय, और वे सूक्ष्म स्रोतों में प्रवेश कर वायु के प्रकोप को नष्ट कर सकें। घी, तेल आदि स्नेह पदार्थो से रूक्षता, शुष्कता व खरस्पर्शता दूर होती है और ये सूक्ष्म स्रोतों भी प्रवेश कर सकते हैं। इसलिए घी तले आदि स्नेह पदार्थ ही वातव्याधि की प्रधान औषधि समझना चाहिए। इसके अतिरिक्त उष्ण स्वेद आदि के प्रयोग से व उष्णवीर्य औषधियों के सवन से शैत्य का निवारण होता है, इसलिए उष्णस्वेद आदि व उष्णवीर्य औषधियाँ वातव्याधि में अवश्य प्रयोग करनी चाहिये। इसी तरह पर मांस आदि सारवान् गुरुपाक आहार से लघुत्व, कृशत्व व दुर्बलता आदि का निवारण होता है, इसलिए मांस आदि गुरु आहार वातव्याधि में परमपथ्य हैं। बस इस युक्ति को अवलम्बन कर उक्त अनुक्त सब प्रकार के वात रोगों की चिकित्सा कर सकते हो अर्थात् वातव्याधि के प्रशमके लिए तैल की मालिश, घी पिलाना, उष्णस्वेद व उग्रवीर्य औषधि आदि व्यवस्था कर सकते हो और मांस आदि पथ्य व्यवहार कर सकते हो। परन्तु जहाँ पर पित्त व कफ का विशेष अनुबन्ध हो, वहाँ पर वातपित्त नाशक व वातकफ नाशक चिकित्सा करना आवश्यक होता है।

पक्षाघात अर्दित व आक्षेपक आदि रोगों में पीड़ित स्थान में वक्ष्यमाण (जो आगे कहे जायेंगे) 'माषतैल) आदि मल कर उसमें ऊपर से उड़द, सेंधानमक, आँकके पत्ते, गेहूँ की भूसी, रेत (वालू) व मांस आदि का स्वेद प्रयोग करना चाहिए। कछवे का मांस वा गुग्गल पका कर उसकी पोटली बाँधकर इस पोटली से सेकना चाहिए। या "नाड़ी स्वेद" देना चाहिये। **नाड़ी स्वेद देने की विधि** यह है-एक हाँडी में जल व कछवे का मांस आदि रख कर हाँडी के मुख को सकोरे से ढक कर उस सकोरे के बीच में छेद कर सकोरे के जोड़ को चिकिनी मिट्टी या कींचड़ आदि से अच्छी तरह से लेप कर बन्द कर देना चाहिए। उसके वाद उस हाँडी को चुल्हे पर चढ़ा कर नीचे से आँच बालना चाहिए। जब हाँडी से भाफ निकल कर सकोरे के छेद से बाहर निकलने लगे, तब एक नलका एक सिरा इस छेद में डालकर नल के दूसरे मुख से जो भाफ निकले उसको दर्द की जगह पर लगाना चाहिए। इस प्रकार के स्वेद का नाम नाड़ी स्वेद कहते हैं। नाड़ी का अर्थ नल।

इस प्रकार स्नेह स्वेद के प्रयोग से पक्षाघात आदि सब तरह की वातव्याधियों में उपकार होता है। स्नेह-स्वेद से अंग कोमल होता है, शुष्क धातु पुष्ट और अग्निबल वृद्धि को प्राप्त होकर प्राण वर्द्धित होता है। इसलिए सब प्रकार की वातव्याधियों में स्नेह स्वेद प्रयोग करना चाहिए। स्नेह प्रयोग से कोष्ठके मृदु (मुलायम) हो जाने पर वात रोग रहने ही नहीं पाते।

पक्षाघात आदि वात रोगी को नित्य दस्त साफ (कोष्ठपरिष्कार) होना बहुत आवश्यकीय होता है। पिचकारी (ऐनिमा) प्रयोग से वा जुल्लाव की औषधि देने से हो, जैसे भी हो सके कोष्ठ साफ रखने की चेष्टा करनी चाहिए। जुल्लाव की औषधि की अपेक्षा वस्तिप्रयोग करना बहुत अच्छा होता है। इससे एक तो रोगी कमजोर नहीं होता और दिल मिचलाना आदि लक्षण भी नहीं होते। रोगी के कोष्ठ का बलाबल देखकर 1 तोला वा-2 तोला एरण्ड के तेल की वस्तिप्रयोग करना चाहिए। अथवा दूध के साथ उपयुक्त मात्रा में एरण्डतैल मिला कर सेवन कराना चाहिए।

कुपित वायु से किसी अंग के टेढा (वक्र) व स्तब्ध (सन्न) होने पर उस अङ्ग में तेल मलकर स्वेद प्रयोग करना चाहिए। जिस प्रकार सूखी लकड़ी को तेल आदि स्नेह मलकर तथा आग पर सेक कर उस लकड़ी को इच्छा के अनुसार जैसा चाहो मोड़ सकते हो। इसी प्रकार स्नेह स्वेद देकर टेढ़े मेढ़े हुए शरीर के हिस्से को भी ठीक पहिले की हालात पर लाया जा सकता है।

प्रसव के समय के आक्षेपक रोग में दोनों पैरों में "माषतैल" वा तार्पीन का तेल मलकर स्वेद देना वा राईका पलस्तर लगाना चाहिए।

अर्दित रोग में नस्य प्रयोग कर श्लेष्माका निःसारण करना चाहिए। मस्तक में तेल मलना और अर्दित की जगह पर कछवे आदि के मांस का लेप करना चाहिए अर्थात् मांस को पकाकर व सिल वट्टे से पीस कर उसका गर्मागर्म लेप करना चाहिए।

लहसुन को पीसकर मक्खन के साथ सेवन करने से अर्दित रोग में लाभ होता है। कफसंसृष्ट अर्दित रोग में खरेंटी के साथ अथवा वृहत् पंचमूल के साथ दूध पकाकर उस दूध के साथ मांस का यूष सेवन करने को देना

चाहिए। अथवा घी के साथ मांसयूष सेवन कराना चाहिए। इसमें "दशमूल" का काढा भी विशेष लाभदायक होता है। पित्तसंसृष्ट अर्दित रोग में शीतल स्नेहपान (गर्म करके नहीं) और घी व दूध की वस्ति लाभदायक होती है।

खरेंटी, उड़द, कौंच के बीज, गन्धतृण व एरण्ड की जड़ इनका काढा बनाकर सेवन कराना व नस्यकी तरह व्यवहार करने से अर्दित, पक्षाघात व विश्वची रोग का प्रशम होता है।

पक्षाघात, अर्दित, व मन्यास्तम्भ आदि दुर्जय रोगों में **"माषवलादि पाचन"**-बहुत लाभदायक होता है, जैसे-उड़द, खरेंटी, कौंचके बीज, गन्धतृण, रायसन, असगन्ध व एरण्ड की जड़ इनके काढ़े में-2 रत्ती हींग व 3 माशा सेंधानमक प्रक्षेप देकर गर्म-गर्म सेवन करने को देना चाहिए।

लहसुन 12 तोला और हींग, जीरा, सेंधानमक, सोंठ, पीपल व कालीमिर्च इन प्रत्येक का चूर्ण 1 माशा एक साथ पीसकर रखना। इसको आधा तोला मात्रा में एरण्ड की जड़ के क्वाथ के साथ सेवन करने से अर्दित, पक्षाघात आदि रोगों में विशेष लाभ होता है।

मुर्गी के अंडे के तरल भाग को सेंधानमक व घी के साथ मिला कर उसको गर्म कर गर्दन पर मलने से मन्यास्तम्भ दूर हो जाता है। सरसों का तेल मालिस करने से तथा असगन्ध की जड़ पीस कर उसका लेप देने से भी ग्रीवास्तम्भ रोग आराम हो जाता है।

वाग्वाहिनी शिरा के विकृत होने से जिव्हास्तम्भ उत्पन्न होने पर मुख में घी तेल आदि स्नेह पदार्थ के गण्डूष (कुल्ले) करना चाहिए। इससे जिव्हास्तम्भ आराम हो जाएगा।

विश्वची व अवबाहुक रोग में-दशमूल की दश चीजें और खरेंटी व उड़द इन बारह चीजों के क्वाथ में घी वा तिलका तेल प्रक्षेप देकर सायंकाल भोजन के अनन्तर इसका नस्य लेना चाहिए।

दशमूल और खरेंटी, रायसन, गिलोय व सोंठ इन चौदह द्रव्यों के क्वाथ में एरण्ड का तेल प्रक्षेप देकर सेवन कराने से गृध्रसि, खञ्ज कलायखञ्ज व पङ्गुरोग दूर हो जाता है।

अद्रक का रस, चूके (चौपतिया) का रस व गुड़ समान भाग लेकर उसमें घी वा तिल का तेल प्रक्षेप देकर सेवन कराने से गृध्रसी रोग और कमर, पीठ, त्रिक (मेरुदण्ड का सबसे निचला भाग) व वस्तिगतवेदना का निवार होता है।

उदराध्मान रोग में उपवास, पेटपर सेक (फोमेण्ठ) और एरण्ड तैल की पिचकारी देकर मल निकालना लाभदायक होता है।

उदराध्मान रोग में यह जुल्लाव की औषधि अधिक लाभदायक होती है, यथा-पीपल का चूर्ण-2 तोला, निशोथ का चूर्ण 8 तोला, चीनी 8 तोला, एक साथ मिलाकर कोष्ठ का बलाबल देखकर आधा तोला वा 1 तोला मात्रा में जल के साथ सेवन करना चाहिए। प्रत्याध्मान रोग की भी यही चिकित्सा है।

अष्ठीला व प्रत्यष्ठीला रोग में –"हिंग्वादि-चूर्ण" हींग, सोंठ, पीपल, मिर्च, पाठा, हाउफवेर, हरड़, कचूर, अजवायन, अजमोद, स्माकदाना, अम्लवेत, खट्ठा अनारदाना, कूठ, धनिया, जीरा, चीते की जड़, वच, जवाखार, सज्जीखार, सौंचलनमक, सेंधानमक व चव इन सबका चूर्ण समान भाग लेकर उपयुक्त मात्रा में गर्म पानी के साथ सेवन करना चाहिए।

तूष्णी व प्रतितूणी रोग में–एरण्ड तेल की पिचकारी देना चाहिए। गाय का घी गर्म करके उसमें हींग व जवाखार प्रक्षेप देकर सेवन कराने से भी तूणी व प्रतितूणी रोग आराम हो जाता है।

त्रिकस्थान में वेदना होने पर बालुका स्वेद देना चाहिए और रोगी के पीठ की तरफ उपले जला कर रखना चाहिए, ताकि उनका सेक पहुँचे।

खरेंटी, मूर्वा व दालचीनी प्रत्येक का चूर्ण समान भाग चीनी सब के समान लेकर एक साथ मिलाकर-2 तोले मात्रा में आधसेर दूध के साथ नित्य सेवन कराने से मुहुर्मूत्र (बार-बार पेशाब उतरना) रोग आराम हो जाता है।

यवक्षार का चूर्ण चीनी के साथ नित्य सेवन करने से मूत्ररोध (पेशाव रुकना) रोग आराम हो जाता है। मात्रा 3 माशा। पेठा व खरगूजे के बीज अथवा आमले पीसकर निचले पेट पर लेप करने से मूत्र रोध रोग की शान्ति होती है। लालचन्दन से लिपा हुआ एक चन्दन का टुकड़ा लिङ्ग व योनि के भीतर प्रवेश करने से भी मूत्ररोध रोग का निवारण होता है।

क्रोष्टुकशीर्ष रोग की चिकित्सा वातरक्त रोग की चिकित्सा के समान करना चाहिए। चूके के रस में कूठ घिसकर उसमें सेंधानमक व तिल का तेल मिलाकर गर्म कर इसको गर्मागर्म मालिश करने से "अक्षेप" का निवारण होता है। तेल आदि स्नेह मलना व स्वेद देने से भी आक्षेप आराम हो जाता है।

वातकण्टक रोग में-बार-बार रक्तमोक्षण, एरण्ड तैल पीना और अग्निसन्तप्त (आग पर गर्म की हुई) सुई से जलाना लाभदायक होता है।

पाददाह रोग की चिकित्सा वातरक्त की चिकित्सा के समान करना चाहिए। दोनों पैरों में मक्खन मल कर आग का सेक देने से प्रबल पाददाह रोग भी शान्त हो जाता है।

अर्दित रोग की चिकित्सा की तरह बाह्यायाम व अन्तरायाम की चिकित्सा करनी चाहिये। कालीमिर्च, सहजने के बीज व छोटे पत्ते की तुलसी की मञ्जरी समान भाग लेकर इनके चूर्ण का नस्य लेने से आप तन्त्रक रोग में विशेष लाभ होता है।

अपतानक रोग में तेल मलना, तीक्ष्ण विरेचन देना और घी पिलाना लाभदायक होता है एरण्ड तैल की पिचकारी से भी विशेष लाभ होता है।

नये कुब्ज रोग में दशमूल व अन्यान्य वातघ्न औषधियाँ तथा स्नेद प्रयोग व मांस का यूष लाभदायक होता है। इस रोग के एक दम बढ़ जाने से वह असाध्य जानना चाहिए।

खट्टै वेरों का गूदा, कुलथी, देवदार, रायसन, उड़द, अलसी, तेल वाले फल (एरण्ड के बीज, अलसी सरसों व तिल आदि), कूट, वच, सौंफ व जौ का चूर्ण इन सब चीजों को कांजी में पीस कर और गर्म कर लेप करने से वात रोग की शान्ति होती है।

बहुत विस्तृत वात रोगों की पृथक्-2 स्वतन्त्र रूप से चिकित्सा का वर्णन आयुर्वेद शास्त्रों में मिलेगा ही। यहाँ पर उनका सबका वर्णन करना असम्भव व पुनरुक्तिदोषदुष्ट होगा। इसलिए पहिले भी बताया था और अब भी पुनर्वार स्मरण कराये देते हैं-कि-तेल मलना (स्नेहमर्दन), तेल घी पीना (स्नेहपान) स्वेद और वस्ति प्रयोग करना तथा सारवान् पुष्टिकर आहार सेवन कराना वातजन्य समस्त रोगों की सबसे उत्तम और सिद्ध चिकित्सा है। बस

इन उपायों को अवलम्बन कर तुम उक्त अनुक्त सब प्रकार की वातव्याधियों की चिकित्सा कर सकते हो, अर्थात् तेलमर्दन करा कर, घी, तेल, चर्बी व मज्जा सेवन करा कर, विविध प्रकार के स्वेद कल्पना कर स्वेद प्रयोग कर, एरण्ड तैल आदि की पिचकारी देकर व अवस्था के अनुसार विरेचक औषधि देकर, पुष्टिकर आहार सेवन करा कर तथा आगे कही हुई वटिका आदि औषधियों को प्रयोग कर निःसन्देह समस्त वातरोगों के प्रशम करने में समर्थ हो सकोगे।

प्रश्न-गुरुवर! आपके अनुग्रह से वातव्याधियों के विषय में यथेष्ट ज्ञान प्राप्त कर लिया है, अब जिज्ञासा है, कि-कौन-2 से तैल, घृत व वटिका वातव्याधि में प्रयोग करनी चाहिये।

उत्तर-नीचे तुम्हारे पूछने के अनुसार वातव्याधि के लिए सबसे उत्तम और सर्वसाधारण से सर्वदा व्यवहार्य प्रसिद्ध तैल आदि के नाम और गुण बताते हैं, प्रयोग प्रकरण में इनके प्रयोग कहे जावेंगे, सुनो—

माषतैल—अवबाहुक, अर्धाङ्ग शोष, अपतानक, आक्षेपक, हस्तकम्पन, शिरः कम्पन और कमर और जंघों में का वायु का दर्द इन रोगों में इस तेल के मलने से विशेष लाभ होता है। आवश्यक होने पर इस तेल का नस्य व वस्ति (पिचकारी) भी प्रयोग की जा सकती है।

महामाषतैल—पक्षाघात, अर्दित, बधिरता, हनुग्रह, कर्णशूल, मन्याशूल, शिराशूल, हाथ पैरों का काँपना व टेढ़ापन, खञ्ज, कलायखञ्ज, गृध्रसी व अववाहुक आदि रोगों में इस तेल के मलने से विशेष लाभ होता है। आवश्यक होने पर इस तेल का नस्य व पिचकारी प्रयोग की जा सकती है। इस तैल में नपुंसक (खस्सी) बकरे के मांस का क्वाथ डाल कर पकाने से इसी को "छागलाद्यतैल" और महामाष तैल भी कहते हैं। इन दोनों तैलों से सब प्रकार की वातव्याधियों में विशेष लाभ होती है।

कुब्ज प्रसारणी तैल—यह तैल श्लेष्मानुबन्धज सब प्रकार की वातव्याधियों की सबसे उत्तम औषधि है। अङ्गों का टेढ़ापन व स्तब्धता होने पर इस तेल के व्यवहार से विशेष लाभ होता है।

स्वल्पविष्णु तैल—वायु के प्रकोप से इन्द्रियों की दुर्बलता, सब धातुओं की स्तब्धता, रतिशक्ति (स्त्री सहवास) की न्यूनता, शिरका दर्द, चित्त की अस्थिरता, उद्गार आदि उद्ध्र्ववातरोग, अग्निमान्द्य, कब्जी व अफारा और रक्त व पित्त की उष्णता आदि उपस्थित होने पर इस तैल के मर्दन से विशेष लाभ होता है।

बृहद्विष्णु तैल—स्वल्प विष्णु तैल के जो गुण कहे गये हैं, इसके भी वे ही गुण हैं, विशेषतः इसके मलने से अँगुलियों की स्तब्धता व मन्यास्तम्भ आदि रोग दूर होते हैं और वातपत्ति का प्रकोप शांत होता है। रतिशक्ति के अल्प होने पर विष्णुतैल व बृहद्विष्णु तैल की 10/12 बूँद मात्रा में दूध के साथ सेवन करने को दिया जाता है।

मध्यम नारायणतैल व नारायण तैल—वृहद्विष्णु तैल के सब गुण इस तैल में भी है। इसके अतिरिक्त वायु के प्रकोप से मल की विकृति होने पर, मन के अस्थि (चञ्चल) होने पर मध्यमा नारायण तैल से विशेष लाभ होता है। उन्माद व अपस्मार रोग में भी यह प्रयोग करना चाहिये।

हिम सागर तैल—शरीर व मस्तिष्क को स्निग्ध व शीतल करने के लिए इससे उत्तम और दूसरा तैल नहीं चित्तविकार की यह सबसे उत्तम औषधि है। इसके मर्दन करने से एकाङ्गशोष, सर्वाङ्ग शोष, धातुशोष, शुक्रक्षय व अत्यधिक दाह आदि प्रशमित होते हैं।

छागलाद्यघृत व बृहच्दागलाद्यघृत-आक्षेप, अर्दित व पक्षाघात आदि समस्त भयानक वातव्याधियों में इस घृत को व्यवहार करना चाहिए। इसके खिलाने के अतिरिक्त शरीर पर मलने से भी विशेष लाभ होता है। इससे उत्तम वातव्याधि नाशक और दूसरे घृत बहुत कम है। छागलाघ घृत से उपकार न होने पर बृहच्छागलाद्य घृत देना चाहिए। मात्रा-6 माशा से-2 तोला तक। अनुपान-ईषदूष्ण दूध

चतुर्मुख रस—सब प्रकार की वातव्याधियों में इसको व्यवहार करना चाहिए। वृद्धचिकित्सक गण कफानुबन्ध वातव्याधियों में इस को प्रयोग करते है। अनुपान-शहद व त्रिफला का जल। यह औषधि-अपस्मार, उन्माद,

यक्ष्मा, क्षय, पाण्डू, कास, श्वास, हिक्का, शूल, अम्लपित व प्रमेह आदि रोगों में भी प्रयोग की जा सकती है।

चिन्तामणि चतुर्मुख रस—यह भी सब प्रकार की वातव्याधिया में प्रयोग किया जा सकता है। वृद्धचिकित्सकगण पित्तानुबन्ध वातव्याधि में इसको प्रयोग करते हैं। अनुपान-शहद व त्रिफला का जल यह रस अपस्मार आदि रोगों में भी प्रयोग करना चाहिए।

वातगजांकुश व बृहद्वातगजांकुश—गृध्रसी, पक्षाघात व मन्यास्तम्भ आदि वातव्याधि में तथा और सब प्रकार के वात प्रकोप में यह औषधि प्रयोग करनी चाहिए। रोग के अनुसार अनुपान व्यवस्था करना चाहिए (मक्खन 1 तोला लहसुन के-2 ।1 पोरे सेंधानमक 1 माशा एक साथ मिला कर साधारणतः इस अनुपात के साथ व्यवहार किया जाता है)

योगेन्द्ररस—वातव्याधि में पित्त का अनुबन्ध रहने पर यह योगेंद्र रस व्यवस्था करना चाहिये। अनुपान-त्रिफला का जल, चीनी का शर्बत आदि। योगीन्द्ररस योगवाही औषधि है, विशेष-2 अनुपान से यह भिन्न-2 प्रकृति के विशेष-2 रोगों में व्यवहार किया जाता है। अपस्मार, उन्माद, यक्ष्या, शूल, अम्लपित्त, प्रमेह व बहुमूत्र आदि रोगों में यह प्रयोग किया जाता है। योगेन्द्ररस सेवन करने पर रात को गाय का दूध सेवन कराना चाहिए।

आमवात (गठिया) रोग।

वातव्याधि के विषय में वर्णन कर चुके हैं, अब यहाँ पर यदि वही कुपित वायु आमरस व रक्त के साथ मिल कर "आमवात व वातरक्त" दो भिन्न धर्मी भयानक रोगों को उत्पन्न करते हैं, इनका वर्णन किया जायेगा। पहिले आमवात के विषय में कहते हैं, सुनो—

भोजन किये हुए आहार के परिपाक होने पर उससे प्रथम जो रस उत्पन्न होता है, उस रस को आमरस कहते हैं। आहार से उत्पन्न यही रस क्रमशः रस-रक्त आदि धातुओं की ऊष्मा से परिपाक होकर रक्त आदि धातुओं के रूप में परिणत होता है। ऊष्मा के अल्प हो जाने पर यदि उस आमरस का परिपाक ठीक-2 न हो, तो कुपित वायु उसको दूषित करके आमाशय व

सन्धि आदि स्थानों में ले जाता है। वायु से इस तरह पर ले जाया हुआ वह आमरस उन उन स्थानों में कफ आदि से भी दूषित होकर शिरा, धमनि आदि स्थानों में पहुँच कर उन्हें क्लेद युक्त कर देता है। इससे शरीर शीघ्र दुर्बल और हृदय बोझीला होता है। इस प्रकार से दूषित आमरस अतिभयानक और विविध रोगों का मूल कारण हो जाता है। इस आमरस से संयुक्त हुए वायू व कफ एक साथ कुपित होकर त्रिकसन्धि-मेरु-दण्ड की निम्नसन्धि- में प्रवेश कर उस स्थान को निष्क्रिय और वेदनायुक्त कर देते हैं अथवा समस्त शरीर में पहुँच कर समस्त शरीर को ही स्तब्ध व वेदनायुक्त कर देते हैं। इसको ही आमवात रोग कहते हैं।

शरीर में दर्द, अरुचि, तृष्णा आलस्य, शरीर का भारीपन, ज्वर, अविपाक व शोथ ये आमवात में साधारण लक्षण होते हैं।

आमवात के कुपित होने पर यह सब रोगों की अपेक्षा अधिक कष्टदायक होता है। इससे हाथ, पैर, त्रिक, जानु, उरु, व सन्धिस्थानों में वेदनायुक्त शोथ होता है, वह दूषित आमरस जिस स्थान को आश्रय करता है, उस स्थान में बिच्छू के डंक के समान अधिक दर्द होता है। इस रोग में अग्निमान्द्य, मुख नाक आदि से पानी गिरना, अरुचि, शरीर का भारीपन, उत्साह की हानि, मुख की विरसता, दाह, कुक्षिदेश में वेदना व कठिनता, मलबद्धता, शरीर की जड़ता आदि उपद्रव उपस्थित होते हैं।

चिकित्सा—वायु के गुणधर्मी होने के कारण रूक्ष वातव्याधि में जिस प्रकार तैल आदि स्नेह पदार्थ सबसे उत्तम होते हैं, आमवात रोग में ऐसा नहीं होता। क्योंकि-आमरस और उसका सहकारी कफ भी स्निग्ध गुणधर्मी पदार्थ होता है, इसलिए आम रोग में रूक्ष स्वेद आदि उपचार सबसे उत्तम होते हैं। इस रोग में बालू की पोटली गर्म करके उससे स्वेद देना चाहिए।

शङ्करस्वेद—कपास के बीज, कुलथी, तिल, जौ, एरण्ड की जड़, अलसी, पुनर्नवा, शणके बीज, व सहजने के वीज ये सब चीजें अथवा इनमें जो-जो चीजें मिल सकें, उनको कूट कर कांजी में भिगोकर और दो कपड़े की पोटलियों में बाँध कर तथा एक हाँडी को काँजी से भरकर चूल्हे पर चढाकर उस हाँडी के मुख को बहुत से छेद वाले सकोरे को रख कर अच्छी

तरह कपड़मिट्टी से बन्द कर देना, तब इस सकोरे के ऊपर इन पोटलियों को रखकर गर्म होने पर एक–एक पोटली को लेकर उस गर्मागर्म पोटली से दर्द की जगह को सेकना। जब ठंडी हो जाय तब दूसरी पोटली लेकर उससे सेकना। इस प्रकार क्रमशः कुछ देर तक स्वेद देना चाहिए। यह स्वेद आमवात रोगी को एकमात्र सबसे उत्तम औषधि है। इस स्वेद से कोहनी, मस्तक, उदर, पीठ, कमर, हाथ, पैर, अँगुली, गुल्फ (गेंठवे), छाती व गला आदि स्थानों का प्रबल आमवात जनित दर्द आराम हो आता है।

सौंफ वच, सोंठ, गोखरु, बरने की छाल, खरेटी, पुनर्नवा, कचूर प्रसारणी, जयतके फल व हींग ये सब चीजें या जितनी भी चीजें मिल सकें उनको काँजी (न मिलने पर जल) में पीस कर तथा गर्म कर लेप करने से आमवात रोग नष्ट हो जाता है।

पुराने गन्ने की जड़, केमुक (केउआ) की जड़, सहजने की छाल, दीमक की मिट्टी इन सब चीजों को गोमूत्र से पीस कर तथा आँच पर गर्म कर इस लेप को व्यवहार कराने से भी गठिया का दर्द आराम हो जाता है।

गठिया रोग में विरेचन कराना चाहिए। इसके लिए रोगी को शुद्ध एरण्ड तैल वा निशोथ अथवा हरड़ वा और किसी विरेचक औषधि जुल्लाव देना चाहिए। रोगी दुर्बल हो, तो एरण्ड तैल की वस्ति (ऐनिमा) प्रयोग करना चाहिए। एरण्ड का तेल आमवात की सबसे आमवात की सबसे उत्तम औषधि है।

दशमूल के क्वाथ के साथ एरण्ड का तेल सेवन कराने से कोख का दर्द (कुक्षिशूल) वस्ति (मसाने का) शूल व कमर का दर्द आराम हो जाता है।

सन्धिगत, अस्थिगत, मज्जागत वा सर्वाङ्गगत आमवात रोग में **"रास्नापंचक पाचन"**–रायसन, गिलोय, एरण्ड की जड़, देवदारु व सोंठ इन पाँच चीजों का क्वाथ बनाकर सेवन कराना चाहिए जुल्लाव देने की आवश्यकता होने पर इस क्वाथ के साथ एरण्ड का तैल मिलाकर सेवन कराना चाहिए।

योगराज गुग्गलु व सिंहनाद गुग्गलु–ये आमवात रोग की सबसे उत्तम प्रभावशाली औषधियाँ है। ये औषधियाँ सब तरह के आमवात रोग में

प्रयोग करनी चाहिये। मात्रा 3-6 माशा तक। अनुपान गर्म जल वा गर्म दूध।

रसोनपिण्ड—यह भी आमवात रोग की महौषधि है। मात्रा 3-6 माशा तक। अनुपान-जल।

त्रिफलादि लौह—इसके सेवन करने से दु:साध्य आमवात रोग भी आराम हो जाता है। यह औषधि पाण्डु, कामला, शोथ, शूल और विषमज्वरों में भी प्रयोग की जा सकती है।

प्रसारणी तैल, सैन्धवाद्य तैल, विजयभैरव तैल व महाविजय भैरव तैल आमवात रोग में मलने के लिए प्रयोग करने चाहिये। इनके मर्दन करने से सब तरह का आमवात रोग व वातव्याधियों में उपकार होता है।

शुष्ठीघृत—इस घी के सेवन कराने से आमवात व कमर का दर्द (कटिशूल) आराम हो जाता है।

वातरक्त व कुष्टरोग।

आमवात रोग के विषय में वर्णन कर चुके हैं। अब वातरक्त रोग और कुष्टरोग की भी साथ व्याख्या करेंगे। क्योंकि-वातरक्त व कुछ रोग दोनों प्राय: एक जातीय होते हैं। इनके निदान और लक्षण एक से होते हैं। तथा चिकित्सा विधि भी प्राय: मिलती जुलती सी होती है। इनमें सिर्फ भेद यही होता है, कि - वातरक्त रोग की अपेक्षा कुष्ट रोग आरम्भ से ही दुश्चिकित्स्य और भयावह होता है। वातरक्त रोग के आरम्भ में पहिले केवल वायु व रक्त का ही प्रकोप होता है और वह त्वचा व मांस को आश्रय करके होता है। पर कुष्ट रोग में आरम्भ से ही वात आदि तीनों दोषों का प्रकोप होता है और वह त्वचा, मांस, रक्त व शरीर के जलीय अंश (अम्बुपदार्थ) को आश्रय कर उत्पन्न होता है। वातरक्त रोग विशेषत: कभी तो पादमूल (पैरों की जड़) से और कभी हाथों की अँगुलियों से भी उत्पन्न होकर सर्प के विष के समान धीरे-2 सारे शरीर में फैल जाता है। कुष्ट रोग के होने का ऐसा कोई विशेष नियम नहीं है अर्थात् वह सारे शरीर के किसी भी हिस्से में उत्पन्न हो जा सकता है। वातरक्त रोग की यदि आरम्भ से ही सावधानी से चिकित्सा न की जाय, वह क्रमश: गम्भीर धातुओं का आश्रय कर कुष्ट रोग का स्वरूप धारण कर लेता है। उस समय वातरक्त और कुष्ट में कोई भी भेद नहीं रहता। सारांश यह कि-प्रबल वातरक्त

रोग में शरीर सड़े हुए पेठे के फल के समान हो जाता है। कुष्ट रोग में भी ऐसा ही होता है, तथापि कुष्टरोग में पचन क्रिया (सड़ने का क्रम) बहुत प्रबल होती है।

वातरक्त व कुष्ट का निदान—विरुद्ध भोजन (दूध मछली आदि एक साथ खाना) अभ्यसन (पहिले किये हुये भोजन के हजम होने के पूर्व ही पुनर्वार भोजन करना) अति क्रोध, रात में जागना, दिन में सोना, अधिक आँच सेकना, धूप सेकना, अधिक चलना फिरना, मलमूत्र आदि वेग रोकना, घोड़े आदि की सवारी में चलते-2 खाना, सड़ा हुआ, सूखा व वासी अन्न खाना या अधिक मछली मांस खाना तथा पापकर्मो का करना आदि आहार विहारे वातरक्त व कुष्टरोग उत्पन्न होता है।

वातरक्त व कुष्ट के लक्षण—शरीर में जगह-2 पर काले, सफेद वा ताम्रवर्ण के दाग उठना या ततैंय्या के काटने के समान शोथ (सोजा) होना, शरीर का विवर्ण होना, दाह होना, शरीर में चिउिटियों के चलने के समान वा चिउटियों के काटने के समान मालूम पड़ना, खुजली होना, सुई चुभाने के समान दर्द होना, शरीर में जगह-2 पर स्पर्श शक्ति का लोप हो जाना (शरीर का शून्य पड़ जाना), अधिक पसीना आना व पसीना बिल्कुल न आना, शरीर में जगह-2 पर रुखा व चिकना सोजा, चबके या चमचमाहट के समान दर्द होना, सामान्य चोट फटाक से ही घाव हो जाना और घाव का चिरस्थायी हो जाना, घाव के सूख जाने पर भी घाव की जगह रूखी रहना तथा खून का रङ्ग काला हो जाना। ये लक्षण वातरक्त (खून का बिगाड़) व कुष्ट (कोढ) रोग में होते हैं।

वातरक्त व कुष्ट रोग के किस धातु का आश्रय करने पर कैसे-2 लक्षण होते हैं, यह आगे बताया जाता है, सुनो—

रसधातु गत होने पर—अंगों की विवर्णता व रूक्षता, स्पर्श शक्ति का लोप होना, रोमाञ्च व अधिक पसीना आना। **रक्तधातुगत** होने पर खुजली चलना व अधिक पीप का बहना। **मांसधातुगत** होने पर शोथ की कठिनता, मुँह का सूखना, पिड़का अर्थात् छोटी-2 खुजली वाली फुन्सियों के समान शोथ होना और फोड़ों का निकलना। **मेदधातुगत होने पर**-हाथ पैर की अंगुलियों का गिरना, शरीर का टेढा होना व घाव का बढ़ना। **अस्थि व**

मज्जागत होने पर-नाक का झिर जाना या बैठ जाना, आँखों का लाल रहना, घाव में क्रिमियाँ हो जाना और स्वरभङ्ग होना ये लक्षण हुआ करते हैं। **शुक्र वा शोणित** स्त्रियों का रज) धातु का आश्रय करने पर - उपरोक्त सबके सब लक्षण उपस्थित हो जाते हैं। इसके अतिरिक्त इस प्रकार के दुष्ट शुक्र व शोणित स्त्री पुरुष की जो जो सन्तान उत्पन्न होती है वह कुष्ट रोग लिए उत्पन्न होती है।

वातरक्त व कुष्ट रोग रस, रक्त व मांसगत होने पर विचारपूर्वक चिकित्सा करने से वे साध्य हो सकते हैं। परन्तु भेद, अस्थि, मज्जा व शुक्रगत होने पर ये असाध्य हो जाते हैं। वातरक्त विशेषत: कुष्ट अति विपज्जनक रोग होता है। इसलिए इनके आरम्भ से ही उचित चिकित्सा अवलम्बन करना चाहिए।

आयुर्वेद शास्त्र में दाद, खुजली, पामा विचर्चिका, लूता व धवल (सफेद कोढ़) आदि क्षुद्र रोग भी कुष्ट रोग में शामिल किये गए हैं और कुष्ट रोग की चिकित्सा के साथ ही उनकी भी चिकित्सा कही गई हैं परन्तु लोक में वातरक्त व कुष्टरोग जितने भयंकर रोमाञ्चकारी रोग माने जाते हैं, ये दद्रु आदि इस प्रकार के नहीं होते। बल्कि इनको क्षुद्र रोगों में गिना जाता है। इसलिए इन (दाद आदि) रोगों का वर्णन यहाँ पर न करके आगे क्षुद्र रोगों के वर्णन के साथ इनकी चिकित्सा आदि का भी वर्णन किया जायेगा।

वातरक्त व कुष्टरोग की चिकित्सा-वातरक्त व कुष्टरोग में रक्तमोक्षण (जोंक आदि लगा कर खून निकालना) विरेचन देना व स्निग्ध शीतल द्रव्यों का प्रलेप करना उत्तम व आवश्यकीय होता है। शरीर में बड़ा भयानक दाह व सुई चुभोने के समान दर्द होने पर जोंक लगा कर खून निकालना चाहिए।

वाँसा, गिलोय व अमलतास इनका काढा बना कर उसमें एरण्ड का तेल मिला कर विरेचन कराने के लिए पिलाना चाहिए। इसके अभ्यास से सर्वाङ्ग गत वातरक्त व कुष्टरोग तक दूर हो जाता है। इन रोगों में एरण्ड तैल की पिचकारी देना बहुत लाभदायक होता है।

एरण्ड के बीज, गिलोय, सौंफ, जीरा व खरेंटी के बीज इन सब चीजों को बकरी के दूध में पीस कर शोथ की जगह पर बार-बार लेप करना चाहिए।

हरड़ वड़ी, करञ्जवे, सफेद सरसों, हल्दी, वावची, सेंधा नमक व वायविडंग इन सब चीजों को गो मूत्र के साथ पीसकर लेप करना चाहिए।

मनशिल, हरताल, कालीमिर्च, सरसों का तेल व आँक का दूध इन सब चीजों को पीस कर लेप करने से वातरक्त व कुष्टरोग में उपकार होता है।

प्रतिदिन उपयुक्त मात्रा में गोमूत्र पीने से भी वातरक्त व कुष्टरोग में उपकार होता है।

चाल मुँग के बीजों की गिरी, मोम व गन्धक का चूर्ण एक साथ पीस कर लेप करने से भी विशेष लाभ होता है।

पञ्चनिम्ब चूर्ण—नीम के पत्ते, जड़, छाल, फूल व फल समान भाग का चूर्ण बनाकर घी, शहद, गोमूत्र, जल, आंवले का रस रस व दूध के साथ उपयुक्त मात्रा में प्रतिदिन सेवन करने से एक वर्ष का वातरक्त व कुष्टरोग आराम हो जाता है। पथ्य-दूध, घी व पुराने चावलों का अन्न आदि। मांस मछली सेवन वर्जित।

वातरक्तान्तक रस, गुडुच्यादि लौह, अमृतांकुर लौह व माणिक्य रस-ये सब औषधियाँ वातरक्त व कुष्ट रोग में साधारणतः प्रयोग की जाती है। अनुपान-धनिया व पटोलपत्र का क्वाथ, अथवा नीम के फूल, पत्ते व छालका रस। रसमाणिक्य का अनुमान घी व शहद है।

गुडूची, मध्यम गुडूची व बृहत् गुडूची और महारुद्र गुडूची तैल, सोमराजी तैल व बृहत् सोमराजी तैल, मरिचाद्य तैल वा कन्दर्पसार तैल—ये सब तैल वातरक्त व कुष्ट रोग की बहुत प्रसिद्ध व उपयोगी औषधियाँ हैं। प्रतिदिन इनमें से किसी एक तैल का मर्दन कराना चाहिए। इन सब तेलों के मलने से त्वचा की दुष्टि रक्तदुष्टि व पित्त दुष्टि का निवारण होता है।

शतावरीघृत, पञ्चतिक्त व महातिक्त घृत—वातरक्त व कुष्टरोग की महौषधियाँ है। मात्रा - 6 माशा से-2 तोला तक। अनुपान दूध शीलगर्म।

★ उन्माद (बावलापन) रोग ★

प्रश्न-गुरुवर! मुझे एक बात स्मरण हो गई है - कि लोगों ने उन्माद

वायुरोग नाम से प्रसिद्ध है, फिर आपने वातव्याधियों के वर्णन में इसका कहीं उल्लेख नहीं किया, क्या कारण है?

उत्तर-उन्माद रोग में वायु के लक्षण अधिक देख कर ही लोग इस को वायुरोग कहते हैं। परन्तु यह वात जनित असाधारण वातव्याधि नहीं है, क्योंकि-उन्माद रोग की उत्पत्ति वात आदि तीनों दोषों से हुआ करता है। इसके अतिरिक्त यह शारीरिक रोग भी नहीं है, बल्कि मानस रोग है। इसलिए ही वातव्याधि-प्रकरण में उन्माद रोग का उल्लेख नहीं किया गया है।

प्रश्न-उन्माद रोग की उत्पत्ति कैसे होती है और उन्माद रोग के लक्षण व चिकित्सा क्या है?

उत्तर-अनियमित आहार विहार से वायु, पित्त व कफ दुष्ट होकर बुद्धि के अधिष्ठान हृदय व हृदयाश्रित मनोवहा धमनियों को दूषित कर बुद्धि व स्मरण शक्ति को नाश कर मनुष्य के चित्त को विकृत कर देते हैं, इससे ही उन्माद रोग उत्पन्न होता है, इसके अतिरिक्त विष खाजाना, एकाएक अतिभय व अतिहर्ष, धातुक्षय, धननाश, बन्धुनाश अथवा अभिलषित कामिनी (स्त्री) का न मिलन। इस प्रकार के कारणों से भी वात आदि दोष कुपित होकर चित्त को विकृत करके उन्माद रोग उत्पन्न कर देते हैं। जिन पुरुषों का मानसिक बल व सत्वगुण कम रहता है साधारणत: ऐसे पुरुषों को ही उन्माद रोग होते देखा जाता है। प्रथमोत्पन्न अप्रवृद्ध उन्माद रोग "मद" नाम से कहा जाता है।

उन्माद के लक्षण-बुद्धिभ्रम, चित्त की चंचलता, अस्थिर दृष्टि वा विमार्ग दृष्टि, अस्थिरता, असम्बद्ध (ऊटपटाँग) वाक्य कहना व हृदयशून्यता (विचाररहित) ये उन्माद रोग के साधारण लक्षण होते हैं। इसके अतिरिक्त अकारण हँसना, मुसकाना, कभी खुशी में आकर नाचना गाना और बातचीत करना, हाथ पैरों को पटकना, दौड़ना, बिना किसी शोक-दु:ख जनक कारण के रोना, किसी की बात सहन न सकना, कपड़े लत्ते शरीर से उतार कर नङ्गा होना डराना धमकाना, जल्दी-2 चलना या भागना, कभी बहुत अधिक बोलना और कभी बार-2 पूछने पर भी कुछ न बोलना या बहुत कम कहना, अरुचित, नारिप्रयता, एकान्तवास पसन्द करना, कभी नींद अधिक आना और कभी बिल्कुल न आना तथा अपनी गुप्त बातों को सर्वसाधारण के पास कह डालना

आदि लक्षण उपस्थित होते हैं। किसी किसी को इस रोग के समय देवता व ब्राह्मणों में अधिक भक्ति हो जाती है और किसी-2 को इनके बिल्कुल द्वेष हो जाता है, कोई-2 बहुत पवित्रता के साथ रहने लगते हैं और कोई-2 बिल्कुल आचारभ्रष्ट होकर गन्दगी पसन्द करते हैं, कोई-2 बिल्कुल शान्तभाव से रहते हैं और कोई-2 बिल्कुल निष्ठुर हो जाते हैं उन्माद रोग में इस प्रकार सैकड़ों लक्षण उपस्थित होते हैं, जिन सबका इस छोटे निबन्ध में वर्णन नहीं किया जा सकता। बड़े-2 संहिता ग्रन्थों के अनुशीलन व रोगी पर्यवेक्षण से तुम स्वयं समझ सकोगे।

चिकित्सा-उन्माद रोग की चिकित्सा करना बहुत कठिन काम है। क्योंकि-इस रोग का रोगी चिकित्सक व परिचारक किसी के भी इच्छाधीन नहीं रहता, वह अपनी इच्छाधीन सब कुछ किया करता है, किसी तरह भी यथावत् पथ्य व अपथ्य सम्बन्धी सलाह पर नहीं चलता, यहाँ तक कि- बहुत समय उसको किसी तरह की औषधि भी नहीं खिलाई जा सकती। रोगी विविध प्रकार के उत्पात करता है। इसलिए उन्माद रोग की चिकित्सा रोगी की सेवा शुश्रूषा करने वालों के ऊपर ही अधिक निर्भर करती है।

जिस प्रकार की बातचीत करने से, जिस प्रकार की कथा कहानी सुनाने से, जिस प्रकार का विश्वास दिलाने से वा जिस प्रकार का कार्य करने से रोगी के विक्षिप्त (चंचल) मन को अपेक्षा से अधिक समय तक एक जगह स्थिर रखा जाय, और जिस तरह से रोगी औषधि सेवन करे व यथा सम्भव नियमानुसार चले, ऐसे उपाय अवलम्बन करने चाहिये। रोगी की अवस्था के अनुसार कभी--कभी रोगों को प्यार से मीठी-मीठी बातों से सन्तुष्ट करना, कभी डराना धमकाना, कभी ताड़ना करना (मारना) और कभी-कभी उसको रस्से आदि से बाँध कर भी रखना पड़ता है। इसलिए उन्माद-रोगी की परिचर्या के लिए बुद्धिमान् अनुभवी, साहसी, बलवान् व चतुर आदमी को चुनना आवश्यकीय होता है। क्योंकि-हम पहले ही बता चुके हैं, कि-उन्माद रोग में परिचर्या से ही अधिक लाभ होता है।

उन्माद रोगी के चंचल चित्त को स्थिर करना ही एक मात्र चिकित्सा है। यदि किसी मनोवांछित प्रियवस्तु के न मिलने के कारण उन्माद रोग हुआ हो, तो यदि उस वस्तु का मिलना सम्भव हो, तब वह लाकर रोगी को देना चाहिए,

अथवा उसको इस तरह का विश्वास बैठा देना चाहिए, कि-जिससे उसको विश्वास हो जाय कि - उस वस्तु को वह अवश्य ही पा जायेगा। उन्माद रोगी को प्रतिदिन धारोष्ण दूध पिलाना हितकर है। जिस तरह से रोगी को कोष्ठ साफ रहे इस ओर विशेष ध्यान रखना चाहिए। यदि दस्त साफ न आता हो, तो दस्त कराने के लिए एरण्ड का तैल का जुल्लाव या पिचकारी प्रयोग करनी चाहिए और प्रतिदिन त्रिफला (हरड़, वहेड़ा, आमला) का फाण्ट बनाकर पिलाना चाहिए। शतावर का रस सेवन कराना वा पुराना घी उन्माद रोग के लिये विशेष लाभदायक औषधि है।

ब्राह्मी वूटी का रस 4 तोलास, कूठ का चूर्ण-2 माशा व शहद 8 माशा अथवा पुराने पेठे के बीजों का चूर्ण 8 माशा कूठ का चूर्ण-2 माशा व शहद 8 माशा या सफेद वच का चूर्ण 8 माशा, कूठ का चूर्ण-2 माशा व शहद 8 माशा ये तीनों प्रयोग उन्माद रोग की विशेष फलदायक औषधियाँ हैं।

चतुर्मुख, चिन्माणि चतुर्मुख, योगेन्द्ररस, मकरध्वज (अभाव में रस सिन्दूर)—ये सब औषधियाँ उन्माद रोग में विशेष लाभदायक होने के कारण सब ही वृद्धवैद्य व्यवहार करते हैं। अनुपान-शहद में मिलाकर चाटने के अनन्तर त्रिफला का जल, शतावर का रस, तुलसी के पत्तों का रस व पान के रस के साथ सेवन कराना चाहिए।

चैतसघृत, महाचैतसघृत, पानीयघृत व क्षीरकल्याण घृत-ये उन्माद रोग की सर्वात्तम औषधियाँ हैं। मात्रा-6 माशा से-2 तोले तक। अनुपान - गर्म दूध व चीनी।

जिस प्रकार तैल वातव्याधि की प्रधान औषधि है, उसी प्रकार उन्माद रोग के लिए चैतसघृत आदि भी प्रधान औषधि है। इसलिए रोगी को अवश्य ही ऊपर कहे हुए घृतों में से किसी एक घृत को अवश्य ही अवश्य ही ऊपर कहे हुए घृतों में से किसी एक घृत को अवश्य ही व्यवस्था करना चाहिए, शरीर पर मलने के लिए पुराना घी सौ बार पानी से धोकर मलना चाहिए।

उन्माद रोग में विचार पूर्वक वातव्याधि में कही हुई औषधियाँ और "**वायुच्छायासुरेन्द्र तैल**"—मध्यम नारायण, विष्णु व हिम सागर तैल आदि भी व्यवस्था करना चाहिए।

अपस्मार (मृगी) रोग।

अपस्मार रोग की सम्प्राप्ति तथा चिकित्सा उन्माद रोग के समान होती है। इसलिए अब अपस्मार रोग का वर्णन करते हैं, सुनो—

सम्प्राप्ति–उन्माद रोग को उत्पादन करने के समान अपस्मार रोग को भी वात आदि तीनों दोष चिन्ता शोक आदि कारणों से अत्यधिक कुपित होकर हृदय में अवस्थान करके स्मृति (ज्ञान) को नाश करके अपस्मार रोग को उत्पन्न कर देते हैं। इस रोग में स्मरण शक्ति नष्ट हो जाती है। इसलिए इसका नाम अपस्मार रखा गया है।

लक्षण—अन्धेरा देखना (ज्ञान का अभाव) नेत्रों का विकृत होना व हाथ पैरों का फैंकना ये अपस्मार रोग के साधारण लक्षण हैं। अपस्मार रोग में बीच-2 में संज्ञा (होश) होती है और फिर रोग वे होश हो जाता है। **वायु का प्रकोप** अधिक होने पर-रोगी काँपता है, दाँतों से दाँतों को चबाता है, मुँह से फेन निकालता है, जल्दी-2 साँस लेता है और होश हो जाने पर लाल वा काले रङ्गके कल्पित प्राणियों को देखता है। **पित्त का प्रकोप** अधिक होने पर-रोगी का शरीर, मुख से निकलने वाला फेन और उसका मुख व नेत्र पीले होते हैं, तथा होश आ जाने पर वह पीले व लाल रङ्ग के अवास्तविक (कल्पित) प्राणियों को देखता है। **कफ का प्रकोप** अधिक होने पर - रोगी के मुख से निकला हुआ फेन, अङ्ग, मुख व नेत्र सफेद रङ्ग के अस्वाभाविक प्राणियों को देखता है तथा अपस्मार का वेग (मृगी का दौरा) देर में दूर होता है अर्थात् वातपित्त प्रधान में जिस प्रकार शीघ्र ही मृगी का दौरा दूर हो जाता है, इसमें उस प्रकार शीघ्र नहीं छूटता, बल्कि दौरा, बहुत देर तक रहता है।

साधारणतः कुपित हुए दोष एकपक्ष (15 दिन), एक महीना बारह दिन के अनन्तर अथवा इससे कुछ आगे पीछे अपस्मार का दौरा कर देते हैं। यह अपस्मार रोग बहुत विपज्जनक (खतरनाक) रोग है, कब किस समय कहाँ पर (बुरी भली जगह पर) दौरा आ जाय कुछ ठीक नहीं रहता। अग्नि, जल व वृक्ष आदि ऊँची जगहें अपसमार रोगी के लिए बहुत, विपज्जनक समझना चाहिए।

चिकित्सा–उन्माद रोगी की जो पहिले बता चुके हैं, अपस्मार रोग की

भी वही चिकित्सा विधि है। इसलिए उन्माद रोग में कहे हुए सब उपाय व औषधियाँ इस रोग में व्यवस्था करना चाहिए।

स्वल्प पंचगव्य व महा पंचगव्य घृत-इस रोग की महौषधियाँ हैं।

मूर्छा व संन्यास रोग।

जिस प्रकार अपस्मार रोग में संज्ञा लोप हो जाती है, मूर्च्छा व संन्यास रोग में भी उसी प्रकार संज्ञानाश हो जाती है। इसलिए प्रसङ्गवश यहाँ पर मूर्छा व संन्यास रोग का वर्णन किया जाता है, सुनो-

मूर्छा-अनियमित आहार विहार से, विष खा जाने से अथवा अतिशोक वा अतिभय से वात आदि तीनों दोष कुपित होकर जय मन के अधिष्ठान चक्षु-अदि इन्द्रियों और संज्ञावाहक स्नायुओं को आवृत कर देता है, तत्क्षण मनुष्य मूर्छित होकर गिर पड़ता है। उस समय उस को सुख दु:ख कुछ भी मालू नहीं होता, वह लकड़ी के समान निर्जीव होकर गिर जाता है। जिनका मानसिक बल व सत्वगुण कम होता है, प्राय: उनको ही मूर्छारोग हुआ करता है मूर्छा रोग में **वायु का प्रकोप** अधिक होने पर रोगी आकाशमार्ग को नीला, काला वा लाल वर्ण का देखते-देखते मूर्छित होता है। **पित्त का प्रकोप** अधिक होने पर - रोगी आकाशमार्ग को लाल पीला वा हरे रङ्ग का देखते-2 मूर्छित होता है। **कफ का प्रकोप** अधिक होने पर - रोगी आकाश को मेघाछन्न (बादल से घिरा हुआ) या घोर अन्धकारवृत (गाढ़े अन्धेरे के पर्दे से ढका हुआ जैसे) देखते-2 मूर्छित होता है। मूर्छा रोग में यद्यपि थोड़ा बहुत तीनों दोषों का प्रकोप होता है, परन्तु तथापि पित्त को ही इस रोग का प्रभु (प्रधान) जानना चाहिए।

संन्यास रोग - संन्यास रोग में वात आदि तीनों दोष अधिकतर कुपित होकर प्राणों के अधिष्ठान हृदय को आश्रय कर बोलने की शक्ति, शरीर व मन की चेष्टाओं को नष्ट करके मनुष्य को संन्यस्त (बिल्कुल बेहोश) कर देते हैं। यह संन्यासरोग पीड़ित मनुष्य काष्क के समान निष्क्रिय और मृतवत् संज्ञाहीन हो जाता है।

मूर्छा रोग की चिकित्सा-मूर्छा रोग में पित्त प्रधान होता है। इसलिए इसमें शीतल जल का निषेक (धार छोड़नी), ठंड़े पानी के छींटे मारना,

नहाना, चन्दन आदि शीतल द्रव्यों का लेप करना, शीतल पंखा करना और कपूर आदि शीतल सुगन्धित द्रव्यों से सुवासित जल पिलाना अच्छा होता है। प्रतिदिन धारोष्ण दूध सेवन करने से मूर्छा रोग आरोग्य हो जाता है।

वेर की गिरी, कालीमिर्च, खश व नागकेशर इन सब चीजों को ठंडे पानी में घोट कर सेवन कराने से या पीपल का चूर्ण शहद में मिला कर सेवन कराने से मूर्छा रोग में उपकार होता है। प्रतिदिन रात को त्रिफला का चूर्ण शहद के साथ और प्रातः काल अद्रक व गुड़ मिलाकर सेवन करने से मूर्छा रोग का निवारण होता है। ताम्रभस्म, खश व नागकेशर का चूर्ण समान भाग मिलाकर-2 रत्ती मात्रा में शीतल जल के साथ सेवन कराने से मूर्छा रोग आराम हो जाता है।

योगेन्द्र रस, मूर्छान्तक रस, चिन्तामणिचतुर्मुख व चन्द्रोदय मकरध्वज-मूर्छा रोग की महौषधियाँ हैं। अनुपान त्रिफला का जल, शतावर का रस, पखल का रस व पान का रस आदि।

तिल का तेल वा फुलेल तैल मूर्छा रोगी के शिर पर मलना चाहिए वृद्ध चिकित्सक गण "वायुच्छायासुरेन्द्र तैल" और वातव्याधि में कहे हुए और-2 तैलों को, भी विवेचना पूर्वक मूर्छा रोग में प्रयोग करते हैं।

संन्यास रोग की चिकित्सा-संन्यास रोग अति भयंकर और शीघ्र प्राणनाश करने वाला रोग है। रोग के उपस्थित होते ही यदि होश में लाने के लिए सुई से वींधना, तीक्ष्ण नस्य व अंजन, वालों को खींचना, गर्म लोहे की सलाई आदि से रोगी के नाखूनों के पास जलाना और कौंचकी फली के काँटे चुभोना आदि शीघ्र ही होश में लाने वाली क्रियायें न की जावें, तो रोगी, फिर होश में नहीं आता अर्थात् मर जाता है।

ऊपर लिखे अनुसार क्रियाओं के करने से रोगी के सचेत होने पर उसको स्वस्थ करने के लिए स्वास्थ्यकर पथ्य देना चाहिए और प्रतिदिन धारोष्ण दूध पिलाना चाहिए तथा कम से कम एक सप्ताह तक "मकरध्वज" पूर्वोक्त अनुपान के साथ सेवन कराना चाहिए।

अम्लपित्त (गला जलना, खट्टे डकार) रोग।

प्रश्न-अम्लपित्त रोग किसको कहते हैं? वह किस तरह से उत्पन्न होता है? और उसके लक्षण व चिकित्सा क्या है?

उत्तर-पहिले से संचित हुए पित्त-पित्त बढ़ाने वाले आहार विहार आदि के सेवन करने से विदग्ध होकर अम्लपित्त रोग में परिणत हो जाता है। पित्त के विदग्ध होने से ही अम्लास्वाद (खट्टास्वाद) होता है। इसलिए इस रोग का नाम अम्लपित्त कहा जाता है। पित्त के विदग्ध होने से भुक्त-आहार अच्छी तरह से परिपाक नहीं होता, जो कुछ परिपाक होता है, वह भी अम्लरस में परिणत हो जाता है। इस लिये ही अम्लपित्त रोग में खट्टे डकार आना आदि उपद्रव होते हैं।

अम्लपित्त रोग में - भुक्त आहार का न पचना, अग्निमान्द्य, कड़वे व खट्टे डकार, छाती व गले का जलना, पेट, हाथ, पैर व मस्तक में जलना, शिरदर्द, कम्प (काँपना), शरीर में सुईसा चुभना, शरीर का ढीला पड़ना, शूल के समान दर्द, आँखों के सामने अँधेरी आना, रोमाञ्च होना, शरीर में खुजली व बहुत सी छोटी-2 फुन्सियों का उठना आदि विविध लक्षण उपस्थित होते हैं।

अम्लपित्त रोग दो प्रकार का होता है - अधोगत व उर्द्धगत। **अधोगत अम्लपित्त रोग में** - हरा पीला आदि विविध रंग का दुर्गन्धित मल निकलता है। **उद्ध्र्वगत अम्लपित्त में** - हरा पीला आदि विविध रंग और खट्टे, चरपरे व कड़वे आदि रस और बहुत लेशदार (पिच्छिल) वा मास धोने के जल के समान वमन (कै) होती है। किसी-2 रोगी को बीच-2 में एक बड़ा दस्त होता है। भोजन किये हुए अन्न के न पचने के कारण दस्त अच्छी तरह साफ नहीं होता और पेट कठिन होता है। अम्लपित्त रोग अधिक दिन का पुराना हो जाने पर याप्य होता है। किसी-2 के बहुत बड़े कठिन उपाय अवलम्बन करने से आराम भी हो जाता है।

अम्लपित्त रोग में शूल चुभाने के समान पेट में प्रबल होने पर लोक में उसका "अम्लशूल" नाम हो जाता है।

चिकित्सा-उर्द्धग अम्लपित्त रोग में वमन कराना और अधोग अम्लपित्त रोग में विरचन कराना लाभदायक होता है। पटोलपत्र व नीम के पत्तों के क्वाथ में मैनफल, शहद व सेंधानमक मिला कर यह काढत्रा वमन कराने के लिए पिलाना चाहिए। शहद व आमलों के रस के साथ निशोथ का चूर्ण 6 माशा वा उपयुक्त मात्रा में मिला कर विरेचन के लिए प्रयोग करना चाहिए।

शहद के साथ पीपल का चूर्ण अथवा सांयकाल में चीनी के साथ पके हुए जम्बीरी निम्बुका रस सेवन करने से अम्लपित्त रोग शान्त हो जाता है।

छिलका निकाले हुए जौ, अडूसे के व आम से इनके काढ़े में दालचीनी, तेजपात, छोटी इलायची का चूर्ण व शहद मिला कर सेवन कराना चाहिए। पथ्य-मूँग का यूष।

सोंठ व पटोलपत्र का क्वाथ सेवन करने से अम्लपित्त रोग के पित्त, कफ, खुजली व वमन उपद्रव शान्त हो जाते हैं। पटोलपत्र, सौंठ, गिलोय व कुटकी इनका काढा सेवन करने से वेदना, दाह व वमन आदि उपद्रव शान्त हो जाते हैं। जौ, पीपल व पटोलपत्र का क्वाथ सेवन करने से अरुचि, अम्लपित्त व वमन रोग का निवारण होता है।

गिलोय, नीम की छाल, पटोलपत्र व त्रिफला इनका शीत कषाय शहद के सेवन करने से अम्लपित्त रोग में विशेष लाभ होता है।

दशाङ्ग कषाय-अडूसे की छाल, गिलोय, पित्तपापड़ा, नीम की छाल, चिरायता, भंगरा, त्रिफला व पटोलपत्र इनके काढे में शहद मिला कर सेवन करने से अम्लपित्त रोग आराम हो जाता है।

पञ्चनिम्वादि चूर्ण-नीम की छाल, पत्ते, फूल, जड़ व फल इन सबका 1 भाग, विधायरे की जड़-2 भाग, जौंका सत्तू 10 भाग इन सबके साथ चीनी मिला कर मीठा कर देना चाहिए। मात्रा-2 तोला अनुपान-शहद व शीतल जल। इसके सेवन करने से अम्लपित्त व पित्तकफ जनित शूल रोग का निवारण होता है।

अविपत्तिकर चूर्ण-सोंठ, मिर्च, पीपल, हरड़, वहेड़ा, आवंला, नागरमोथा, कालानमक, वायविडंग, इलायची दाने व तेजपात प्रत्येक का

चूर्ण 1 तोला, लौंग का चूर्ण 11 तोला, निशोथ का चूर्ण 44 तोला व चीनी 66 तोला इन सब चीजों का चूर्ण एक साथ मिला कर रख देना चाहिए। आवश्यकता के समय उपयुक्त मात्रा में सेवन कराने से अम्लपित्त रोग, मलमूत्ररोध व अग्निमान्द्य आदि बहुत से रोगों को आराम करता है।

शुण्ठीखण्ड, पिप्पलीखण्ड व सौभाग्य शुण्ठीमोदक-अम्लपित्त रोग की प्रसिद्ध औषधियाँ है। मात्रा - 6 माशा से 1 तोला तक। अनुपान - दूध व जल।

अम्लपित्तान्तक लौह, पानीय भक्तवटी व लीलाविलास रस-ये अम्लपित्त रोग की सर्वोत्तम औषधियाँ हैं। अनपान-पेठे का रस, आमले का रस, शतावर का रस व चीनी का सर्वत आदि।

शूल रोग में कहे हुए - **धात्रीलौह, नारिकेल खण्ड व नारिकेल लवण**-आदि औषधियाँ अम्लशूल रोग में व्यवस्था करना चाहिये

श्रीवल्तैल की मालिश कराने से अम्लपित्त रोग आराम हो जाता है। यह अम्लपित्त व शूल रोग के लिए सबसे उत्तम तैल है।

शूल, परिणामशूल व अन्नद्रव शूल रोग।

प्रश्न-गुरुवर! आपने उपदेश किया है, कि अम्लशूल में शूलरोग में कड़ी हुई धात्रीलौह आदि औषधियाँ व्यवस्था करना चाहिए। इसलिए जिज्ञासा है, कि अम्लपित्त व शूल क्या एक जातीय रोग हैं?

उत्तर-अम्लपित्त व शूलरोग एक जातीय रोग न होने पर भी इनके वेदना आदि बहुत से लक्षणों का सादृश्य होने के कारण तथा इनकी चिकित्सा भी एक समान होने के कारण ये एक ही जाति के रोग हैं। अम्लपित्त रोग में पित्त की प्रधानता रहती है और शूल वायुप्रधान रोग है। इसलिए अम्लपित्त में जलन अधिक होती है और दर्द अपेक्षा से कम होता है, पर शूलरोग में दर्द अधिक होता है। और जलन अपेक्षा से कम होती है।

प्रश्न-शूल किसे कहते हैं? और उसकी उत्पत्ति, लक्षण व चिकित्सा किस प्रकार की है?

उत्तर-शूल शब्द का साधारण अर्थ वेदना अर्थात् दर्द है, परन्तु यहाँ पर रोग का नाम (रूढि) ही शूल समझना चाहिए। शूल रोग प्रबल होकर इतना यन्त्रणादायक होता है, कि रोगी उसको सहन न कर सकने के कारण बहुत समय आत्महत्या करने तक को तैयार हो जाता है। यहाँ तक कि बहुत से आत्महत्या कर भी डालते हैं।

शूलरोग की उत्पत्ति व लक्षण-अपने-अपने प्रकोपक कारणों से वात आदि दोष कुपित होकर ये स्वयं पृथक्-पृथक् अथवा मिलित होकर शूल रोग को उत्पन्न कर देते हैं। **वातजनित शूल**-हृदय, दोनों पार्श्व, पृष्ठ (पीठ), त्रिकदेश (चूतड़ों के बीच का भाग) व मूत्राशय में उत्पन्न होता है तथा वायु के प्रकोप के समय अर्थात् भुक्त आहार के जीर्ण होने पर, सायं काल के समय, मेघोदय (आसमान में बादल घिरने) के समय और वर्षा व शीतलकाल में बढ़ता है। इसमें मल व अधोवायु रुक जाती है और सुई चुभोने के समान व टूटने के समान दर्द होता है। स्वेद करना, तेल आदि मलना व दर्द की जगह पर हाथों से मलना और स्निग्ध, उष्ण भोजन कराने से शूल की शान्ति हो जाती है।

पित्तजनित शूल-नाभि देश में उत्पन्न होता है और पित्त के प्रकोप के समय अर्थात् मध्यान्ह के समय, आधी-रात के समय, भोजन किये हुए अन्न के पचने के समय व शरदऋतु में पित्तशूल बढ़ता है। इनमें प्यास, दाह, शरीर का घूमना व चूसने के समान पीड़ा दर्द होता है। शीतकाल में व शीतलक्रियाओं से और सुस्वादु व शीतल आहार से इस शूल को आराम होता है।

कफजनित शूल-आमाशय में उत्पन्न होता है, और कफ के प्रकोप के समय अर्थात् भोजन करने के अनन्तर ही, पूर्वान्ह (प्रातः काल) और शीत व वसन्त ऋतु में यह शूल अधिक यन्त्रणादायक (दुःखदायक) होता है। इसमें वमनवेग, खाँसी, शरीर का ढीला पड़ जाना (अवसाद), अरुचि, मुख से जल गिरना टट्टी साफ न होना व शिर में बोझ सा मालूम देता है।

त्रिदोष जनित शूल-तीनों दोषों के लक्षण लिए होता है। यह बहुत कष्टदायक और विष व वज्र के समान भयानक होता है। चिकित्सक लोग इसको असाध्य कहते हैं।

आमजनित एक और तरह का शूल होता है, उसको **"आमशूल"** कहते हैं। इस शूल में दिल मिचलाना, वमन, पेट में गुड़गुड़ शब्द होना और मलमूत्र का न निकलना आदि लक्षण उपस्थित होते हैं। यह प्राय: कफज शूल के समान होता है।

परिणामशूल-वायु अपने प्रकोपक कारणों से कुपित होकर कफ पित्त को साथी बना कर परिणाम नामक शूल को उत्पन्न कर देता है। भुक्त आहार के परिणाम अर्थात् परिपाक के समय इस शूल का प्रकोप होता है। परिणाम शूल में **वायु की** अधिकता से पेट का अफरना, पेट में गुड़-2 शब्द, मलमूत्र का रुकना व कम्प, **पित्त की** अधिकता से तृष्णा, दाह व पसीना आना **कफ की** अधिकता से वमन होना, जी मिचलाना, मूर्छा और बहुत देर तक रहने वाला थोड़ा-थोड़ा दर्द होता है।

अन्नद्रव शूल-जो शूल भोजन किये हुए आहार के परिपाक होने पर परिपाक के समय अथवा अपक्क अवस्था में होता है और पथ्य, अपथ्य, भोजन करने या न करने वा और कोई भी नियम पालन करने आदि कुछ उपाय से भी आराम न हो, उसको ही अन्नद्रव शूल कहते हैं। अन्नद्रव शूल में जब तक भोजन किया हुआ सब द्रव्य वमन (कै) कर न निकाला जाय तब तक रोगी का चैन नहीं पड़ता। वमन होते ही पित्त के जीर्ण होने पर शूल की शान्ति हो जाती है।

शूलचिकित्सा-वातज शूल रोग में कीचड़ (कर्दम) को आँच पर गर्म करके कपड़े में पोटली बाँध कर इस पोटली से पेट को सेकना चाहिए। सेक देने से पहिले पेट में तार्पीन आदि का तेल मलना चाहिए।

वातज शूल के प्रशम के लिए सोंठ व एरण्ड की जड़ के क्वाथ में हींग-2 रत्ती और सौंचल नमक 4 माशा मिला कर सेवन कराना चाहिए।

सौंचलनमक 1 भाग, पुरानी इमली-2 भाग, कालाजीरा 4 भाग, कालीमिर्च 8 भाग इन सब चीजों के चूर्ण को जम्वीरी निम्बू के रस में घोट कर बेर प्रमाण गोली बनाकर रखना। इस गोली के सेवन कराने से वातजशूल रोग आराम हो जाता है। अनुपान-गर्मपानी। मात्रा-1-2 गोली तक।

पित्तज शूल रोग में प्रतिदिन प्रात: काल शहद के साथ शतावर का रस

सेवन करने से पैत्तिकशूल वतज्जनित दाह शान्त हो जाती है।

शतावर, मुलेटी, खरेंटी, कुशकी जड़ व गोखरु इनके शीतकषाय में पुरानागुड़ वा चीनी मिला कर सेवन कराने से पित्तशूल का निवारण होता है।

मुलेटी के क्वाथ के साथ एरण्ड तैल (उपयुक्त मात्रा में) सेवन कराने से विरेचन होकर पित्तजशूल आराम हो जाता है।

आमले का चूर्ण शहद में मिला कर चाटने से भी पित्तशूल आराम हो जाता है।

कफज शूल रोग में -सेंधानमक, कालानमक, विड्नमक, पीपल पीपलामूल, चव्य, चीतें की जड़, सोंठ व हींग इन सब चीजों का चूर्ण गर्म पानी के साथ उपयुक्त मात्रा में सेवन कराने से कफजशूल की शांति होती है।

हींग 1 भाग, सौंचलनमक-2 भाग, सोंठ 4 भाग, हरड़ 8 भाग इन सबका चूर्ण गर्म पानी के साथ सेवन करने से कफज शूल आराम होता है।

दशमूल के काढ़े में थोड़ा सा यवक्षार प्रक्षेप देकर सेवन कराने से शूल रोग शान्त हो जाता है।

आम शूल में कफज शूलके समान चिकित्सा करनी चाहिये। द्वन्द्वज (दो दोषों से उत्पन्न हुए) शूल में मिश्र चिकित्सा करनी चाहिए। (पित्तशूल में व कफशूल में पृथक्-2 जो चिकित्सा कही गई है, पित्तश्लेष्म शूल में इन दोनों की चिकित्सा मिला कर करना चाहिए)।

शंखभसम 1 माशा, सेंधानमक व त्रिकटु (सोंठ, मिर्च, पीपल) इन सबका चूर्ण मिलित-2 माशा हींग-2 या 3 रत्ती इन सब चीजों का चूर्ण गर्म पानी के साथ सेवन कराने से कफप्रधान सान्निपातिक शूलरोग आराम हो जाता है।

गोमूत्र में शुद्ध करके भस्म किया हुआ मण्डूर 1 भाग व हरड़ वहेड़ा, आमला इन तीनों का चूर्ण 1 भाग घी व शहद के साथ मिला कर चटाने से भी त्रिदोषज शूल आराम हो जाता है।

परिणाम शूल चिकित्सा-शम्बूक (घों घों) की भस्म 1 माशा से लेकर 3 माशा मात्रा तक गर्म पानी के साथ सेवन कराने से परिणाम शूल रोग आराम

हो जाता है। इसको सेवन कराने से पहिले रोगी के मुख के भीतर घी चुपड़ देना चाहिए।

शम्बूकादि गुड़िका-घोंघेकी भस्म 1 तोला, त्रिकटु चूर्ण 1 तोला व पाँचो नमक मिला कर 1 तोला इन सब चीजों के चूर्ण को कुल्फे के रस में खरल करके 1 माशा प्रमाण गोली बना कर रखना। इन गोलियों को प्रातः काल व भोजन करने के थोड़ा पहिले गर्म पानी के साथ सेवन करने से परिणाम शूल आराम हो जाता है।

नारिकेल लवण-जिसके भीतर पानी हो ऐसे पके हुए नारियल को ऊपर को मिट्टी का लेप कर तथा उसको धूप में सुखाकर उपलों की आँच में रखकर फूँक देना चाहिए। जब देखे, कि-बाहर से लेपी हुई मिट्टी बिल्कुल लाल हो गई है, तब उसको आग से बाहर निकाल कर तथा ठंडा हो जाने पर उसको तोड़कर उसके भीतर का नमक मिश्रित गिरी की भसम का चूर्ण कर उसमें थोड़ा सा पीपल का चूर्ण मिलाकर सेवन कराना चाहिए। मात्रा-4 रत्ती से-2 माशा तक। अनपान-गर्म जल। यह परिणाम शूल रोग की महौषधि है।

अन्नद्रव शूल चिकित्सा-अम्लपित्त रोग में जो औषधियाँ कही गयी हैं, अन्नद्रव शूलरोग में भी वे सब औषधियाँ व्यवस्था करनी चाहियें।

धात्रीलौह-वैद्य लोग शूल रोग में बड़े आदर के साथ इस महौषधि का प्रयोग करते हैं। इसको सेवन करने से सब प्रकार का शूल व अम्लपित्त रोग आराम होता है। भोजन के पहिले, बीच में व अन्त में तीन बार 3 माशा मात्रा में भोजन के मिलाकर सेवन करना चाहिए। यदि भोजन में मिलाकर सेवन करना न चाहें, तो भोजन के अनन्तर एक वार 3 माशा मात्रा में दूध के साथ सेवन कराना चाहिए।

खण्डामल की, नारिकेलखरण्ड व हरीतकीखण्ड-ये शूल रोग की बहुत प्रसिद्ध औषधियाँ हैं। सब तरह के शूल रोग में ही इनके व्यवहार से विशेष लाभ होता है। मात्रा - 1 तोला से-2 तोला तक। अनुपान जल वा दूध।

शूलगजेन्द्र तैल व श्रीविन्तव तैल-इन तैलों के मलने से सब तरह का शूल रोग आराम हो जाता है।

विशेषवक्तव्य-अम्लपित्त रोग की औषधि शूलरोग में और शूलरोग की औषधि अम्लपित्त रोग में प्राय: ही प्रयोग की जाती है। इसलिए दोनों रोग के लक्षण आदि मिलाकर एक रोग की औषधि दूसरे रोग में व्यवस्था करना चाहिए।

शिरोरोग (शिर की बीमारी)।

प्रश्न-आपने शूलरोग की व्याख्या करते हुए उपदेश किया है, कि शूल चुभोने के समान वेदना को ही शूल रोग कहते हैं, इसलिए पूछना चाहता हूँ कि-मस्तक में जो शूल चुभोने के समान दर्द होता है, क्या वह भी शूल रोग के अन्तर्गत है?

उत्तर-नहीं, वह शूलरोग के अन्तर्गत नहीं है। शूलरोग मध्य शरीर में होने वाला रोग है औ यह शिरोरोग शिर में होने वाला रोग है। परन्तु तथापि इसमें शूल चुभोने के समान दर्द होता है, इसलिए इसको शिर:शूल, शिर पीड़ा वा शिरोरोग नाम से कहते हैं।

प्रश्न-शिरोरोग किस कारण से उत्पन्न होता है? उसके लक्षण किस तरह के होते हैं तथा उसकी चिकित्सा किस प्रकार की जाती है?

उत्तर-घात आदि दोषों के प्रकोप से, रक्त के प्रकोप से, धातुक्षय से अथवा कृमियों के कारण शिरोरोग उत्पन्न होता है। यह शिरोरोग बहुत दु:खदायक होता है, इससे रोगी अस्थिर हो उठता है। शिरोरोग में **वायु की प्रधानता होने** पर मस्तक में एकाएक दर्द हो उठता है और वह दर्द रात के समय बढ़ता है। **पित्त की प्रधानता** होने पर-मस्तक ऐसा मालूम होता है, मानो जलते हुए कोयले शिर में रखे हुए हों, आँख और नाक से मानो धुँआ निकलता हों, इस तरह का दर्द मालूम होता है। **कफ की अधिकता** होने पर-शिर भारी व जकड़ा हुआ सा मालूम देता है और आँखों के कोये (अक्षिगोलक) सूज जाते हैं। रक्त (खून) की **अधिकता होने पर**-पित्तजशिरो रोग के सबके सब लक्षण उपस्थित होते हैं और शिर में असह्य वेदना उपस्थित होती है, यहाँ तक कि-हाथ रखतानक नहीं सहा जाता। **धातुक्षय जनित शिरोरोग**-यह अत्यधिक कष्टदायक व दारुण यन्त्राणादायक रोग है। **क्रिमिजन्य शिरो रोग में** - मस्तक में सुई चुभोने के समान दर्द, कृमियों का

काटना, भीतर की तरफ दप्दप से चव के चलना और नाक से पीप मिला हुआ जल गिरना ये लक्षण उपस्थित होते हैं।

अर्द्धावभेदक (अधकपाली)-वायु कुपित होकर स्वयं व कफ की सहायता लेकर मस्तक के आधे हिस्से को आश्रय करके उस तरफ की मन्या (गर्दन की मोटी शिरा) भौं (भ्रू) शंख (कनपटी), कान, नेत्र व ललाट देश में बहुत भयानक दर्द उत्पन्न कर देता है। इसको अर्द्धावभेदक व अर्धकपाली रोग कहते हैं।

सूर्यावर्त (सूर्य के निकलने पर दर्द आरम्भ होना और अस्त होने पर शान्त हो जाना)- इस नाम के शिरो रोग में सूर्य उदय होने के समय आँख व भौंवों में थोड़ा-2 दर्द होना आरम्भ होता है और सूर्य जैसे-2 ऊपर को उठता है, दर्द भी उतना ही बढ़ता जाता है। इस प्रकार बढ़ते-2 मध्यान्हके समय दर्द बहुत अधिक बढ़ जाता है, और सूर्य जैसे-2 ढलता जाता है यह दर्द भी उतने ही क्रमशः कम होते-2 सायंकाल के समय बिल्कुल आराम हो जाता है। यह त्रिदोषज और अतिकष्टसाध्य रोग है।

चिकित्सा-नस्य (सूँघनी), प्रलेप व परिषेक (ठंडे पानी की धार छोड़ना) शिरो रोग का प्रधान उपचार है। कूठ व एरण्ड की जड़ को काँजी से पीस कर **अथवा**-मुचकुन्द के फूलों को काँजी से पीस कर लेप करने से शिर दर्द आराम हो जाता है।

अनन्तमूल, नीलोफर, कूठ व मुलेटी इन सब चीजों को काँजी से पीस कर घी व तिल का तेल मिला कर लेप करने से **सूर्यावर्त व अर्द्धावभेदक** शिरोरोग आरोग्य हो जाता है।

हुलहुल के बीज हुलहुल के पत्तों के रस में पीस कर लेप करने से सूर्यावर्त व अर्द्धावभेदक रोग आरोग्य होता है।

भंगरे का रस व बकरी का दूध समान भाग मिला कर धूप में रख गर्म करके इसका नस्य लेने से **सूर्यावर्त रोग** आराम हो जाता है।

वायविडंग व काले तिल समान भाग पीस कर गर्म पानी में घोल कर इसका नस्य लेने **अर्द्धावभेदक** रोग नष्ट हो जाता है।

चूल्हे की जली हुई मिट्टी व कालीमिर्च चूर्ण समान भाग मिला कर इसका नस्य लेने से अर्द्धावभेदक रोग आराम हो जाता है।

सफेदकोयल (विष्णुक्रान्ता) के फूल व जड़ के रस का नस्य लेने से शिरदर्द की शान्ति हो जाती है। सोंठ दूध में पीस कर इसका नस्य लेने से सब दोषों से उत्पन्न शिरो रोग की शान्ति होती है। गुंजा (रत्ती) व करंजवे के बीज को पानी के साथ घिस कर इसका नक्ष्य लेने से शिर दर्द आराम हो जाता है।

वायविडङ्गको गोमूत्र में पीस कर इसका नस्य लेने **क्रिमिजनित शिर की** पीड़ा नष्ट हो जाती है। दूध वा कच्चे नारियल का पानी अथवा शीतल जल में चीनी घोल कर उसको नाक के रास्ते पीने से सूर्यावर्त व अर्धकपाली रोग का निवारण होता है।

पीपल, नागरमोथा, सोंठ , मुलेठी, सौंफ, नीलोफर व कूठ इन सब चीजों को जल में पीस कर लेप करने से शिर दर्द आराम हो जाता है।

शिर रोग में जलन होने पर पुराना घी सौ बार धोकर शिर में मलने से **पित्त शिरोरोग** की शान्ति होती है।

देवदार, तगर, कूठ, जटामांसी व सोंठ इन चीजों का लेप करने से सब प्रकार के शिरो रोग का निवारण होता है।

दालचीनी या दालचीनी के तेल का लेप करने से **कफज शिरोरोग** का निवारण होता है।

दालचीनी का चूर्ण व रससिन्दूर के साथ थोड़ा-2 अफीम सेवन करने से निश्चय ही शिरदर्द आराम हो जाता है। अफीम की मात्रा 1 रत्ती व आधा रत्ती होना चाहिए। छोटे बालकों को चौथाई रत्ती वा इससे भी कम अनुपात - दूध।

दस्त साफ न होने से भी शिरदर्द हो जाता है ऐसे समय जिस प्रकार से रोगी का कोष्ट साफ हो, ऐसा उपाय अवलम्बन करना चाहिए एरण्ड तैल व निशोथ के चूर्ण का जुल्लाव देना चाहिए। कोष्टशुद्धि कारक आहार तजवीज करना चाहिए।

शिरशूलादि वज्र रस व चन्द्रकान्तरस-ये शिरोरोग की प्रसिद्ध औषधियाँ हैं। अनुमान-बकरी का दूध, जल, शहद आदि।

षड्बिन्दु तैल-इसका नस्य लेने से व मलने से सब प्रकार का शिरोरोग आभग हो जाता है।

महादशमूल तैल-कफप्रधान शिरोरोग में इस तेल का नस्य व अभ्यङ्ग करने से विशेष उपकार होता है।

गुल्मरोग (वायुगोला)।

प्रश्न-गुल्म किसको कहते है? और वह किस कारण से होता है?

उत्तर-आहार विहार आदि के अनियम से और चिन्ता, शोक आदि कारणों से वात आदि दोष कुपित होकर पार्श्व हृदयं, नाभि व वस्तिदेश (मूत्राशय) में गोले की आकृति सा उत्पन्न कर देता है, उसको ही गुल्मरोग कहते हैं।

प्रश्न-वात आदि दोष शरीर के किस पदार्थ से गुल्मरोग उत्पन्न करते हैं?

उत्तर-इस बात को एक दृष्टान्त द्वारा समझाया जाता है, सुनो जल में से जिस प्रकार बुद्बुद (बुलबुले) उठते हैं, प्रकुपित वात आदि दोषों से भी उसी प्रकार बुलबुले के आकार का गुल्म उत्पन्न होता है। जल के बुलबुले जिस प्रकार जल से भिन्न पदार्थ नहीं होते, केवल जल का रूपान्तर मात्र होता है, उसी प्रकार गुल्म भी वात आदि दोषों से स्वतन्त्र कोई दूसरी वस्तु नहीं होती वह भी वात आदि दोषों का रूपानतर मात्र होता है।

प्रश्न-पित्त और कफ ये तो अकृति वाले द्रव पदार्थ होते हैं, इनसे तो आपके कहने के अनुसार बुद्बुदाकार से गुल्म का उत्पन्न होना संभव है, परन्तु वायु तो अमूर्त (आकृति-रूप रहित) पदार्थ है, तब ऐसे अमूर्त पदार्थ से गोला कैसे बन सकता है?

उत्तर-इस प्रश्न का उत्तर भी **एक दृष्टान्त** द्वारा दिया जाता है सुनो-तुमने कभी प्रबल आँधी उठने के समय वायु को गोल-गोल चक्कर मारते हुए देखा

होगा वह आँधी का झञ्झावात जिस प्रकार बड़े वेग से गोलाकार हो उठता है, उसी प्रकार कोष्ठ का प्रकुपित वायु भी बड़े जोर से पेट के ऊपर की तरफ गोलाकार होकर उठता है। इसी तरह झञ्झावात जिस प्रकार स्थान-स्थान पर सरक-सरक के घूमता है। यह वातज गुल्मरोग भी उसी प्रकार पेट में इधर उधर घूमता है। पित्तज व कफज गुल्मी की तरह एक स्थान पर स्थिर नहीं रहता। वात गुल्म की आकृति भी सब समय एकसाँ नहीं रहती, कभी छोटे आकार की और कभी बड़े आकार की, कभी गोले के समान और कभी लम्वोतरा (दीर्घाकार) होती है। इसका दर्द भी एक साँ नहीं होता, कभी सुई चुभोने के समान धीमा-धीमा दर्द और कभी शूल चुभोने के समान प्रबल वेदना होती है।

प्रश्न-वातज गुल्म की अवस्था और लक्षण समझ गया हूँ, अब पित्तज व कफज गुल्म के लक्षण उपदेश कीजिये?

उत्तर-**पित्तजगुल्म स्पर्शासह** अर्थात् उसमें इतना दर्द होता है, कि-थोड़ा सा छूने पर भी असह्य वेदना अनुभूत होती है। पित्तज गुल्म रोग में जलन भी होती है। **कफज गुल्म**-कड़ा (कठिन) होता है और उसमें थोड़ा-2 दर्द होता है।

इसके अतिरिक्त और एक प्रकार का गुल्मरोग होता है, वह स्त्रियों को ही हुआ करता है, उसको **"रक्त गुल्म"** कहते हैं। प्रसव होने (बच्चा जनने) के बाद वा गर्भस्राव (गर्भ गिरने) के अथवा ऋतुस्राव (माहवारी) के समय अनियिमति आहार विहार आदि कसेवन करने से वायु कुपित होकर रक्त को परिग्रह (आश्रय) करके गर्भाशय में गोलाकार रक्तगुल्म उत्पन्न कर देता है। इसमें दाह और जलन अनुभूत होती है और गर्भ के सब लक्षण विद्यमान रहते हैं, अर्थात् मासिक धर्म का बन्द रहना, स्तनों के अग्रभाग का काला पड़ जाना, दौहद अर्थात् विविध की इच्छायें होना, आलस्य और पाण्डुवर्णता आदि लक्षण उपस्थित होते हैं। रक्तजगुल्म रोग में गर्भ का भ्रम हो जाता है। इसलिए प्रसङ्गवश यहाँ पर रक्तज गुल्म और गर्भ में परस्पर क्या भेद होता है यह दिखाया जाता है। गर्भ के स्पन्दन (इधर उधर उछलने) के समय गर्भ के हाथ पैर आदि विशेष-2 अङ्ग स्पन्दित होते हैं और उससे किसी तरह की तकलीफ मालूम नहीं देती। रक्तज गुल्में हाथ, पैर आदि अङ्ग प्रत्यङ्ग न होने के कारण

सारे का सारा पिंड स्पन्दित होता है (उछलता है) और उसके उछलने के समय दर्द मालूम होता है। इस प्रकार भेद होने पर भी आयुर्वेद के प्रवर्त्तक आचार्यो ने दश महीने व्यतीत होने के अनन्तर रक्तगुल्म की चिकित्सा करने का उपदेश किया है। भगवान् की ऐसी कृपा है, कि- और-2 रोग तो प्रायः पुराने होने पर असाध्य होते हैं। परन्तु रक्त गुल्म पुराना होने पर सुखसाध्य हो जाता है।[1]

मलमूत्र व अधो वायु का कष्ट से निकलना, अन्त्रकूजन (आँतों में शब्द होना) आनाह (पेट फूलना) वायु का ऊपर की तरफ चलना और अरुचि ये लक्षण प्रायः सब तरह के गुल्मरोग में हुआ करते हैं।

प्रश्न-गुल्मरोग की चिकित्सा किस प्रकार करते हैं?

उत्तर-गुल्मरोग में वायु की प्रधानता होती है। इसलिए सबसे पहिले वायु शमन करने की चेष्टा करना चाहिए वायु के शान्त होने पर और-2 दोषों का सहज में ही प्रशम हो जाता है।

गुल्मरोगी के पेट में विष्णुतैल आदि किसी वायु-नाशक तेल को मलकर कपड़े की पोटली में बँधे हुए उड़द की दाल की पोटली से सेकना चाहिए अथवा वातरोग की चिकित्सा में कहा हुआ **"नाड़ी स्वेद"** प्रयोग करना चाहिए। **कुम्भीस्वेद, पिण्डस्वेद व इष्ट का स्वेद** गुल्मरोग के लिए सर्वश्रेष्ठ उपाय है वायुनाशक गर्म क्वाथ व गर्म कांजी आदि से घड़ा भरकर उससे स्वेद देने का नाम **"कुम्भीस्वेद"** कहते हैं। पकाये हुए मांस आदि के पिण्ड (गोले) से स्वेद देने को **"पिण्डस्वेद"** और ईंट का टुकड़ा आग पर लाल गर्म करके उसको कांजी में डुबो कर उससे स्वेद देने को **''इष्टकास्वेद''** कहते हैं। फुलानेने के टुकड़े वा खैलते हुए गर्म पानी से बोतल भरकर उससे सेकने से भी विशेष लाभ होता है।

1. किसी-किसी विद्वान् का मत है, कि-रजो रूप रक्त बन्द होकर स्त्रियों को रक्तगुल्म रोग होता है, परन्तु शुद्ध (धातुरूप) शरीर का रक्तबन्द होकर स्त्री और पुरुष के भी रक्तगुल्म रोग हो जा सकता है।

गुल्म रोगी को बीच-2 में एकरण्ड तैल का जुल्लाव देना चाहिए।

एरण्ड तैल की वस्ति (ऐंनिमा) करने से भी विशेष लाभ होता है, इस लिए बीच-2 में वस्ति प्रयोग भी करना चाहिए।

जम्वीरी निम्बु का रस, हींग, अनार का रस, विट्नमक व सेंधा नमक समान भाग लेकर गर्म पानी के साथ सेवन करने से वातगुल्म रोग शान्त हो जाता है।

सोंठ 4 तोला, धोये तिल 16 तोला व गुड़ 8 तोला एक साथ पीस कर गर्म दूध के साथ सेवन करने से वातज गुल्म रोग, उदावर्त रोग व योनि शूल रोग आराम हो जाता है।

लहसुन 5 तोला, दूध आधसेर जल-2 सेर को पका कर दूधमात्र बाकी रहने पर चूल्हे से उतार छान कइस दूध को थोड़ा-2 करके (2 छटाँक मात्रा में) 4-4 घण्टे के अनन्तर सेवन करने से वातगुल्म, उदावर्त व गृध्रसी आदि विविध प्रकार के रोग आराम हो जाते हैं। पित्तज गुल्मरोग में भी एरण्ड तैल का जुल्लाव होना चाहिए। पित्तज गुल्मरोग आदि अतिउष्ण कारणों से उत्पन्न हुआ हो, तो सबसे पहिले कुष्ट रोग कहा हुआ **''महातिक्त घृत''** कुछ दिन तक सेवन करा कर रोगी को इस प्रकार स्निग्ध कराने के अननतर एरण्ड तैल का जुल्लाव देना चाहिए। इससे विशेष उपकार होता है।

कफज गुल्म रोग में भी वातज गुल्म रोग की तरह स्वेद देना चाहिए। स्वेद देने से गुल्म की गाँठ कोमल होती है। तिल, अलसी, एरण्ड के बीज व राई के बीज इन सब द्रव्यों को पानी के साथ पीस कर लेप तैयार करना चाहिए। तदनन्तर इस लेप से गुल्म की गाँठ के ऊपर लेप लगा कर और कोई लोहे का वर्तन गर्म कर उस लेप के ऊपर से रख कर उससे स्वेद देना चाहिए। अजवायन का चूर्ण व विट्लवण समान भाग का चूर्ण बना कर इस चूर्णको तक (मट्ठा) में मिला कर सेवन कराना चाहिए। इससे अग्निकी वृद्धि और मल, मूत्र तथा अधोवायु का अनुलोम होगा (वाव सरने लगेगी) विल्वादि पंचमूल (वेल, खम्भारी, सोनापाठा, पाढल व अरणी की छाल) का काढा सेवन करना चाहिए। पुराना शहद प्रतिदिन थोड़ा-2 करके सेवन कराना चाहिए।

रक्तगुल्म चिकित्सा-रक्तगुल्म में प्रसव काल (दशवाँ महीना) बीत जाने पर रोगिणी स्त्री को पहिले लिखे अनुसार स्नेह व स्वेद देकर स्निग्ध व स्विन्न करके बीच-बीच में एरण्ड तैल का जुलव देना या एरण्ड तैल का ऐनिमा प्रयोग करना चाहिए।

सौंफ, करंजवे की छाल, देवदारु, भारंगी व पीपल इन सब चीजों को समान भाग लेकर व पीस कर (6 माशा से 1 तोला तक मात्रा में) धोये तिलों के काढ़े के साथ सेवन कराने से "**रक्तगुल्म**" आरोग्य होता है। पुराना गुड़, सोंठ, मिर्च, पीपल, हींग व भारंगी इन सब चीजों का कल्क तिल के साथ सेवन करने से भी रक्तगुल्म का निवारण होता है।

कांकायन गुड़िका व वज्रक्षार-यह सब प्रकार के गुल्म रोग की बहुत उत्तम औषधियाँ हैं। मात्रा-1 से 3 माशे तक। अनुपान-शीलगर्मदूध व जल। गोमूत्र के साथ यह गुड़िका से वन करने से कफज गुल्म, दूध के साथ सेवन करने से पित्तज गुल्म, शराब (मद्य) व काँजी के साथ सेवन करने से वातज गुल्म और ऊँट के दूध के साथ सेवन करने से रक्तगुल्म शान्त होता है।

दन्ती हरीत की-इस महौषधि के सेवन करने से सहज में ही विरेचन होकर सब तरह के गुल्मरोग की शान्ति होती है। मात्रा-लेहांश 6 माशा से 1 तोला और औषधि में पकी हुई हरड़ 1 नग।

गुल्मकालानल रस-इसके सेवन करने से सब प्रकार का गुल्मरोग विशेष करके वातगुल्म रोग की शान्ति होती है। अनुपान-हरड़ के भिगोने का पानी आदि।

पञ्चानन रस-यह रक्तगुल्म की सबसे उत्तम औषधि है। अनुपान-आवंले का रस वा इमली के पत्तों का रस।

धात्रीषट् पल घृत- यह भी स्ब प्रकार के गुल्म रोगों में विशेष लाभदायक औषधि है। मात्रा व अनुपान पहले के समान। वातरोग में कहे हुए तेल व वटिका आदि औषधियाँ भी विचार पूर्वक इस रोग में व्यवहार कर सकते हैं।

हृदय रोग (दिल की बीमारी)।

प्रश्न-आपने उपदेश किया है, कि शूलरोग में वायु प्रधान होता है और

गुल्मरोग भी वायु प्रधान होता है। गुरुवर! अब जिज्ञासाा है कि और किस-2 रोग में वायु की प्रधानता रहती है?

उत्तर-यदि सूक्ष्म विवेचन द्वारा निर्णय किया जाय तो एक तरह से सब रोगों में ही वायु की प्रभुता रहती है। यह किसी-किसी रोग में साक्षात् भाव से काम करता है और किसी-किसी रोग में कारण रूप रह कर कार्य करता है। क्योंकि-पित्त और कफ ये दोनों तथा शरीर में जितने भी मल पदार्थ रहते हैं वे सबके सब पंगु (किसी काम के स्वयं करने में असमर्थ) होते हैं, ये पंगु पदार्थ स्वयं किसी शरीरावयवविशेष में जाकर किसी भी रोग को उत्पन्न नहीं कर सकते, वायु इन को शरीर के जिस भाग में ले जाता है, ये उसी स्थान में पहुँचाये जाकर रोग उत्पन्न करने में समर्थ होते हैं। जैसे-बादल (मेघ0 पंगु पदार्थ है, वह अपने आप किसी स्थान में पहुँच कर वर्षा नहीं कर सकता। वायु उसको जिस स्थान पर पहुँचा देता है, उसी जगह पर वर्षता है। आयुर्वेदशास्त्र में कहा हुआ है-जिस पुरुष का वायु अपने स्थान में स्थित-प्रकृतिस्थ-और अव्याहतगति (बिना किसी रोक के यथेच्छ बल फिर सकता) हो वह पुरुश नीरोग रह कर एक सौ वर्ष तक जीवित रहता है। इसलिए सब रोगों में ही वायु की प्रधानता रहती है। परन्तु शूल आदि रोगों में वायु की विशेष कार्यकारिता होने के कारण विशेष प्रधानता रहती है, इसीलिए विशेष लक्ष्य देने योग्य होते हैं। हृद्रोग में भी वायु की इसी तरह की विशेष प्रधानता रहती है।

प्रश्न-हृद्रोग किस कारण से उत्पन्न होता है? उसके लक्षण और चिकित्सा क्या है?

उत्तर-अति उष्णवीर्य द्रव्य, गुरुपाक द्रव्य और कषाय व तिक्तरस द्रव्यों का अधिक भोजन करना , पहिलो किये हुए भोजन के जीर्ण होने के पहिले ही पुनर्वार भोजन करना, अति परिश्रम, निरन्तर चिनता करना मलमूत्र आदि का वेग रोकना और हृदय पर चोट लगने से वात आदि दोष कुपित होकर हृदय मं स्थित रस को दूषित करके हृद्रोग को उत्पन्न कर देते हैं। इस रोग में हृदय ऐसा मालूम होता है, मानो रस्सियों से कसा हुआ हो, सुई से विंधा हुआ जैसा, दंडे से मथने के समान, अस्त्र से दो टुकड़े करने के समान, सलाई से छेदने के समान और कुहाड़े से फाड़ने के समान दर्द अनुभव होता है। जिस समय हृद्रोग का दौरा होता है, उस समय रोगी एकदम अस्थिर (बेचैन) हो जाता है।

यह बहुत भयानक रोग होता है। बहुत समय इससे अकस्मात् मृत्यु हो सकती है।

चिकित्सा-हृद्रोग में अर्जुन (कोह) की छाल बहुत उपकारी औषधि है। प्रतिदिन घी, दूध व गुड़ोदक (गुड़ के पानी के साथ) अर्जुन की छाल का चूर्ण 1 माशा मात्रा में सेवन कराना चाहिए। सभी 1 भाग, अर्जुन की छाल का चूर्ण 1 भाग, बकरी का दूध 4 भाग और घी व चीनी यथा प्रयोजन, इन सब द्रव्यों का एक साथ पका कर शीतल होने पर उसमें शहद मिला कर रोगी खिलाना चाहिये।

वारसिंगे का सींग पुटपाक से पका कर तथा उसको वारीक पीस कर-2 रत्ती से - 1 माशा मात्रा में गौ के घी के साथ सेवन कराना चाहिये।

हृद्रोग में यदि ऊष्मा, दाह, मूर्छा व पसीना आना आदि पित्तके लक्षण हो, तो शीतल औषधियों से बने हुए लेप, शीतल पानीय का परिषेक (धार छोड़ना) व शीतल द्रव्यों का विरेचन व्यवस्था करना चाहिए और अर्जुन की छाल, वहेड़ा व मुलेटी के साथ दूध पका कर वह दूध सेवन करने को देना चाहिए। धारोष्णा दूध भी हृद्रोग में विशेष उपकारक वस्तु है।

इस रोग में यदि शरीर का भारीपन, कफ का गिरना, अरुचि व अग्निमान्य आदि कफ के लक्षण हों, तो वमन कारक औषधि व्यवस्था करनी चाहिए। परन्तु रोगी यदि दुर्बल, वृद्ध, बालक व गर्भिणी स्त्री हो, तो वमन कारक औषधि कभी भी व्यवस्था न करना चाहिए। छोटी इलायची के दाने व पीपल का चूर्ण घी के साथ मिला कर चाटने को देना चाहिए। दशमूल के क्वाथ में थोड़ा सा सेंधानमक व जवाखार मिला कर सेवन करना चाहिए।

हींग, वच, विड् नमक, सोंठ, पीपल, कूट, हरड़, चीते की जड़, जवाखार, सौंचल नमक व पुडकरमूल (अभाव में कूठ) प्रत्ये का चूर्ण का समान भाग लेकर एक साथ मिलाकर जौ के क्वाथ के साथ सेवन करने से हृद्रोग व शूलरोग की शान्ति होती है।

क्रिमियों से भी हृद्रोग हो जाता है, उससे वमनभाव (जी मिचलाना), मुख से पानी गिरना, सुई चुभने व शूल के समान दर्द, अरुचि, अवसाद व शरीर का घूमना आदि उपद्रव होते हैं। क्रिमिज हृद्रोग में वायविडंग व कूठ के

चूर्ण के साथ गोमूत्र पीने को देना चाहिए और विचारपूर्वक क्रिमि रोग में कही हुई सब औषधियाँ व्यवहार करना चाहिए।

कल्याण सुन्दर रस, प्रभाकर वटी व हृदयार्णवरस-हृद्रोग की प्रधान औषधियाँ हैं। अनुमान-अर्जुन की छाल का क्वाथ व रस अथवा आमले का चूर्ण व चीनी या गोधूम (गेहूँ) का क्वाथ अभाव में गर्म जल।

अर्जुनघृत-यह हृद्रोग की सबसे उत्तम औषधि हैं। मात्रा- 6 माशा से-2 तोला तक।

प्रमेह रोग (धात गिरना)

शिरोरोग और हृद्रोग के विषय में कह चुके हैं। अब इससे आगे वस्तिगत अर्थात् मूत्राशय जात (मसाने में होने वाले) रोगों के विषय में उपदेश करते हैं, सुनो-

प्रमेह, मूत्रकृच्छ्र, मूत्राघात व अश्मरी ये सब रोग वस्ति देश में उत्पन्न होते हैं। इनके लक्षण और चिकित्सा आगे क्रमशः वर्णन की जाती है।

प्रमेह रोग का निदान आदि-अपने-2 प्रकोपक हेतुओं से वात आदि दोष कुपित होकर, मेद, मांस, वसा, मज्जा, शुक्र व रसादि पदार्थ को दूषित करके वस्ति देश में प्रमेह रोग को उत्पन्न कर देता है। इस रोग मूत्र विकृत व विवर्ण हो जाता है। उपदंश विष, दुष्टयोनिगमन, अत्यधिक मैथुन व अवैध उपायों (हस्तमैथुन आदि) से वीर्यक्षय इन कारणों से एक और भिन्न प्रकार का प्रमेह रोग होता है। जिसको औपसर्गिक मेह, उष्णवात अग्निवायु (सुजाक) आदि आख्यायें दी गई हैं।

प्रमेह रोग में कफ का प्रकोप अधिक होने से मूत्र ईख के रस के समान मीठे रस का होता है, या साफ कांसी, सुफद काँच आदि के बर्तन में रखने के उसका ऊपर का भाग स्वच्छ और नीचे का भाग गाढ़ा होता है या मूत्र के वासी (पर्युषित) होने पर वह गाढ़ा हो जाता है, अथवा मूत्र कुछ गाढ़ा व चिपचिपा होता है, या रोगी का मूत्र पिट्ठी घोले हुए जल के समान सफेद रंग का होता है अथवा लालातन्तु (लार के रेसे) युक्त होता है, या वार-2 थोड़ा-2 करके निकलता है, अथवा बालू (रेत) के समान बारीक-2 जर्रेदार होता है, अथवा

स्पर्श में शीतल, मधुर-आस्वाद व अधिक परिमाण में उतरता है, या शुक्राभ (वीर्य की रंगत का) वा शुक्रमिश्रित होता है (इसको शुक्रमेह कहते हैं) ये सब कफज मेहरोग विचारवान् निपुणवैद्य से चिकित्सित होने पर साध्य होते हैं।

प्रमेह रोग में पित्त का प्रकोप अधिक होने पर पेशाब का रंग नीला, काला, हल्दिया (पीला) वा लाल होता है, अथवा मूत्र का गन्ध, वर्ण, रस व स्पर्श क्षारजलवत् (खार के पानी के समान) होता है और पेशाब करने के समय मूत्र इन्द्रिय में जलन होती है। ये सब पित्तज मेह रोग याप्य होते हैं अर्थात् औषधि आदि का यथोचित प्रयोग करने पर शान्त हो जाते हैं, परन्तु आहार विहार का अनियम करने से पुनर्वार हो जाते हैं।

प्रमेह रोग में **वायु का प्रकोप**-अधिक होने पर मूत्र वसा व मज्जा के समान होता है, अथवा निरन्तर वेगवर्जित पेशाब निकलता है, वा कभी पेशाब रुक जाता है, अथवा मूत्र मधु (शहद) के समान मधुर रस व रूक्ष होता है (इसको मधुमेह कहते हैं, बहुत दिन का पुराना हो जाने पर सब प्रकार के प्रमेह ही मधुमेह के रूप में परिणत हो जाते हैं) ये सब वातज मेह रोग असाध्य होते हैं, अर्थात् औषधि आदि किसी उपाय से भी आराम नहीं होते।

प्रमेह रोग चिकित्सा-प्रतिदिन प्रातःकाल शतावर का रस, कच्चा दूध मिलाकर सेवन करने से, अथवा ढाक (टेसू) के फूल 1 तोला व चीनी 6 माशे सिलवट्टे से पीस कर ठंड़े पानी के साथ सेवन करने से प्रमेह व प्रमेह जनित ज्वाला (जलन) आराम होती है।

शहद व हल्दी के चूर्ण के साथ आमले का रस सेवन करने से, अथवा त्रिफला, देवदारु व नागमोथा इन सब द्रव्यों का काढ़ा बनाकर शहद मिलाकर सेवन करने से सब प्रकार का प्रमेह रोग शान्त हो जाता है।

गिलोय का रस वा गिलोय का सत् शहद के साथ सेवन करने से सब प्रकार का प्रमेह रोग शान्त होता है।

थोड़ा सा फटकरी का चूर्ण एक कच्चे नारियल के भीतर डालकर इस नारियल को एक रात कीचड़ में दबाकर रखना। दूसरे दिन प्रातःकाल उस

नारियल का पानी निकाल कर सेवन कराने से बहुत दिन का पुराना प्रमेह रोग भी आराम हो जाता है।

कच्चे सेमल की जड़ का रस, गूलर के फलों का रस, अथवा शहद व हल्दी का चूर्ण इन तीन प्रकार के अनुपान में से किसी एक के साथ-2 रत्ती मात्रा में वङ्ग भस्म 1 रत्ती वा-2 रत्ती मात्रा में सेवन करने से प्रमेह रोग रोग शान्त हो जाता है।

औपसर्गिक मेह (सुजाक) रोग में स्त्री सहवास बिलकुल छोड़ देना चाहिए। क्योंकि ऐसी दशा में मैथुन करने से रोग बढ़ता है और सहवासिनी स्त्री को भी यह रोग उत्पन्न हो जाता है।

अनन्तमूलक के क्वाथ के साथ जखाखार 4 रत्ती व नौसादर 4 रत्ती मिलाकर सेवन करने से सुजाक आराम हो जाता है।

काला अनन्तमूल (श्यामालता, सफेद, अनन्तमूल, कुटकी व गोखरु इनके काढे में शुद्ध गन्धक-2 रत्ती और नौसादर-2 रत्ती डाल कर सेवन करने से औपसर्गिक मेह शान्त हो जाता है।

बबूल के गोंद को पीसकर पानी में भिगोकर रखना। प्रातः काल उस पानी के साथ 4 रत्ती मात्रा में जवाखार का चूर्ण सेवन करने से शुक्रदुष्ट प्रमेह रोग शान्त हो जाता है।

कवावचीनी का चूर्ण सब प्रकार के प्रमेह रोगों की अव्यर्थ महौषधि है। इसको प्रतिदिन प्रातः काल व सायंकाल के समय 1 माशा मात्रा में पानी के साथ सेवन करने से सब प्रकार का प्रमेह रोग शान्त हो जाता है।

त्रिफलता, बबूल की छाल व वड़की छाल इनका काढ़ा पिचकारी के सा लिङ्गान्ध्र (पेशाब के रास्ते) में प्रयोग करना चाहिए।

अर्जुन की छाल व लालचन्दन का काढा या कूठ, अगर व कसेरु का काढा अथवा पान की जड़ के छिलके, कुठ व शैवाल (काई) इन का क्वाथ सेवन करने से शुक्रममेह रोग आरोग्य हो जाता है।

रात को सोने से पहिले कवावचीनी का चूर्ण 1 माशा व-2 माशा मात्रा में सेवन करने से स्वप्नदोष आराम हो जाता है। कपूर-2 रत्ती अफीम-2 चावल

मिलाकर सेवन करने से भी स्वप्नदोष आराम हो जाता है।

कुशावलेह-इसके व्यवहार से सब प्रकार का प्रमेह, मूत्रकृच्छ्र, मूत्राघात व अश्मरी रोग आराम हो जाता है। मात्रा-6 माशा से 1 तोला तक अनुपान-दूध व जल।

वङ्गेश्वर वा स्वर्णवङ्ग-इनको प्रमेह रोग की प्रथम अवस्था में प्रयोग करने से विशेष लाभ होता है। अनुपान-गूलर का रस व शहद। अधिक जलन होने पर हल्दी का रस व शहद।

बृहद्वङ्गेश्वर व बृहत् सोमनाथरस-पेशाब का रंग लाल व सफेद होने पर या अधिक उतरने पर इन औषधियों को प्रयोग करना चाहिए। अनुपान-सेमल का चूर्ण व शहद, पेशाब अधिक आने पर पक्के गूलर के फल का चूर्ण व शहद।

वसन्ततिलक व वसन्तकुसुमाकर रस-जब किसी औषधि से कोई लाभ न हो, तब ये ही औषधियाँ वैद्य और रोगी दोनों का अवलम्ब होती हैं। इनके सेवन करने से सब प्रकार का मेह, बहुमूत्र, ध्वजभङ्ग और इन रोगों के सब प्रकार के उपद्रवों का निवारण होता है। अनुपान-घी, चीनी, शहद या पहिले लिखे अनुसार।

प्रमेह मिहिर तैल-इसके मर्दन से सब प्रकार का प्रमेह रोग शान्त होता है।

दाड़िमाद्य घृत-इसको प्रमेह रोग में व्यवस्था करना चाहिए। मात्रा-6 माशा। अनुपान-दूध।

बहुमूत्र रोग-इस रोग से सारे शरीर में स्थित समग्र जलमय पदार्थ विकृत व स्थानच्युत होकर मूत्रमार्ग में उपस्थित होकर पेशाब के रास्ते अत्यधिक परिमाण में निकल कर शरीर से बाहर होता है। वह निर्मल स्वच्छ, शीतल व गन्धरहित होता है। पेशाब करने के समय किसी प्रकार का दर्द नहीं मालूम होता, परन्तु दुर्बलता, मस्तिष्क की शिथिलता, मुख व तालू का सूखना ये सब लक्षण उपस्थित होते हैं। इस रोग के बढ़ जाने पर शरीर दुबला, शरीर में दुर्गन्ध, पसीना, हाथ पैरों में जलन, अंगों की शिथिलता, अत्यन्तदाह व दारुण

प्यास आदि उपद्रव प्रकट हो जाते हैं। यह बहुत भयानक रोग होता है। इस रोग से दुष्ट स्फोटक (कार्वङ्कल) आदि उपद्रव उपस्थित होकर रोगी को अति विपन्न कर देते हैं।

बहुमूत्ररोग की चिकित्सा-पक्का केला 1 अदद, आमले का रस 1 तोला, शहद 4 माशा, चीनी 4 माशा व दूध 1 पाव एक साथ मिला कर सेवन करने से बहुमूत्र रोग आराम हो जाता है। पक्का केवल 1 अदद, विदारीकन्द का रस 1 तोला, शतावर का रस 1 तोला और दूध 1 पाव एक साथ मिला कर सेवन करने से बहुमूत्र रोग का निवारण होता है। कच्चे ताड़ व कच्चे खजूर की जड़ का रस और पक्का केला दूध के साथ प्रातः काल सेवन करने से बहुमूत्र रोग आराम हो जाता है।

तारकेश्वर रस, बृहत् सोमनाथ रस व हेमनाथ रस-ये बहुमूत्र रोग की महौषधियाँ हैं। इनके सेवन करने से प्रमेह, मूत्रवृछ्र मूत्राघात रोगों का निवारण होता है। वस्तिगत सम्पूर्ण रोगों में ये औषधियाँ सर्वदा वृद्धवैद्यगण व्यवहार करते हैं। अनुमान गिलोयका रस, पत्थर चट्टे के पत्तों का रस, बबूल के पत्तों का रस, गूलकर का रस, गूलर के बीजों का चूर्ण, कवावचीनी का चूर्ण आदि। पेशाब अधिक आने पर जंगली तोरई को भून कर उसका रस वा अरहर के पत्तों का रस व शहद प्रमेह रोग में कहे हुए "वंगेश्वर" आदि रस भी इसमें प्रयोग करने चाहिये।

बहुमूत्र रोग में अफीम का थोड़ी मात्रा में सेवन करना उत्तम होता है। मात्रा-यथायोग्य।

स्वल्प व बृहत् धात्रीघृत और कल्याणघृत-यह तीनों औषधियों ही बहुमूत्र रोग में बहुत लाभदायक होती है। मात्रा व अनुपान पहले के समान।

मूत्रकृच्छ्र व मूत्राघात रोग।

वात आदि दोषों के प्रकोप से मूत्राघात व मूत्रकृच्छ्र रोग उत्पन्न होता है मूत्रकृच्छ्र रोग में मूत्र का वेग बार-बार होता है और पेशाब बहुत थोड़ा-थोड़ा व बूँद-बूँद करके होता है। **वायु का प्रकोप** अधिक होने पर मूत्राशय व लिङ्ग में अधिक दर्द होता है। **पित्त का प्रकोप** अधिक होने पर अत्यधिक

जलन के साथ बार-बार बड़े कष्ट से पीला व लाल-रंग का पेशाब उतरता है। **कफ का प्रकोप** अधिक होने पर अत्यधिक जलन के साथ बार-बार बड़े कष्ट से पीला व लाल रंग का पेशाब उतरता है। **कफ का प्रकोप** अधिक होने पर लिङ्ग व वस्तिदेश में गुरुत्व (भारीपन) व शोथ होता है तथा मूत्र पिच्छिल (चिपचिपा) होता है। तीनों दोषों का ही प्रकोप अधिक होने पर तीनों दोषों के मिलित लक्षण होते हैं।

मूत्राघात बहुत ही कष्टादायक रोग होता है। इस रोग से बीच-बीच में पेशाब बिल्कुल बन्द हो जाता है। पेशाब रुक जाने पर रोगी मृत्युदायक यंत्रणा अनुभव करता है। मूत्रकृच्छ्र वा मूत्राघात रोग में भेद कवल यह होता है - कि - मूत्रकृच्छ्र रोग में जलन अधिक और मूत्रविवद्धता कम होती है, पर मूत्राघात रोग में जलन आदि दर्द कम तथा विवद्धता अधिक होती है।

मूत्रकृच्छ्र रोग की चिकित्सा-नारियल के फूल चावलों के धोवन के साथ सेवन करने से, या पेठे के रस में थोड़ा सा जवाखार (न मिलने पर शोरा) व चीनी मिला कर सेवन करने से, अथवा आमले का रस गुड़ के साथ सेवन करने से मूत्रकृच्छ्र व दाह आराम हो जाता है।

गोखरु के काढ़े में थोड़ा सा जवाखार मिला कर सेवन करने मलविबद्धता के कारण हुआ मूत्रकृच्छ्र रोग आराम हो जाता है।

पञ्चतृणमूलका क्वाथ-कुश, कास, सर, दाम व काले ईख की जड़ समान भाग लेकर काढ़ा बना कर सेवन करने से पित्त जनित मूत्रकृच्छ्र रोग की शान्ति होती है। इस पञ्चतृण मूल के साथ दूध पका कर सेवन करने से लिंग से रक्तस्राव (खून गिरना) बन्द हो जाता है।

गोखरु के बीज व जड़ और खीरे के बीज समानभाग लेकर कांजी से पीस कर मसाने के ऊपर इसका लेप करने से मूत्रकृच्छ्र रोग में विशेष लाभ होता है। पत्थर चट्टे के पत्ते व शोरा पीस कर लेप करने से भी मूत्रकृच्छ्र रोग की शान्ति होती है।

मूत्रकृच्छान्तक रस व तारकेश्वर-ये मूत्रकृच्छ्र रोग की महौषधियाँ हैं। अनुपान-शहद! औषधि सेवन करने के अनन्तर पक्के गूलर के फल का चूर्ण 1 तोला वा-2 तोला शहद में मिला कर चटाना चाहिये। बकरी का दूध,

चीनी व ईख का रस पथ्य है। ''वङ्गेश्वर'' आदि रस भी इस रोग में व्यवस्था करना चाहिए।

मूत्राघात (पेशाब रुकना) चिकित्सा-मूत्रकृच्छ्र रोग में जो औषधियाँ कही गई हैं, मूत्राघात रोग में भी वे सब औषधियाँ व्यवस्था करना चाहिए।

खीरे के बीज-2 तोला व सेंधा नमक-2 माशा 4 तोला कांजी के साथ पीस कर सेवन करने से मूत्राघात रोग आराम हो जाता है।

पेठे के रस में जवाखार व पुराना गुड़ मिला कर सेवन करने से मूत्राघात, अश्मरी (पथरी) व शर्करा (रंग निकलना) रोग शांत हो जाता है।

पत्थर चट्टे की जड़ कांसी के साथ पीस कर नाभि में उसका लेप करने से मूत्राघात रोग में शान्ति हो जाती है।

चावलों के धावेन में लालचन्दन व चीनी मिला कर सेवन करने से मूत्राघात रोग में लाभ होता है।

''मूत्रकृच्छ्रान्तक रस व तारकेश्वर''- यह मूत्राघात रोग में भी विशेष हितकर है। अनुपान-पहिले के समान।

यहाँ पर वक्तव्य-प्रमेह, बहुमूत्र, मूत्रकृच्छ्र व मूत्राघात रोग में ''वंगेश्वर व बृहद्वंगेश्वर'' आदि रस घटित जो औषधियाँ कही गई है। इनके वंग आदि धातु उपकर्ण होने के कारण ये वस्ति देश में उत्पन्न समस्त रोगों को नष्ट करने में समर्थ हो सकते हैं। इसलिए विचार पूर्वक विशेष-2 अनुपान के साथ ये समस्त औषधियाँ प्रमेह, बहुमूत्र, मूत्रकृच्छ्र व मूत्राघात और सब प्रकार के मूत्रदोष व शुक्रदोषों में व्यवहार करना चाहिए।

अश्मरी (पथरी) रोग।

वस्ति देश में प्राप्त मूत्र व शुक्र अथवा पित्त व कफ वायु के द्वारा शोषित हो (सूख) कर अश्मरी के रूप में परिणत हो जाते हैं। जिस प्रकार गौ का पित्ता क्रमशः वायु के द्वारा सूख कर ''गौरोचन'' के रूप में परिणत हो जाता है, पथरी रोग भी इसी प्रकार से उत्पन्न होता है।

पथरी के साधारण लक्षण-नाभि, सीवन (गुदा से लेकर लिंगमूल

तक सिलाई के समान जो भाग) और नाभि के निचले हिस्से में बहुत दर्द होता है। पथरी के कारण मूत्र मार्ग के रुक जाने से मूत्र सविच्छेदधार (टूटीधार) से निकलता है, परन्तु वायु के वेग से उस के इधर उधर हो जाने पर अर्थात् पेशाब के रास्ते से अलग पड़ जाने पर बिना किसी कष्ट के ईषल्लोहित (कुछ लाली किए हुए) स्वच्छ मूत्र निकलता है। पथरी रोग में **वायु का प्रकोप** अधिक होने पर रोगी दाँतों को पीसता है, पेशाब करते समय शरीर काँपता है, दर्द से चिल्लाता हुआ लिङ्ग व नाभि को हाथ से पकड़ कर दबाता है। **पित्त का प्रकोप**-अधिक होने पर वस्तिदेश (मसाने के ऊपर) दाह होती है, और ऐसा मालूम होता है मानो पथरी खार में पक रही हो। **कफ का प्रकोप** अधिक होने पर वस्ति देश में सुई से बींधने के समान दर्द होता है और उस स्थान पर बोझ सा मालूम देता है।

शुक्र (मणि) का वेग रोकने से "**शुक्राश्मरी**" रोग उत्पन्न होता है। क्योंकि-मैथुन के वेग के कारण अपने स्थान से गिरा हुआ वीर्य मैथुन के अभाव से बाहर न निकल सकने के लिए लिंग व अण्डकोश के बीच में स्थित वस्ति के मुख में वायु द्वारा संगृहीत व शोषित होकर अश्मरी के आकार में परिणत हो जाता है। शुक्राश्मरी उत्पन्न होने पर वस्तिदेश में शूल के समान दर्द, मूत्रकृच्छ्रता व अण्डकोषों में शोथ ये लक्षण उपस्थित होते हैं। इस रोग के उत्पन्न होने के बाद से ही उसमें वीर्य आकर सञ्चित होता रहता है। परन्तु यदि उसको मसला जावे तो वह वायु द्वारा छोटे-2 हिस्सों में विभक्त होकर शर्करा व सिकता रूप में परिणत हो जाता है। **शर्करा व सिकता में भेद सिर्फ यह है**-कि शर्करा से सिकता के कण बहुत बारीक होते हैं। वायु के अनुलोम होने पर यह शर्करा व सिकता मूत्र के साथ निकलती रहने के कारण रोगी को कुछ भी कष्ट नहीं मालूम देता, किन्तु वायु प्रतिलोम होने पर उसके बाहर न निकल सकने के कारण रोगी को बहुत कष्ट होता है।

चिकित्सा-पथरी बहुत भयानक यन्त्रणादायक रोग होता है। इसके बढ़ जाने पर यह प्राय: औषधि सेवन से आराम नहीं होता। इसीलिए आयुर्वेद शास्त्र में इस रोग को यम के समान कहा गया है। यह शस्त्रसाध्य रोग होता है। परन्तु प्रथम अवस्था में औषधि सेवन से ही रोग आराम हो जाता है।

बृहद्वरुणादि क्वाथ—वरने की छाल, सोंठ, गोखरु, मूसली, उड़द और कुशादि तृणपञ्चमूल (कुश, कास, सर, दाभ व काले ईख की जड़)

इनके काढ़े में चीनी-2 माशा व जवाखार-2 माशा मिला कर सेवन करने से अश्मरी, मूत्रकृच्छ्र, वस्तिशूल व लिंगशूल आराम हो जाता है।

शहद व बकरी के दूध में गोखरु के बीजों का चूर्ण मिला कर सेवन करने से अश्मरी रोग नष्ट हो जाता है। मूशली व गंगेरन (गुलसकरी) को पीस कर वासी पानी के साथ सेवन करने से भी अश्मरी रोग नष्ट हो जाता है।

नारियल की गिरी 4 माशा व जवाखार 4 माशा पानी के साथ पीस प्रातः काल सेवन करने से अश्मरी रोग आराम हो जाता है।

पाषाणभिन्न रस-इसके व्यवहार से पथरी रोग आराम हो जाता है। मात्रा-2 रत्ती।

आनन्दयोग-इसके सेवन से अश्मरी व शर्करा रोग नष्ट हो जाते हैं। मात्रा --2 रत्ती। अनुपान - भेड़ व बकरी का दूध।

वरुणाद्यघृत-इस घृत के सेवन करने अश्मरी, शर्करा, मूत्राघात मूत्रकृच्छ्र व मूत्ररोध रोग आराम हो जाते हैं। मात्रा - 6 माशा से-2 तोला तक। अनुपान - दही का मट्ठा व पुराना गुड़।

कुलत्थाद्यघृत - इसके व्यवहार से सब तरह के मूत्र सम्बन्धी रोग आराम हो जाते हैं। मात्रा - 6 माशा से-2 तोला तक। अनुपान-भेड़ व बकरी का दूध।

प्रदर (पैरवा वा पेड़े) रोग।

जिस प्रकार वीर्य की दुष्टि से पुरुषों को शुक्रमेह रोग हो जाता है, उसी प्रकार रज (मासिक धर्म) की दुष्टि से स्त्रियों को प्रदर रोग उत्पन्न हो जाता है। इसलिए यहाँ पर गुह्य रोगों के वर्णन के प्रसंग में प्रदर रोग का वर्णन किया जाता है।

प्रश्न-स्त्रियों को क्या शुक्रमेह रोग नहीं होता?

उत्तर-इस विषय में मतभेद हैं। बहुतों का मत है - कि - स्त्रियों के वीर्य उत्पन्न नहीं होता, अर्थात् आहारजात रस यथा क्रम से रस, रक्त, मांस मेह, अस्थि व मज्जाधातु में परिणत होकर शेष अवस्था में पुरुषों के शुक्र और

स्त्रियों के रजोरूप में परिणत होता है, इसलिए स्त्रियों के शुक्र न होने पर शुक्रमेह नही हो सकता। जिन स्त्रियों के योनि द्वार से विकृत वीर्य के समान स्राव होता है, शुक्रमेह नहीं, बल्कि वह रज का विकार प्रदर होता है। दूसरे पक्ष में किसी-2 का मत है - कि- स्त्रियों के आहारजात रस क्रमशः मज्जारूप में परिणत होने के अनंतर उसका थोड़ा सा भाग शुक्रमेह और अधिकांश भाग से रज बनता है। इसलिए स्त्रियों के भी शुक्र होता है, और उन्हें शुक्रमेह रोग भी हो जाता है। इनके मत में पुरुषों के शरीर में 7 धातु और स्त्रियों के शरीर में 8 धातु होते हैं। इनके मत में पुरुषों के शरीर में 7 धातु और स्त्रियों के शरीर में 8 धातु होते हैं।

प्रश्न-प्रदर रोग किन कारणों से उत्पन्न होता है, उसके लक्षण चिकित्सा किस प्रकार की जाती है, कृपाकर इसका उपदेश कीजिये ?

उत्तर-विरुद्ध भोजन (जैसे दूध व मछली एक साथ खाना विरुद्ध है), अजीर्ण में पुनर्वार भोजन करना, उपवास (भूखा रहना) अधिक मैथुन, गर्भपात, अधिक रास्ता चलना व शोक आदि कारणों से ऋतुशोणित दुष्ट होकर प्रदर रोग उत्पन्न कर देता है।

ऋतुसमय मासिक-स्राव अत्यधिक मात्रा में निकलने से, अथवा बहुत दिन के बाद निकलने से या ऋतुकाल के अतिरिक्त और-2 समय (बीच में रक्त-स्राव होने पर वा आर्तव लक्षणों से विपरीत लक्षण लिए होने पर, उसको प्रदर या असृक्दर रोग नाम से कहा जाता है।

अमृक अर्थात् रक्त (खून) अधिक प्रच्युत होता (गिरता) है इसलिए प्रदर का दूसर नाम ''असृक्दर'' दिया जाता है। प्रदर रोग में **कफ की अधिकता** होने पर - योनि मार्ग से पिच्छिल (चिपचिपा) पाण्डु वर्ण वा मांस धोय पानी के सामन स्राव होता है। **पित्त की अधिकता होने पर**-नीला, पीला, काला व लाल रंग का व उष्ण (गर्म) स्राव होता है और उसमें ''चिमचिम'' के समान दर्द होता है। **वायु की अधिकता** होने पर-अरुण वर्ण (लाल रंग) फेनयु अथवा मांस धोये जल के समान स्राव निकलता है, और उसमें सुई बींधने के समान दर्द होता है। वात आदि तीनों दोषों की ही अधिकता होने पर घी, शहद वा हरताल के रंग का अथवा मज्जा के समान अति दुर्गन्धित रक्तस्राव होता है। प्रदर के ये असाध्य लक्षण होते हैं।

प्रश्न-विशुद्ध ऋतु शोणि के लक्षण क्या होते हैं?

उत्तर-ऋतु-शोणित यदि यथा समय पर प्रतिमास ठीक-2 परिमाण में निकले और वह पाँच दिन नियमित निकले, उसका रंग लाख के रस के समान लाल हो, और उस ऋतु शोणित से रंगा हुआ कपड़ा पानी से धोने पर उसमें धब्बा (दाग) न रहे। इसके अतिरिक्त ऋतु समय में किसी प्रकार का दर्द व यन्त्रणा अनुभव न हो, तो आर्तवशोणित को विशुद्ध समझना चाहिए।

अब इससे आगे **प्रदर की चिकित्सा** कही जाती है, सुनो-

चौलाई व कुश की जड़ को पीस कर चावलों के धोवन के साथ सेवन करने से प्रदर रोग आराम हो जाता है। अशोक की छाल-2 तोला, दूध 1 पाव व जल 1 सेर एक साथ मिला कर पकाना, जब सब पानी सूख जाय केवल दूध बाकी रहे उतार छान इसको प्रातः काल सेवन करने से प्रबल प्रदर रोग भी शान्त हो जाता है।

शहद में मिला कर गूलर के फलों का चूर्ण सेवन करना और दूध व चीनी मिलाकर चावलों का पथ्य सेवन करने से प्रदर रोग आराम होता है।

खरेंटी की जड़ को बकरी के दूध के साथ, अथवा कुश व खरेंटी दोनों को जड़ चावलों के धोवन के साथ पीस सेवन करने से भी प्रदर आराम हो जाता है। घी के साथ लाख का रस सेवन करने से भी प्रदर को आराम हो जाता है।

दार्व्यादि क्वाथ-दारूहल्दी, रसौत, चिरायता, अडूसा, नागरमोथा, वेलगिरी, लाल चन्दन व कमल के फूल इनका काढा बना कर शहद मिला के सेवन करने से सब प्रकार का प्रदर रोग व प्रदरजनित वेदनायें आराम हो जाती हैं।

रक्तपित्त, रक्तातिसार व रक्ताशे (खूनी ववासीर) रोग में कहीं हुई औषधियाँ विचार पूर्वक प्रदर रोग में व्यवहार करना चाहिए। "**कुठजाष्ठक**" रक्तप्रदर रोग की भी महौषधि है (रक्तातिसार में देखो)।

पुष्यानुग चूर्ण-यह सब प्रकार के प्रदर रोग की प्रत्यक्ष फल दायक

औषधि है। मात्रा-4 रत्ती से 1 माशा तक। अनुपान-शहद व चावलों के धोने का पानी।

प्रदरारि लौह-इसके सेवन से सब प्रकार का प्रदर रोग नष्ट होता है। मात्रा-1 रत्ती। अनुपान-कुश की जड़ पानी से घिसकर तथा पानी में घोल के उसके साथ सेवन करना।

प्रदरान्तक रस व शिलाजतु वटी-यह सब प्रकार के प्रदर रोग की उत्तम औषधि है। अनुपान-घी, शहद, चीनी अथवा अशोक की छाल का क्वीथ वा रस या अनार का रस।

अशोक घृत व शीतकल्याण घृत-सब प्रकार के प्रदर रोग में विशेष लाभदायक हैं। इनके सेवन कराने में सफेद, पीला, नीला, लाल आदि सब प्रकार का प्रदर रोग आराम होता है। मात्रा-6 माशा से 1 तोला। अनुपान-गर्म दूध।

बाधक रोग (हैजबन्द होना)

ऊपर प्रदर रोग का वर्णन कर आये हैं, अब यहाँ पर प्रदर रोग के ही प्रकार भेद बाधक रोग के विषय में कहते हैं, सुनो—

कुपित वायु ऋतु के समय रजोमार्ग को रोक कर बाहर निकलने वाले रज के ठीक-2 तरह से जैसे निकलना चाहिए वैसा न निकल सकने के कारण वस्तिदेश (मसाने) में कमर में उरूप्रदेश में भयंकर दर्द उत्पन्न कर देता है। इसको बाधक रोग कहते हैं। बाधक रोग में ऋतुशोणित के उत्पन्न कर देता है। इसको बाधक रोग कहते हैं। बाधक रोग में ऋतुशोणित के अच्छी तरह से न निकल सकने के कारण पेट में कभी-2 गुल्म (गोले) के समान आकृति का होना, हृदय व मस्तिष्क में शूल, शिर का घूमना, हमेशा दिन मिचलाना, आँखों के आगे अंधेरा आना रजः पदार्थ का बिल्कुल न होना व कम होना रज की विकृति, अरुचि, दुर्बलता, आलस्य व मन का उदास रहना आदि उपद्रव उपस्थित होते हैं। इस रोग के कारण सन्तान उत्पन्न होना असम्भव सा हो जाता है, यहाँ तक कि-उपचार न कराने से अधिक स्त्रियाँ बाँझ तक हो जाती हैं।

चिकित्सा-ऋतु समय में पेट आदि स्थानों में अत्यधिक दर्द उपस्थित होने पर दर्द की जगह पर तार्पीन व सरसों का तेल मलकर "दशमूल" (वेल, सोनापाठा, खम्भारी, पाढल व अरणिकी जड़, शालपर्णी, पृष्ठपर्णी, कटेली, बड़ी कटेली व गोखरु) के पानी का सेक देना चाहिए, अर्थात् प्रत्येक चीज 1 छटाँक लेकर उसको 4।5 सेर पानी में पकाकर उस पानी में फुलालेन या कम्बल का टुकड़ा भिगोकर उससे सेकना चाहिए। दशमूलक के न मिलने पर केवल गर्म पानी का सेक भी दिया जा सकता है। इससे वायु शान्त होकर दर्द आराम हो जाता है, और रज भी यथावत् निकलने लगेगा।

इस रोग में वायु से रोका हुआ ऋतुशोणित तरह से न निकल सकने के कारण वह विकृत होकर जरायु (गर्भाशय) को भी विकृत कर देता है। इसलिए जिस उपाय से शीघ्र ही वायु शान्त हो जाय, ऋतुशोणित और गर्भाशय भी शुद्ध हो जाय ऐसा उपाय करना चाहिए।

कांकायन गुड़िका-और प्रदररोग में कहा हुआ **प्रदरारि लौह प्रदरान्तक रस, शिलाजित वटिका, अशोक घृत**-व शीत कल्याण घृत- इन औषधियों का वृद्ध वैद्यगण इस रोग में प्रयोग किया करते हैं। क्योंकि-इन औषधि से वायु का प्रशम होता है, आर्तव की शुद्धि होती है और जरायु भी शुद्ध हो जाता है। अत एव इन औषधियों को वाधक रोग में संकोच रहित होकर व्यवहार करना चाहिए।

गर्भिणी रोग।

यहाँ पर स्त्री रोग के वर्णन के प्रसंग में गर्भिणी के रोगों का वर्णन किया जाता है, सुनो—

गर्भ रहने के पहिले महिने में यदि गर्भिणी को रक्तस्राव हो (खून गिरे) तो उसको रोकने के लिए-मुलेठी, क्षीरकाकोली व देवदार।, दूसरे महीने में रक्तस्राव होने पर-चौपतिया, काले तिल, मंजीठ व शतावर, तीसरे महीने में होने पर-वांदा, क्षीरकाकोली, नीलोफर व अनन्तमूल, चौथे महीने में होने पर-अनन्तमूल सफेद, काला अनातमूल, रायसन, भारंगी व मुलेटी, पाँच वें महीने में रक्तस्राव होने परे कटेली, बढ़ी कटेली, खम्भारी के फल, वट आदि

(बड़, गूलर,पीपल वेंत व पिलखन) क्षीरी वृक्षों की छाल वा कोंपल तथा घी, छठे महीने में होने पर - पिटवन, खरेटी, सहजने के बीज, गोखरु व मुलेठी, सातवें महीने में - सिंघाड़ा, कमल की जड़, किसमिस, कसेरु मुलेठी व चीनी आठवें महीने में - कैथवेल, वेल कटेली, बड़ी कटेली व ईख की जड़, और पटोलपत्र, नवें महीने में - मुलेठी, अनन्तमूल, क्षीरकाकोली व काला अनन्तमूल जौ कूटकर क्षीरपाक विधि[1] से पकाकर गर्भिणी

उत्तर-विशेष कोई भी चिकित्सा नहीं है, इस समय में ऐसा चाहे कोई भी रोग हो जाय, उसकी उस रोग के अनुसार साधारण चिकित्सा करना चाहिए। परन्तु जिस औषधि से अधिक दस्त व के आती हों और जिन-2 औषधियों मीठा तेलिया आदि विषैली चीजें हो, ऐसी औषधियाँ प्रयोग न करना चाहिए। गर्भिणी चिकित्सा के लिए कुछ विशेष औषधियाँ कहता हूँ, सुनो-

ज्वराधिकार में चक्रपाणी ने कहा है- गर्भिणी के ज्वरशान्ति के लिए "सिंहास्यादि, गुडूव्यादि अथवा पंचमूलीकषाय" शहद मिला कर सेवन कराने चाहिऐ। इनमें से किसी एक काढ़े के सेवन करने से गर्भिणी का बुखार शीघ्र ही आराम हो जाता है। काढों के नुस्खे नीचे दिये जाते है। जैसे-

सिंहास्यादि-अडूसे की छाल, गिलोय व कटेली।

गुडूच्यादि-गिलोय, अतीस, धनिया, सोंठ वेलगिरी, नागरमोथा, नेत्रवाला, पाठ, चिरायता, इन्द्रजौ, लालचन्दन, खश की जड़ व पद्माख।

पञ्चमूली-पंचमूल की पाँच चीजें और खरेटी, वेलगिरी गिलोय, नागरमोथा, सेंठ, पाठा, चिरायता, नेत्रवाला, कुड़े की छाल व इन्द्रजौ (यहाँ पर पंचमूल कहने से समझना चाहिए - कि "पित्तज्वर" में "स्वल्प (छोटा) पंचमूल" शालपर्णी, पृष्ठपर्णी, बड़ी कटेली, छोटी कटेली और गोखरु ये पाँच चीजें

1. क्षीरपाक विधि-- सब औषधियाँ मिलाकर-2 तोला, - दूध 1 पाव, पानी 1 सेर मिलाकर पकाना, जब सब पानी जलजाय केवल दूध वाकी रहे, उतार छानकर चीनी आदि प्रक्षेप द्रव्य पीछे से मिलाकर सेवन कराना चाहिए।

लेनी चाहियें, और ''वातकफ'' ज्वर में ''बृहत् (बड़ा) पंचमूल'' - वेल, सोनापाठा, खम्भारी, पाढल, व अरणि इन पाँच द्रव्यों की छाल लेना चाहिए।

लवङ्गादि चूर्ण-लौंग, सुहागे की खील, नागरमोथा, धाय के फूल, बेल की गिरी, धनिया, जायफल, रूपीमस्तगी, सोया अनार के छिलके, जीरा, सेंधानमक, मोचरस, नीलोफर की जड़, रसौत, अभ्रक भस्म, वराहक्रान्ता, लालचन्दन, सोंठ अतीस, काकड़ासिंगी, कत्थाव नेत्र व नेत्रवाला प्रत्येक का समान भाग चूर्ण लेकर भृङ्गराज (भंगरे के) रस की तीन भावना देकर (3 दिन तक भंगरे का रस डालकर खरल करके) छाया में सुखाने के रखना। रस के सेवन करने से गर्भवती स्त्री का विविध वर्ण का अतिसार, आम, रक्तातिसोर, संग्रह ग्रहणी, ज्वर, शोथ व शूल रोग आराम हो जाते हैं। अनुपान-बकरी का दूध। मात्रा 4 रत्ती से-2 माशा तक।

गर्भचिन्माणि रस-इसके सेवन करने से गर्भवती स्त्री का ज्वर, दाह व प्रदर रोग आराम होता है। यह सूतिका रोग की भी भी उत्तम औषधि है। अनुपान जिस रोग के लिए जो व्यवस्था करना हो वह ही उचित है।

गर्भपीयूष वल्लीरस-यह औषधि गर्भवती के प्रायः सब रोगों में व्यवहार की जाती है। अनुपान रोग के अनुसार।

सूतिका रोग (प्रसूत)

प्रश्न-प्रसङ्ग क्रम से यहाँ पर पूछना चाहता हूँ, कि ''सूतिका'' किस को कहते हैं? और सूतिका रोग कैसा होता है?

उत्तर-प्रसव (बच्चा जनने के) के डेढ़ महीने तक ''प्रसूता'' स्त्री को ही ''सूतिका'' नाम से कहा जाता है। किसी-2 विद्वान् के मत में बच्चा जनने के बाद फिर से ऋतु (माहवारी) न होने तक स्त्री को ''सूतिका'' कहना चाहिए, सारांश यह कि प्रसव के बाद जब तक गर्भाशय, जननेन्द्रिय व प्रसूता का समस्त शरीर बलवान् व पहिले के समान आकार प्रकार में न हो जाँय, तब तक प्रसूता को सूतिका नाम से कहा जाता है। साधारणता डेढ़ मास बीतने पर अक्सर ''बच्चेदानी'' आदि समस्त इन्द्रियाँ बलवान् व प्रकृतिस्थ हो जाती हैं। इस लिए पंडितों ने प्रसव के बाद डेढ़ महीने तक के समय को ही सूतिका

काल कह कर निर्देश किया है। इसके अतिरिक्त साधारणतः ऋतु भी डेढ मास के बाद से पुनर्वार आरम्भ हो जाते हैं। इसलिए दोनों मत में कुछ भी भेद नहीं प्रतीत होता, परन्तु कहीं-2 पर इसके विपरीत भी देखने में आता है।

बच्चा जनने के बाद स्त्री को उदर, अतिसार आदि कोई भी रोग हो जाय, वह सूतिका नाम से कहा जाता है। ज्वर, कम्प, प्यास, शरीर का भारीपन, हड़फूटन, अतिसार व शोथ साधारणतः सूतिका को ये ही रोग हुआ करते हैं। इसलिए इन रोगों को ही सूतिका नाम से कहा जाता है। जापे की दशा में जितने भी रोग होते हैं वे सबके सब ''कृछ्रसाध्य'' (मुश्किल से आराम होने वाले) होते हैं, ये सहसा आराम होने से नहीं आते।

प्रश्न-क्या सूतिका रोग की चिकित्सा किसी भिन्न नियम से कही जाती है?

उत्तर-इस पुस्तक में पहिले जो ज्वर, अतिसार आदि रोगों की चिकित्सा कही गई है, सूतिका के ज्वर, अतिसार आदि की उनके अनुसार विचारपूर्वक चिकित्सा करने से बहुत समय उपकार होते देखा गया है किन्तु सूतिका रोग के उपसर्ग स्वरूप ज्वर आदि रोगों की चिकित्सा में यह विशेषता अवश्य रखनी पड़ती है, (चाहे रोगिणी किसी प्रकृति की हो) कि प्रसूति समय में अधिक बढ़े हुए वायु को मध्य नजर रख कर इन ज्वर आदि की कि चिकित्सा की जाय। इसके लिए कुछ विशेष लाभदायक शास्त्रों में वर्णित प्रयोग नीचे लिखे जाते हैं, सुनो।

सूतिका दशमूल पाचन-शालपर्णी, पृष्टपर्णी, बड़ी कटेली, छोटी कटेली, गोखरु, पियावाँसा (नीले फूल का), प्रसारणी, सोंठ, गिलोय व नागरमोथा इनका काढ़ा बना कर सेवन करने से सूतिका अवस्था के ज्वर अतिसार आदि सब रोग आराम हो जाते हैं। यह सूतिका रोग के लिए विशेष फलदायक औषधिक है।

सौभाग्यशुण्ठीमोदक व जीरकाद्य मोदक-इनके सेवन कराने सूतिका के ज्वर व प्रबल उदर रोग आदि आराम हो जाते हैं। मात्रा-6माशा से 1 तोला तक। अनुपान बकरी का दूध व जल।

सूतिकाकारि रस व बृहत् सूतिका विनोद रस-इनके सेवन कराने से

ज्वर, तृष्णा, अरुचि व शोथ आदि सूतिका के रोग नष्ट हो जाते हैं। अनुपान-पीपल का चूर्ण व शहद अथवा भुने हुए जीरे का चूर्ण व शहद आदि।

बाल (दूध पीने वाले बच्चों के) रोग।

प्रश्न-गुरुवर! यहाँ पर एक प्रश्न पूछना चाहता हूँ—बहुत छोटे (दूध पीने वाले) बच्चे को ज्वर, अतिसार आदि रोग होने पर क्या उनको किसी विशेष नियम से चिकित्सा की जाती है?

उत्तर-इन रोगों की इस अवस्था में कोई विशेष चिकित्सा नहीं है। ज्वर आदि रोगों में पहिले जो औषधियाँ बता आये हैं। वे औषधियाँ छोटे बालकों को नि:संकोच व्यवहार करानी चाहियें, किन्तु विचार पूर्वक बहुत ही कम मात्रा में व्यवहार करने चाहियें। जैसे-एक वष तक आयु वाले बच्चे को सोलहवाँ भाग (युवा पुरुष के लिए जो मात्रा जिस औषधि की निर्धारित की गई है, उसका सोलहवाँ भाग, जैसे-1 रत्ती मात्रा वाली दवा का आधा चावल और 1 माशा मात्रा की दवा आधा रत्ती)। 1-3 वर्ष तक अष्टामांश (आठवाँ भाग), 3-6 वर्ष तक चतुर्थांश (चौथाई) मात्रा में 6-12 वर्ष तक आधी मात्रा में और 12 वर्ष के अनन्तर पूर्ण मात्रा में औषधि प्रयोग करना चाहिए। यह एक साधारण नियम बताया गया है, परन्तु मात्रा के विषय में यही एक निश्चित नियम न जानना चाहिए, क्योंकि-हम तुम्हें पहले ही बता चुके हैं, कि देश, काल पात्र व रोग की अवस्था को जानकर चिकित्सक लोग औषधिक की मात्रा निश्चित किया करते हैं।

स्तनपायी (केवल दूध पीने वाले) बालकों की औषधि के विषय में शास्त्रों में जो कुछ विशेष कहा गया है, वह कहते हैं सुनो-

ज्वर आदि किसी भी रोग में स्तनपायी बालक को लंघन कराने की आवश्यकता होने पर बच्चे की माता या धायको (जिसका वह दूध पीता हो) लंघन कराना चाहिए। ऐसे बालक को लंघन भूल कर भी न कराना चाहिए। बच्चे के लिए और सब कुछ निषेध किया जा सकता है, परन्तु दूध का निषेध न करना चाहिए। यदि स्तन दुग्ध दूषित हो, तो शिशु को स्तनपान न करा कर उसके बदले में बकरी आदि का दूध पिलाना चाहिए।

नवजात बालक यदि स्तनपान न करे, तो आंवला व हल्दी का चूर्ण घी व शहद में मिलाकर बालक की जीभ पर लेप कराना चाहिए।

जो बालक दूध पीकर कै (वमन) कर दे, उसको कटेली व बड़ी कटेली के फूल का रस सेवन कराना चाहिए। गौका दूध पीते ही वमन कर डालने में दूध में 3।4 बूँद चूने के पानी सेवन कराना चाहिए।

स्तन दुग्ध में अभाव में बकरी का दूध पिलाना चाहिए। बालक के गले में कफ में लिहस जाने पर सोंठ, पीपल, कालीमिर्च, हरड़, हल्दी व बच पीस कर उपयुक्त मात्रा में दूध में मिलाकर सेवन कराना चाहिए। आम की गुठली की गिरी, धान के खील व सेंधानमक पीस कर शहद के साथ चटाने से बाल के "**वमन**" आराम हो जाते हैं।

चीनी, शहद व निम्बू के रस के साथ पीपल व कालीमिर्च का चूर्ण मिला कर चटाने से बालक की हिचकी व वमन का नाश होता है।

बालक की नाभि उठने या फूलने पर एक छोटा सा गीली मिट्टी का गोला बना कर उसको कोयलों की आँच में कोयले के समान लाल गर्म करके उसको दूध में बुझा कर तथा चिमटे से पकड़ पकड़ कर उसका भपारा नाभि पर देने से आराम हो जाता है।

नाभि के पक जाने पर हल्दी, लोध, प्रियंगू (फूलफिरंग) व मुलेठी इनके कल्क के साथ सरसों का तेल पका कर इस तेल को नाभि पर चुपड़ना चाहिए। जितना तेल पकाना हो, ऊपर लिखा कल्क तेल का चौथाई लेना चाहिए।

चातुर्भद्रिका-बाल के ज्वर, अतिसार, श्वास, कास व वमन रोग के लिए यह सबसे उत्तम औषधि है, प्रयोग यथा-

नागरमोथा, पीपल, अतीस व काकड़ासिंगी समान भाग लेकर चूर्ण बना कर रखना। इस "चातुर्भद्रिका" को शहद के साथ चटा कर सेवन कराने से विशेष लाभ होता है।

लवङ्गचतुस्सम व दाड़िम्वचतुढस्सम-बालकों के आमातिसार (आम के दस्त) में विशेष लाभदायक है।

''लवङ्गचतुस्सम''-लौंग, जायफल, जीरा सफेद व सुहागे की खील इन चार द्रव्यों का समान भाग चूर्ण बना कर रखना। यह दूध पीने वाले बालकों के आम के दस्तों की सबसे उत्तम औषधि है।

इन्हीं चार औषधियों का चूर्ण आदि अनार के भीतर भर के उसको अच्छी तरह कपड़ मिट्टी या मैदा से लपेट करके कोयलों की आँच में बाहर से लाल होने तक पका कर निकाल कर, ठण्डा होने पर पीस कर रखना। उसको बकरी के दूध के साथ व्यवहार कराने से आम के व खून के दस्तों में विशेष लाभ होता है। मात्रा - आधा रत्ती से-2 रत्ती तक। इसको ही ''दाडिम्ब चतुस्लम'' कहते हैं।

तिल व मुलेठी समान भाग लेकर पीस कर उसमें थोड़ा सा तिल का तेल, चीनी व शहद मिलाकर सेवन कराने से शिशुओं का **''रक्तातिसार''** आराम हो जाता है।

अंकोल (ढेरा) की जड़ व बड़ की जड़ को पीसकर चावलों के धोवन के साथ सेवन कराने से बालकों का **अतिसार व ग्रहणी रोग** आराम हो जाता है।

सफेद जीरा व रुगीमस्तगी का चूर्ण वेल के पत्तों के रस के साथ या केवल रुमीमस्तगी का चूर्ण गुड़के साथ सेवन कराने से आम-रक्त व इसके कारण उत्पन्न दर्द आराम हो जाता है।

जामुन की छाल व पत्तों का रस समान भाग बकरी का दूध मिला कर सेवन कराने से छोटे बालकों का **अतिसार व ग्रहणी रोग** आराम हो जाता है।

आम्रातक (अंवाडा) आम व जामुन की छाल का चूर्ण बनाकर शहद के साथ चटाने से बच्चों का **अतिसार** आराम हो जाता है।

पीपल, कालीमिर्च, चीनी, शहद, छोटी इलायची व सेंधानमक समान भाग लेकर चटनी बना कर चटाने से बालक का **''मूत्रकृच्छ्र''** रोग (पेशाब रुक-रुक के आना) आराम हो जाता है।

दारूहल्दी, नागरमोथा वे गेरुमिट्टी को बकरी के दूध के साथ रगड़ कर बालक के नेत्रों के बाहर लेप करने से आँख दुखनी आराम हो जाती है।

स्तनपायी बालक यदि दूषित स्तनों का दूध पी जाय, तो उसकी अतिसार आदि रोग हो जाते हैं। इसलिए बच्चे की माता व धाय का दूध दूषित होने पर उसको विरेचन कराने के लिए बालक की माता व धाय को '6हरिद्रादि'' व ''वचादि'' गणका क्वाथ बना कर सेवन कराना चाहिए।

हरिद्रादि गण-हल्दी, दारुहल्दी शालपर्णी, इन्द्रजौ व मुलेटी।

वचादि गण-वच, नागरमोथा, अतीस, हरड़, देवदार व नागकेशर।

मनशिल, शंखनाभिभस्म, पीपल व रसौत इन सबको शहद के साथ पीस कर वर्तियाँ के **सब प्रकार के नेत्र रोग** आराम हो जाते हैं।

वायविडंग, हरताल, मनशिल, दारुहल्दी, लाख, लालचन्दन व गेरुमिट्टी इनका बारीक कपड़ छन चूर्ण बना कर शहद के साथ मिला कर आँजने से बालकों के आँख के **रोये कुकरे व प्रवाल** आराम हो जाते हैं।

तिलका तेल 1 सेर! कल्क के लिए - खरेटी, कूठ, हरताल व मनशिल प्रत्येक 4 तोला और पकाने के लिए जल 4 सेर मिला कर तेल पकाने की विधि से तेल पकाना चाहिए। इसको कानों में डालने से बालकों का पूतिकर्ण (कान से पीप वहना) आराम हो जाता है।

बच्चों के दाँत निकलने के समय उदरामय (पेट की कई तरह की बीमारियाँ) ज्वर व आक्षेप (दौरा पड़ना) आदि बहुत से रोग हो जाते हैं। इस अवस्था में विशेष चिकित्सा अवलम्बन करने या और किसी तरह का कष्ट देने की आवश्यकता अक्सर नहीं हुआ करती, क्योंकि-दाँतों के निकल जाने पर उस समय के ये रोग अपने आपसे आराम हो जाते हैं। सिर्फ़ दाँतों के ऊपर से मसूड़ों को थोड़ा सा तश्तर द्वारा छेद देने से दाँ विना कष्ट के बहुत जल्दी निकल जाते हैं।

बालकों को एक तरह की दौरे की बीमारी हुआ करती है। इसको साधारण बोलचाल में ''**मसान-भूतात-परछावा**'' नाम से कहा करते हैं। यह बहुत कष्टदायक और शीघ्र प्राण लेने वाला रोग हुआ करता है। इस रोग का दौरा उपस्थित होने पर बालक के आँख व मुख पर ठंडे पानी के छींटे देने चाहिए, उसके शिर की तरफ पंखा झलना चाहिए, और उसको पकड़ कर

लिटाये रखना चाहिये। पुराना गाय का घी उसके शरीर और शिर पर मलना, पैरों में तार्पीन का तेल मलना और गर्म पानी से सेकना चाहिये। भुक्तवर्षी (अलिभ आयल्) व एरण्ड के तेल का जुल्लाव देना चाहिये तथा एरण्ड तैल की पिचकारी देकर दस्त साफ कराना चाहिए। हल्दी का एक टुकड़ा भून कर उसका सेक बालक के दोनों भ्रू (भवों) के ऊपर देना चाहिये।

यह दौरा दिन में-2 ।3 ।4 वार तक उठा करता है। दौरे का वेग दूर हो जाने पर एक रत्ती व आधा रत्ती "मकरध्वज" (न मिलने पर "रससिन्दूर") शहद में मिला कर सेवन कराना चाहिए।

दौरा दूर होने के बाद यदि बुखार हो जाय, तो बहुत बड़ी सावधानी से ज्वर की चिकित्सा करनी चाहिये, क्योंकि-इस बुखार में अक्सर सन्निपात (सरसाम) के लक्षण उपस्थित होकर बालक के प्राणों का संशय तक हो जाता है।

नेत्र (आँख के) रोग।

आँखे देखने में तो, बहुत छोटी दिखाई देती हैं, किन्तु उनके भीतर बहुत बड़े --2 महत्व के काम होते हैं। हमारे आचार्य प्रवर ने नेत्रों का वर्णन बड़े सुन्दर स्पष्ट रूप से किया है नेत्रों में पाँच मण्डल होते हैं, छः सन्धि (जोड़) और उपर्युपरि (एक के ऊपर दूसरा) छः पटल होते हैं। इन मंडल आदि स्थानों में 76 प्रकार के रोग होते हैं। सुश्रुत संहिता में इन प्रत्येक रोगों का विशेष वर्णन किया। हुआ है, परन्तु वर्णन लिखा रहने से ही उसका निर्णय करना असंभव सा होता है। क्योंकि-जो योगाभ्यास की तरह निरन्तर नेत्र रोगों की परीक्षा करते रहते हैं, वे ही बहुत दिन के अभ्यास के अनन्तर नेत्र रोगों की परीक्षा करने में कृतकार्य होते हैं। इसके अतिरिक्त पटलगत अधिक संख्यक रोग शस्त्रसाध्य होते हैं तथा नेत्र शरीर का बहुत कामेल भाग है, थोडी सी असवाधानी से नष्ट हो जाता है। इसलिए नेत्र रोगों की परीक्षा व चिकित्सा में बहुत बड़ी अभिज्ञता व सावधानी की आवश्यकता होती है। विना समझे बूझे हर किसी की चिकित्सा करना भी उचित नहीं, और न हर किसी से चिकित्सा करना ही उचित होता है। नेत्र चिकित्सा अति कठिन होने के कारण ही "गवर्नमेण्ट मेडिकल कालेजों" में नेत्र चिकित्सा के लिये स्वतन्त्र प्रबन्ध

रहता है। मालूम होता है हमारे देश में यह भी बात इसलिये प्रचलित है - कि नेत्र रोग की शिक्षा देने से गुरु शिष्य दोनों के ही नेत्र रोग हो जाता है।

प्रश्न-उपदेश तो करुँगा, परन्तु प्रत्येक मण्डल व मण्डलगत प्रत्येक सन्धि व सन्धिगत और प्रत्येक पटल व पटलगत रोग का वर्णन करना तथा उनकी स्वतन्त्र-स्वतन्त्र चिकित्सा कहना बहुत कठिन काम है, और इतने गम्भीर और विस्तृत उपदेश का कुछ विशेष लाभ भी नहीं दिखता। क्योंकि शारीर ज्ञान के बिना केवल रोग का वर्णन करने से बहुत बड़े परिश्रम का न होने के बराबर फल होगा। इसलिये यहाँ पर तुम्हें 76 प्रकार के नेत्र रोगों में से भेषजसाध्य (औषधियों से आराम होने वाले) सुगम-सुगम कुछ रोगों की चिकित्सा कहता हूँ, सुनो-

चिकित्सा-"नेत्राभिष्यन्द" (आँखों के दुखने पर) गुलाब का अर्क व फिटकरी के पानी से आँखें धोना चाहिये। हल्दी से रँगे हुए कपड़े से आँख पोंछनी चाहिये। धूप में बाहर न फिरना चाहिये, यदि बाहर निकलना ही हो, तो नीला व पीले रंग का परदा या चश्मा पहन कर निकलना चाहिए।

शुद्ध रसौत स्त्री के स्तन दुग्ध में घिस कर आँख में डालना चाहिये। इसके व्यवहार से दाह, आँसू बहना व दर्द शीघ्र आराम हो जाता है। कनेर के कच्चे पत्तों को तोड़ने से जो रस निकलता है, उसको आँख में डालने से दर्द शान्त हो जाता है।

सेंधानमक, दारुहल्दी, गेरुमिट्टी, हरड़ व रसौत एक साथ पीस कर आँखों के बाहर लेप करने से नेत्र रोग दूर हो जाते हैं।

हरड़, वहेड़ा व आमला इनके बीजों की गिरी समान भाग लेकर तथा जल के साथ पीस कर मटर प्रमाण गोली बना कर रखना। इस गोली को पानी में घिस कर आँखों में आँजने से नेत्रों से पानी बहना बन्द हो जाता है।

निर्मली के फल शहद में घिस कर और उसमें कुछ कपूर मिला कर अंजन करने से नेत्रों का दुखना आराम हो जाता है।

कपूर का चूर्ण बड़के दूध में घिस कर उसका अंजन लगाने से आँख का "फोला" आराम हो जाता है।

काले सुर्मे को तपा-तपा कर 7 वार त्रिफले के काढ़े में और 7 बार स्त्री के दूध में बुझावा देकर बारीक रगड़ कर रखना। यह सुर्मा सब प्रकार के नेत्र रोग में व्यवहार करना चाहिये।

रसौत, हल्दी, दारुहल्दी, चमेली के फूल व नीम के पत्ते इन सब चीजों को गोबर के रस में पीस कर गोली बनाकर रखना। इस गोली को घिसकर आँखों के भीतर आँजने से नक्तान्ध्य (रतौंधी) दूर हो जाता है। बकरी का पेशाव सेवन करने से "रतौंधी" आराम हो जाती है।

चन्द्रोदयावर्ती व दृष्टिप्रदावर्ती-इन औषधियों को पानी में घिसकर सलाई से आँखों में आँजने से आँखों की खुजली, मांसवृद्धि, फोला व रात्र्यन्धता आदि आराम हो जाते हैं।

त्रिफलाद्य घृत व त्रैफलघृत इन घृतों के सेवन करने से सब प्रकार के नेत्र रोगों में लाभ होता है। आयुर्वेद शास्त्रों में इन दोनों औषधियों के विशेष गुण वर्णन किये गये हैं। मात्रा 1-2 तोला तक अनुपान - दूध।

नयनामृत लौह-इसको आँजने से विविध प्रकार के नेत्र रोग आराम होते हैं।

सप्तामृत रस-इसके सेवन करने से चक्षुक्षत (आँख में का घाव), रात्र्यन्धता आदि बहुत से रोग आराम होते हैं। अनुपान घी व शहद के साथ सायं काल के समय सेवन करना चाहिए।

कर्ण (कान के) रोग।

कर्णशूल (कान का दर्द)-कुपित वायु कर्णस्रोत में अतिकष्टदायक शूल उत्पन्न कर देता है। इसी तरह और-2 कान के रोगों में वायु ही प्रधान रहता है, पित्त व कफ उसके अनुबल (आश्रित) रहते हैं। कान में दाह, खुजली आदि लक्षणों से इन (पित्त-कफ) का अनुबन्ध समझना चाहिए।

कर्णनाद-कुपित वायु ही कान के स्रोत (छे) में तूर्श, भेरी, मृदङ्ग, वाँसुरी व शंख आदि के शब्द के समान विविध प्रकार का शब्द उत्पन्न कर देता है, इसको ही कर्णनाद रोग कहते हैं।

वाधिर्य (बहरापन)–केवल वायु अथवा कफ संयुक्त वायु कान के स्रोत को ढक कर ''बहरापन'' (ऊँचा सुनाई देना या बिल्कुल ही न सुनाई देना) रोग उत्पन्न कर देता है अर्थात् मनुष्य को वहरा बना देता है।

कर्णस्राव (कान का बहना)–मस्तक में चोट लगना, पानी में डूबना अथवा कान के भीतर किसी फोड़े के पक जाने के कारण वायु के कुपित होकर होकर कान को प्रपीड़ित करने (दबाव देने) से उससे पीप व जल बहने लगता है, इसी को ''**कर्णस्राव**'' कहते हैं।

कर्णकण्डू (खुजली)–कुपित वायु कफ के साथ मिलकर कान में खुजली उत्पन्न कर देता है।

कर्णगूथ (कान में मैल जमना)–कान में का कफ पित्त की गर्मी से सूखकर कान में मैल उत्पन्न कर देता है।

कर्णपाक (कान का पकना)–कर्णस्रोत में पित्त के प्रकुपित होने के कारण कान के क्लिन्न (रिसता हुआ) और पूतिभावापन्न (सड़ांद लिए) होने पर, उसको ''कर्णपाक'' नाम से कहते हैं।

पूतिकर्णक (कान की बदवू)–कान के भीतर उत्पन्न हुए स्फोटक आदि के पकने अथवा कान में जल के चले जाने पर, कान से दुर्गन्धित पीप निकलते रहने को ''पूतिकर्णक'' कहते हैं।

चिकित्सा–लहसुन, अद्रक, सहने की छाल, मूल व केले का पेड़ इनमें से किसी एक का रस थोड़ा सा गर्म करके कान में डालने से अथवा हुलहुल (जरव्या) के रस में थोड़ा सा शहद व सेंधानमक मिलाकर या गोमूत्र गर्म कर कान में डालने से अथवा थूहर के पत्तों को आँक के पत्तों से बाँधकर और उसके ऊपर से मिट्टी का लेप कर तथा उसको आग पर भून कर उसका जो रस किनले उसमें से थोड़ा सा गर्म कर कान में डालने से कान का दर्द आराम हो जाता है। बकरी के पेशाब में थोड़ा सा सेंधा नमक मिलाकर और मामूली गर्म कर कान में भरने से कान का भयानक दर्द, कानों में शब्द होना, क्लेदस्राव (पीप आदि का बहना) आराम हो जाता है।

बहरेपन के लिए ''वातव्याधि' में कहे हुए ''माष तैल'' आदि कान में डालना चाहिए। चमेली (जाई) के पत्तें के रस के साथ सरसों का तेल

पकाकर वह तेल कान में डालने से ''पूतिकर्ण'' व ''कर्णस्राव'' रोग आराम हो जाता है।

कच्चे आम के पत्ते, जामुन के पत्ते, कैथवेलक के पत्ते, कपास के फल व अद्रक इनके रस में शहद मिलाकर कान में डालने से ''कर्णस्राव'' आराम हो जाता है।

दीपिका तैल-वेल, सोनापाठा, खम्भारी, पाढल व अरणि इन पाँच वृक्षों की आठ अंगुल नाप की एक-2 लकड़ी लेकर उन सबको एक कपड़े के टुकड़े में लपेट कर तथा उस कपड़े समेत लकड़ी की बत्ती तेल से तर भिगोकर आग लगाकर जलाना। उससे जो तूल के बूँद नीचे टपकेंगे, वह इकट्ठा कर शीशी में भरके रखना। उस तेल को थोड़ा सा गर्म कर कान में डालने से कान का दर्द शीघ्र ही आराम हो जाता है। इसीको ''दीपिका तैल'' कहते हैं।

शम्बूकादि तैल-घोघों के भीतर का मास निकाल कर उनको कड़वे तेल में जलाकर तेल छानकर शीशी भरके रखना। इस तेल को कानों में डालने से कान का घाव व नासूर तक आराम हो जाता है।

नासा (नाक के) रोग।

प्रतिशया (जुखाम)-अधिक ठंडापानी पीना, ठण्ड लगना, ओस में रहना, रोना, नाक के छिद्रों में धूल व धुएँ का प्रवेश होना, दिन में सोना, रात में जागना, अजीर्ण व ऋतुविपर्यय (मौसम के ठीक न होने) आदि कारणों से मस्तक का कफ गाढ़ा होने पर वायु कुपित हो कर प्रतिश्याय रोग को उत्पन्न कर देता है। इस रोग में पित्त, कफ व रक्त का भी अनुबन्ध रहता है।

इस रोग के होने के पहिले शिर का भारीपन, स्तब्धता (अकडन) शरीर का टूना, रोमाञ्च और नाक-मुखसे पानी बहना आदि लक्षण उपस्थित होते हैं।

प्रतिश्या रोग में ''**वायु का प्रकोप**'' होने पर नाक का स्वर रुका हुआ और ढका हुआ सा मालूम देता है, नाक से पतला पानी की आकार में कफ बहता है, गला, तालु व होंठ सूखना, कनपटी के पास सुई से बींधने के समान दर्द, अधिक छीकें आती हैं, मुख का स्वाद फीका और स्वर भऊ होता जाता है।

पित्त का प्रकोप होने पर-पीले रंग का गर्म-गर्म कफ नाक से गिरता है, रोगी दुबला, पाण्डुवर्ण व दाह पीड़ित होता है और उसके नाक मुख से ऐसा मालूम होता है, मानो धुएँ के साथ अग्नि बाहरवे। निकल रही हो। **कफ का प्रकोप होने पर**-नाक से अधिक मात्रा में सफेद रंग का व शीतल कफ निकलता है, रोगी का शरीर मुख व नेत्र सफेद लिए होता है, शिर भारी, गला और हींठ, तालु व मस्तक में खुजली होती है। **त्रिदोष का प्रकोप होने पर**-निश्वास में दुर्गंध प्राणशक्ति का लोप और नाक कमी गीली तथा कमी सूखी, कभी बन्द और कभी खुल जाती है। इस तरह का प्रतिश्याय कष्टसाध्य होता है। प्रतिश्याय में **रक्त का प्रकोप होने पर**-नाक से खून गिरना आँखों लाली, मुख व साँस में दुर्गन्ध और घ्राण (सूँघने की) शक्ति लुप्त हो जाती है।

पीनस वा अपीनस-इस रोग में वायु से कफ सूख जाने के कारण नाक कभी बन्द कभी सूखी और कभी गीली होती है। इसमें सूँघने की शक्ति और आस्वादन की शक्ति नष्ट हो जाती है। मुख, नाक से धुँआ सा निकलता है। यह रोग वात कफ से होता है।

पूतिनस्य-दुष्ट रक्त, पित्त व कफ द्वारा तालु मूल में वायु दुर्गंधित होकर मुख व नाक से निकलता है। इसको ही पूतिनस्य रोग नाम से कहते हैं।

नासापाक-दुष्ट पित्त नासिका का पाक उपस्थित करके नासिका को क्लेदयुक्त व दुर्गन्धयुक्त कर देता है। इसको ही नासापाक रोग कहते हैं।

चिकित्सा-जयन्ती (जयत) के पत्ते पुटपाक कर सेंधानमक व तेल के साथ प्रतिदिन सेवन करने से प्रतिश्याय रोग नष्ट हो जाता है।

कालीमिर्च व सोंठ का चूर्ण मिला कर दही या और कोई खट्टी चीज खाने से नया जुखाम आराम हो जाता है और कफ पक जाता है। नये जुखाम में इमली के पत्ते डाल कर पकाया हुआ पानी सेवन करने से विशेष लाभ होता है।

भोजन कर चुकने के बाद नमक के साथ अच्छी तरह पकाई हुई गर्मागर्म उड़द की दाल सेवन करने से सब दोषों से उत्पन्न व बहुत दिन का पुराना प्रतिश्याय आराम हो जाता है।

पीपल, सहजने के बीज, वायविडङ्ग व कालीमिर्च इन सबके चूर्ण का

नस्य सूँघने से प्रतिश्याय आराम हो जाता है। दारुहल्दी, इंगुदी, (हिंगोट) की जड़ व दन्ती की जड़ का चूर्ण चिरचिटे के रस के साथ पीसकर इसकी वर्ती बना कर रखंना चाहिए। इस वर्ता का धूम ग्रहण करने के जुखाम आराम हो जाता है।

व्योषाद्य चूर्ण-ध्योष (सोंठ, मिर्च, पीपल), चीते की जड़, तालीशपत्र, इमला, अम्लवेत, चव व काला जीरा प्रत्येक 1 तोला। इलाची, दालचीनी व तेजपात् प्रत्येक-2 माशा, पुराना गुड़ 9 तोला 6 माशा। इन सब चीजों को एक साथ पीस कर चूर्ण बनाकर रखना। इस चूर्ण को 1-3 माशा तक गर्म पानी के साथ सेवन करने से पीनस व उसके उपद्रव-श्वास कास आदि आराम हो जाते हैं।

पाठादि तैल-इस तेल का नस्य लेने से पका हुआ पीनस रोग आराम हो जाता है।

व्याघ्री तैल-इसका नस्य लेने से पूतिनस्य व नासापाक रोग आराम होते हैं।

दन्त रोग व मुख रोग।

इसके आगे दन्तरोग की चिकित्सा और रोग की पहिचान के लिए कहीं-2 पर रोग के लक्षण आदि भी वर्णन करुँगा, सुनो-

करंजवा, कनेर, आँक, चमेली, अर्जुन (कोह) व असन (विजयसार) आदि की गीली लकड़ी का दाँतन करने से दाँत मजबूत होते हैं।

नीले कटसरैय्या के पत्तों के क्वाथ का गंडूष (कुल्ली) करने से और तिल व वभ्र को चबाने से दाँतों का ''चीस मारना'' आराम हो जाता है।

नये ''दन्तपुप्पुट'' (दाँतों की जड़ का सोजा) रोग में जोंक आदि से खून कढ़वा कर पाँचों नमक व जवाखार शहद के साथ मिलाकर उस जगह पर मलना चाहिए। दो व तीन दाँतों की जड़ में सेहजा होने पर उसका नाम दन्तपुप्पुट रोग कहते हैं। वह कफ रक्तज रोग होता है।

शहद, पीपल का चूर्ण और घी एकत्र मिला कर मुख में रखने से ''दन्तशूल'' आराम हो जाता है।

"**दन्तवेष्ट**" (मसूड़े) में घाव होने पर लालचन्दन, मुलेठी व लाख का चूर्ण शहद में मिला कर घाव की जगह पर मलना और वट, पीपल आदि पञ्चक्षीरी वृक्षों की छाल के काढ़े में घी चीनी व शहद मिला कर कुल्ला करना चाहिये।

"**शोषिर**" रोग में रक्तमोक्षण करवा कर लोध, नागरमोथा व रसौत, शहद में मिला कर उस जगह पर लेप करना चाहिए, और वट आदि क्षीरी वृक्षों के क्वाथ की कुल्ली कराना चाहिए दाँत की जड़ में कष्टदायक शोथ होकर उससे लाला निकलते रहने को "शोषिर" रोग कहते हैं। वह भी कफ-रक्तज रोग है।

"**शीताद**" रोग में रक्तमोक्षण, कराके सोंठ व त्रिफला के क्वाथ की कुल्ली करना चाहिए। प्रियंगू, नागरमोथा व त्रिफला पीस कर रोग की जगह पर लेप करना चाहिए। मसूड़े से अकस्मात् रक्तस्राव होने पर और दाँतों के नीचे का मास क्रमशः सड़ कर दुर्गन्ध, क्लेदयुक्त, कृष्णवर्ण व कोमल होकर झिरते (गिरते) रहना इन लक्षणों वाले रोग को "शीताद" कहते हैं। यह कफरक्तज रोग है।

"**उपकुश**" रोग में शोथ की जगह पर गूलर के पत्ते आदि से घिस कर उस जगह से रक्तमोक्षण करना चाहिए, और शहद में मिला कर पाँचों नमक व त्रिकटु का चूर्ण रोग की जगह पर मलना तथा पीपल, सफेद सरसों सोंठ व समुद्रफल इनको गर्म पानी में पीस कर इस पानी का गण्डूष धारण करना चाहिए। "दन्तवेष्ट" रोग में दाह व पाक उपस्थित होकर दाँतों के गिरने को "उपकुश" रोग कहते हैं। यह रक्तपित्तज रोग होता है।

दन्तमूल में नाड़िव्रण (नासूर) होते पर - नासूर की चिकित्सा करना चाहिए (नासूर की चिकित्सा आगे कही जायेगी)। जिस दाँत की जड़ में नासूर उत्पन्न हो, यदि वह ऊपर की पति में न हो, तो उस दाँत को उखाड़ कर उसमें चीरकर उसमें का पीप आदि निकाल देना चाहिए।

दशन संस्कार चूर्ण-सोंठ, हरड़, नागरमोथा, कत्था, कपूर, सुपारी की भस्म, कालीमिर्च, लौंग व दालचीनी प्रत्येक का चूर्ण समान भाग और सेलखड़ी का चूर्ण इन सबके समान मिला कर रखना, इस चूर्ण को प्रतिदिन

दाँतों पर मलने से सब प्रकार के दाँत व मुख के रोग आराम होते हैं।

यहाँ पर वक्तव्य-तालु में व गले के भीतर **गलशुण्ठी, तुण्डिकेरी रोहिणी,** उपजिह्वा व वलय आदि जो विविध प्रकार के शोथ उत्पन्न होते हैं, प्राय: ये सब बहुत ही कष्टदायक होते हैं। शस्त्रकर्म से ही विशेषत: इनकी चिकित्सा की जाती है, जो इस निबन्ध का विषय नहीं है। इसलिए यहाँ पर उनका उल्लेख कर फजूल ही ग्रन्थ-बाहुल्य नहीं करना चाहते।

मुख के भीतर घाव होने पर गौ का घी गर्म कर लगाना चाहिए, या चमेली के पत्तों के साथ गाय का घी पका कर यह घी घाव की जगह पर चुपड़ना चाहिए। इसके अतिरिक्त ''क्षतचिकित्सा'' में कहे हुए घी तैल आदि भी प्रयोग करना चाहिए।

अधिक चूना खाने से मुख में दाह होने पर तेल व काँजी मुख में रखना चाहिए।

खदिरादिवटिका-यह मुखरोग की सबसे उत्तम औषधि है। इस वटिका को मुख में रखकर रस चूसने से दाँत, होंठ, मुख जिह्वा व तालुके रोग आराम होते हैं।

स्वरभङ्ग (आवाज) बैठना आदि रोग।

प्रश्न-गुरुवर! मैं पूछना चाहता हूँ कि स्वरभङ्ग (आवाज का बैठना), अरुचि, वमन प्यास व दाह प्राय: ये सब ही रोगों के उपद्रव रूप से प्रकट होते हैं और प्रधान रोग के नाश होने पर इनका भी नाश होते देखा जाता है, परन्तु जब बिना किसी और रोग के संसर्ग के ये स्वयं रोग रूप से उत्पन्न होते हैं, तब इनकी चिकित्सा किस विधि से की जाती है?

यथाक्रम से स्वतन्त्र स्वरभंग आदि रोगों की चिकित्सा कहता हूँ, सुनो-

''**स्वरभङ्ग चिकित्सा**-कत्था तेल में मिला कर अथवा हरड़ व पीपल का चूर्ण या हरड़ व सोंठ का चूर्ण मुख में रखने से स्वरभंग रोग में विशेष लाभ होता है। बेर के हरे पत्ते पीसकर और उनको घी में भूनकर चाटने से स्वरभङ्ग व खाँसी दूर हो जाती है।

कस्तूरी, छोटी इलायची, लौंग व वंशलोचन इन सब चीजों का चूर्ण बनाकर घी व शहद के साथ मिलाकर चाटने से स्वरभङ्ग व आवाज का बैठना आराम हो जाता है। ब्रह्मी के पत्ते घी में भून कर सेवन करने से स्वरभङ्ग रोग में विशेष लाभ होता है।

भैरवरस व त्र्यम्बकाभ्र-ये दोनों स्वरभङ्ग की महौषधियाँ हैं। इनके सेवन करने से स्वरभङ्ग कास व श्वास दूर हो जाते हैं। अनुपान ब्राह्मी का रस अथवा सोंठ, पीपल व शहद।

सारस्वत (ब्राह्मी) घृत-इसके सेवन करने से सब तरह का स्वरभङ्ग रोप आराम हो जाता है। मात्रा-6 माशा से-2 तोला तक। अनुपान - शील-गर्म दूध।

"**अरुचि चिकित्सा**"-प्रतिदिन दोपहर के भोजन के पहले अद्रक व सेंधानमक सेवन करने से भोजन में रुचि हो जाती है। यह अरुचि की परमोत्तम औषधि है। पुरानी इमली व गुड़ पानी में घोल कर उसमें दालचीनी, छोटी इलायची व काली मिर्च का चूर्ण मिला कर मुख में केवल धारण करने से (चाटने से) से अरुचि शान्त होती है।

"**इमली का पन्ना**"-सेवन करने से अरुचि आराम हो जाती है। "बनाने की विधि" - अच्छी पकी हुई इमली 5 तोला, चीनी-20 तोला, धनिये का चूर्ण 6 माशा, अद्रक 6 माशा और दालचीनी, इलायची, छोटी व नागकेशर प्रत्येक का चूर्ण 1 माशा और पानी 1 सेर के अन्दाज लेकर इन सब चीजों को एक नये मिट्टी के बर्तन में रखकर मसलना चाहिए। इसके बाद उसमें थोड़ा सा गर्म दूध मिलाकर और छान कर किसी मिट्टी पत्थर या लकड़ी के बर्तन में रखकर उसको अगर आदि सुगन्धित द्रव्यों की धूनी देकर व कपूर आदि सुगन्धित द्रव्य डालकर सुवासित करके-2 घण्टे तक वैसे का वैसा रखे रहना चाहिए, फिर उसको जब इच्छा हो सेवन करना।

"**वमन (कै) चिकित्सा**-सफेद चन्दन घिसी हुई 6 माशा व माले का रस-2 तोला शहद के साथ मिलाकर या सफेद चन्दन, खश, नेत्र-वाला, सोंठ व अड़ूसे की छाल इन सब चीजों को समान भाग लेकर चावलों के धोवन और शहद के साथ सेवन करने से कै आना बन्द हो जाता है। पित्त पापड़े का

रस व हरड़ का चूर्ण शहद के साथ मिलाकर सेवन करने से भी वमन रोग शान्त हो जाता है।

गिलोय, त्रिफला, नीम की छाल व पटोलपत्र इनका काढा शहद के साथ मिलाकर सेवन करने "**अम्लपित्तजनितवमनरोग**" दूर हो जाता है।

जामुन व वेर की गुठली की गिरी शहद के साथ सेवन करने से भी वमन रोग आराम हो जाता है। रात को गिलोय पानी में भिगोकर रखना प्रातः काल उस पानी को शहद मिलाकर सेवन करने से बहुत भयानक वमन भी रुक जाते है।

पीपल की सूखी छाल जलाकर उसको पानी में बुझाकर उस जल को सेवन करते ही दुर्निवार वमन रोग भी शान्त हो जाता है।

आमले का रस 1 तोला और कैतवेल का रस 1 तोला इन दोनों को मिलाकर उसमें थोड़ा सा पीपल, मिर्च का चूर्ण व शहद मिलाकर सेवन करने से प्रबल वमन भी बन्द हो जाते हैं।

बड़ी इलाची के चिकने बीज पानी में मसलकर उस पानी के साथ खश की जड़ रगड़कर इस जल को सेवन करने से वमन रोग दूर हो जाता है।

गुलाब इतर व कपूर आदि सुगन्धित द्रव्य और कागजी व गागल निम्बू का रस पीना या इनके पत्ते सूँघने से भी लाभ होता है।

"**तृष्णा (प्यास) व दाह रोग चिकित्सा**"–ज्वर रोग की चिकित्सा में पहले लिखा हुआ "**षडङ्ग पानी**" सेवन करने से प्यास व दाह शान्त हो जाती है। धनिये का काढा वा शीतकषाय प्रातः काल सेवन करने से प्यास दाह रोग आगम हो जाता है। काँजी सेवन करने से मुख का सूखना दूर हो जाता है। खश की जड़ व सफेद चन्दन काँजी में पीस कर शरीर पर लेप करने से दाह व प्यास शान्त हो जाती है।

सौ बार पानी से धोया हुआ घी शरीर पर मलने से भी दाह और प्यास शान्त हो जाती है।

प्यास वा दाह की शान्ति के लिये शीतल जल का सेक, ठण्डे पानी में गोते लगाना व पंखे से हवा करना लाभदायक है।

गुडूची व बृहद् गुडूची तैल-इनमें से किसी एक के मलने से दाह रोग शान्त हो जाता है।

वृद्धि रोग।

(एकशिरा, कुरण्ड व अन्त्रवृद्धि)

एकशिरा व कुरण्ड-आहार विहार आदि के अनियम से वायु कुपित होकर पहिले वंक्षण में जाकर वहाँ से मुष्क (अंडकोषों) में जाकर अण्डकोष की धमनियों पीड़ित करता है। इससे उस नाड़ी में दर्द और सूजन हो जाता है। इसको ही एकशिरा रोग कहते हैं। इस रोग में कभी वायु दाहिनी तरफ के अण्डकोष की नाड़ी को और कभी वाँई नाड़ी को तथा कभी दोनों तरफ की दोनों नसों का आश्रय कर उन दोनों अण्डकोष की नसों में दर्द व सूजन कर देता है।

यदि यह एक शिरारोग बार-बार हो, और बहुत दिन तक रहे और रोग के आरम्भ होते ही उसके इलाज कराने में उपेक्षा की जाय अर्थात् इस रोग के आरम्भ होते ही उसकी यथोचित चिकित्सा व पथ्य आदि का प्रबन्ध न किया जाय, तो क्रमशः अण्डकोष फूल कर ताड़ के फल या कद्दू के बराबर तक बड़ा होता है। किसी-2 के इतना अधिक बड़ा हो जाता है।, कि उसका वजन-25।30 सेर तक हो जाता है। इस रोग के अधिक बढ़ जाने पर रोगी बिल्कुल अकर्मण्य व पुरुषात्व हीन हो जाता है। इसकी इस प्रकार अत्यधिक बढी हुई दशा को ही "कुरण्ड" नाम से कहा जाता है। यह कुरण्ड अतिकृच्छ्रसाध्य व असाध्य रोग होता है।

एकशिरा व कुरण्ड रोग चिकित्सा-एकशिरा व कुरंड रोग में ऐसी औषधियाँ व्यवहार करना चाहिए जिससे प्रति दिन दस्त साफ होता रहे और ज्वर बढ़ने न पावे। पानी व पानी वाली चीजें अधिक न खाना चाहिए, ऐसी चीजें जितनी ही कम खाई जाँय या न खाई जाँय उतना ही अच्छा होता है। एकादशी, पूर्णिमा, व अमावस्या के दिन व्रत रखकर फलाहर करना इस रोग में विशेष लाभदायक होता है।

वच व सफेदसरसों या सहजनें की छाल व सफेदसरसों पीसकर लेप करने से अण्डकोषों की सूजन आराम हो जाती है। त्रिफला के काढे में गोमूत्र मिलाकर प्रतिदिन सेवन करने से अण्डकोषों की सोजिस आराम हो जाती है।

बालक के दाहिने अंडकोष में कुरण्ड रोग हो, तो दाहिने कान का ऊपर का हिस्सा और वाँये अण्डकोष में हो, तो बायें कान का ऊपर का हिस्सा बींध (छेद करा) देना चाहिए।

कुरण्ड बहुत दु:साध्य रोग होता है। प्राय: जड़ से आराम नहीं होता। कुरण्ड रोग में जल का संचय (इकट्ठा) होने पर शस्त्र से वींध कर जहल बाहर निकाल देना चाहिए और फुलालैन का कपड़ा लपेट कर बाँध रखना चाहिए। इस रोग में मांस बढ़ जाने पर शस्त्रचिकित्सा करनी चाहिए, प्रायः औषधि प्रयोग से कुछ लाभ नहीं होता शस्त्र चिकित्सा अभी वैद्यराजों के स्तगत नहीं है वैद्यों ने बहुत समय पहिले से शस्त्रचिकित्सा करना छोड़ दिया है। इसलिए उसके विषय में यहाँ पर कुछ कहना निरर्थक होगा।

सफेद आँक की जड़ की छाल कांजी में पीस कर लेप करने से एक शिरा व कुरण्ड रोग आराम हो जाता है। गौ का घी-2 तोला व सेंधा नमक 6 माशा घोंघों के बीच में रख कर 7 दिन तक सूर्य की गर्मी में रख कर पकाना चाहिए। बस सात दिन बाद घोघों में से निकाल शीशी में भर कर रखना इस घी को एकशिरा व कुरण्ड रोग में मालिश करने से लाभ होते देखा गया है।

घी व सेंधानमक को ताँबे के बर्तन में रख कर धूप में गर्म करना चाहिए। फिर इसको भेड़ के वालों से घिसना और इस प्रकार करने से उस बर्तन में जो मैल निकले उसको कुरण्ड व एकशिरा रोग में मलना चाहिए। इसके व्यवहार से अण्डकोष की सूजन आराम हो जाती है।

साफ सरसों के तेल में कपूर मिला कर अण्डकोषों पर मालिश करने से एकशिरा रोग में विशेष लाभ होता है।

एकशिरा व कुरण्ड रोग में अण्डकोषों का झुलते रहना ठीक नहीं होता। इसलिए हर समय जाँघिया या लँगोट करकर रखना चाहिए कभी-2 केवल जाँघिया पहनने से ही अण्डकोष की सूजन आराम होते देखी गई है।

वृद्धिहर रस-इसके सेवन करने से एकशिरा व कुरण्डरोग आराम हो जाता है। अनुपान-दूध व त्रिफला का पानी।

"**अन्त्रवृद्धि**"-वायु को बढ़ाने वाला आहार, ठण्डे पानी में तैरना मलमूत्र का वेग रोकना, या वेग न होने पर जोर लगाना अधिक बोझ उठाना व कठिन व्यायाम आदि का करना इन सब कारणों से वायु क्षुब्ध (विक्षिप्त) होकर छोटी आँत के कुछ हिस्से को विकृत कर उस को अपनी जगह से नीचे की तरफ जंघा से (वंक्षण सन्धि) की ओर ले जाकर वहाँ पर गाँठ (ग्रन्थि) की तरह शोथ उत्पन्न कर इस अवस्था में कुछ दिन तक वहाँ पर टिका रहता है। यदि इस समय इसकी यथावत् चिकित्सा न की जाय, तो वह अण्डकोष में जाकर अण्डकोष को बढ़ा कर उसको भारी (स्फीत), दर्द वाला और जकड़ (स्तम्भित कर) देता है। अण्डकोष को दबाने से वायु शब्द के साथ ऊपर की तरफ उठ पड़ता है। और छोड़ देने पर फिर वहीं पर आकर वैसे का वैसा शोथ कर देता है। इस प्रकार के इस रोग को ही "अन्त्र वृद्धि" रोग कहते है। वायु जितने दिन तक इस दशा में वंक्षण स्थान में रहता है, तब तक अन्त्रवृद्धि चिकत्साधीन अर्थात् इलाज करने पर आरोग्य हो सकती है, परन्तु अण्डकोषों में प्राप्त होने पर वह असाध्य हो जाती है। यह रोग बहुत दुःखादयक व अतिभयानक होता है, यहाँ तक कि-कभी-2 इस रोग से एकाएक प्राणान्त तक होते देखा गया है।

अन्त्रवृद्धि चिकित्सा-अन्त्रवृद्धि के निवारण के लिए कुण्डलबन्धनी धारण करना और सेक (स्वेद) देना, भेद (शस्त्रकर्म) आदि क्रियायें करना चाहिए।, 'ट्रस्" नामक जो यन्त्र आज कल डाक्टर लोग अन्त्रवृद्धि में व्यवहार करते हैं। कुण्डलबन्धनी प्रायः इसी के सामान हुआ करती है। इसलिए कुण्डलबन्धनी के अभाव में "ट्रस" व्यवहार करने से ही कुण्डलबन्धनी का काम सिद्ध हो जाता है। असाध्य अवस्था में अन्त्रवृद्धि के प्रतिषेध के लिए एकमात्र यही उपाय है।

खरेटी के पंचांग के साथ एरण्ड का तेल पका कर सेवन करने से अफारा व वेदना के समेत अन्त्रवृद्धि रोग शांत हो जाता है।

धतूरे के पत्ते व पोस्त का डोरा काँजी में पीस कर और आग पर गर्म

करके लेप करने से अन्त्रवृद्धि, एकशिरा व कुरण्ड रोग में विशेष लाभ होता है।

शशिशेखर रस–यह अन्त्रवृद्धि की परमोत्तम औषधि है। इसके सेवन करने से एकशिरा व कुरण्ड रोग भी शांत हो जाता है। अनुपान–त्रिफला जल व दूध।

गन्धर्व हस्ततैल–इस तेल के मलने व सेवन करने से अन्त्रवृद्धि रोग नष्ट हो जाता है। एकशिरा व कुरण्ड रोग में भी इससे अधिक लाभ होता है।

नोट – यह बात याद रहे – कि यह रोग जब तक जंघा से (वंक्षणसन्धि) में रहे, तब तक ही चिकित्सा से फल लाभ की आशा की जा सकती है, परन्तु अण्डकोष में प्राप्त होने पर फिर उसके प्रतीकार की अक्सर कम आशा रहती है। बस फिर तो 'ट्रस्'' पर एक ही एकमात्र भरोसा रखना चाहिए।

श्लीपद (फीलपाँव) रोग।

फीलपाँव रोग के उत्पन्न होने के पहले जंघाओं में दर्द के साथ सोजिश व ज्वर उत्पन्न होता है। फिर क्रमशः सोजा नीचे की तरफ बढ़ना आरम्भ होता है। इसको ही फीलपाँव रोग कहते हैं। किसी-2 का मत है, कि–हाथ, कान, नेत्र, लिंग व होंठों में भी श्लीपद रोग हो जा सकता है। ''वायु के प्रकोप से'' – शलीपद रोग काले रेग का, रूसा, फूटा हुआ व दर्द लिये होता है और अकस्मात् वेदना व प्रायः ही ज्वर भी होता है। ''पित्त के प्रकोप से'' – कोमल, पीले रंग का और जलन व बुखार भी होता है। ''कफ के प्रकोप से'' – कड़ा, चिकना, सफेद व पाण्डु वर्ण का होता है। सब प्रकार के शलीपद रोग में ही कफ की प्रधानता रहती है, जानना चाहिए।

चिकित्सा–वृद्धि रोग की तरह इसमें भी जल व जलीयद्रव्य कम खाना और एकादशी आदि तिथि में उपवास करना चाहिए। जिस तरही से दस्त साफ होता रहे और ज्वर न होने पावे इस ओर विशेष ध्यान रखना चाहिए।

सफेद आँक की जड़ को काँजी में पीस कर लेप करने से फीलपाँव शान्त हो जाता है। धतूरे की जड़, एरण्ड की जड़, सम्हालू, पुनर्नवा, सहजने की जड़ की छाल व सरसों ''अथवा'' चीते की जड़ व देवदार गोमूत्र में पीसकर और उसे गर्मकर लेप करने से बहुत दिन का पुराना शलीपद रोग भी

सूख कर आराम हो जाता है। इस रोग में यदि पित्त की अधिकता हो तो मँजीठ, मुलेठी, रायसन, मकोय व सांठ इन सब चीजों को कांजी में पीस कर लेप करना चाहिए।

काँजी व गोमूत्र के साथ विधायरे की छाल का चूर्ण अथवा गोमूत्र के साथ पुराना गुड़ व हल्दी का चूर्ण सेवन करने से श्लीपद और दाद व कोढ़ तक आराम हो जाते हैं।

खरटी व ताड़ का रस मिला कर लेप करने से श्लापद आराम हो जाता है। सरवाली की छालके क्वाथ में थोड़ा सा गोमूत्र मिलाकर सेवन करने से विशेष लाभ होता है।

गिलोय के क्वाथ में अथवा करंजवे के पत्तों के रस में सरसों का तेल मिला कर सेवन करने से श्लीपद आराम हो जाता है।

वृद्धदारक समचूर्ण-त्रिकटु, त्रिफला, चव्य, दारुहल्दी, कनेर की छाल, गोखरु, गोरखमुण्डी व गिलोय प्रत्येक का चूर्ण समान भाग और कर आधा तोला मात्रा में कांजी के साथ सेवन करने से श्लीपद व आमवात आदि रोग नष्ट हो जाते हैं।

नित्यानन्द रस - यह श्लीपद रोग की सबसे उत्तम औषधि है वृद्धि, अन्त्रवृद्धि, अर्बुद, गलगंड व कंठमाला आदि वातकफज जितने भी रोग होते हैं, उन सब में यह प्रयोग किया जाता है। अनुपान-शीतल जल।

विड़ङ्गादि तैल-इस तेल के मलने से व सेवन करने से श्लीपद रोग नष्ट हो जाता है।

गलगण्ड व कंठमाला रोग।

वायु, कफ व भेद विकृत होकर गले में छोटा या बड़ा अण्डकोष की आकृति का जो स्थाई शोथ (गाँठ या सूजन) उत्पन्न कर देते हैं। इसकी को '**गलगण्ड (गिल्लड़) रोग** कहते हैं। इसी तरह से विकृत चर्बी (मेद) व कफ वगल, गर्दन की मोटी शिराओं, गला व जंघा सें (वंक्षण सन्धि) में वेर या आमलेकी आकृति के जो बहुत से गण्ड (फोड़े या गाँठे) उत्पन्न कर देते हैं, उसको ''**गण्डमाला वा कण्ठमाला**'' नाम से कहा जाता है।

चिकित्सा–हस्तकर्ण पलाश की जड़ को चावलों के धोवन में रगड़ कर "अथवा" सफेद सरसों, सहजने के बीज, मूली के बीज, शणके बीज, राई व जौ इन सब चीजों को खट्टी मट्ठा (लस्सी) में पीस कर लेप करने से गलगण्ड व कण्ठमाला रोग आराम हो जाता है।

इन्द्रायण की जड़ अथवा सफेद कोयल (अपराजित) की जड़ गोमूत्र में पीस कर लेप करने से गलगण्ड व कण्ठमाला आराम हो जाती है।

हुलहुल के बीज व लहसुन पीस कर लेप करने से गलगण्ड व कण्ठमाला फट जाती है। और खून व पीप निकल कर बह जाने से गलगण्ड व कण्ठमाला रोग आराम हो जाते हैं।

पन्ने की भस्म सरसों के तेल में पीस कर लेप करने से गलगण्ड व कण्ठमाला रोग आराम हो जाते हैं।

कचनार की छाल चावलों के पानी में पीस कर और उसमें थोड़ा सा सोंठ का चूर्ण मिला कर सेवन से गलगण्ड व कण्ठमाला रोग नष्ट हो जाता है।

सोंठ के चूर्ण के साथ कचनार की छाल का काढ़ा अथवा शहद मिला कर वरने की छाल का काढा सेवन करने से गलगण्ड व कण्ठमाला रोग आराम हो जाता है।

भैंस के पेशाब में एक मास तक मण्डूर रख कर बाद को उसको सकोरों में बन्द कर गजपुट में भस्म बना कर रखना। इस भस्म को शहद मिला कर-2-4 रत्ती तक सेवन करने से गलगण्ड व गण्डमाला रोग आराम हो जाता है।

सिन्दूरादि तैल–इस तेल के मलने या चुपड़ने से गलगण्ड व कण्ठमाला आराम हो जाती है।

अर्वुद (अदीठ वा रसौली) रोग।

कुपित हुए वात आदि दोष रक्त मांस को दूषित करके शरीर के किसी भाग में गोलाकार अचल, अल्पवेदनायुक्त वा वेदनारहित, अनल्पमूल जो मांसोछ्र्य (मास का गुट्ठल) उत्पन्न कर देते हैं, इसी को अर्वुद या रसौली

रोग कहते हैं। यह धीरे-धीरे बहुत दिनों में जाकर बढ़ता है, और प्राय: यह आराम नहीं होता।

चिकित्सा-गलगण्ड रोग में कहे हुए प्रलेप अर्वुद रोग में भी प्रयोग किये जा सकते हैं। सहजने के बीज मूली के बीज, सफेद सरसों, तुलसी, जौ व कनेर की जड़ मट्ठे के साथ पीस कर लेप करने से अर्वुद रोग नष्ट हो जाता है।

रसौली के आरम्भ में बड़ का दूध, कूठ व मनिहारीनमक पीस कर लेप करके ऊपर से वड़ के पत्ते बाँध रखने से रसौली बहुत शीघ्र ही बैठ जाती है।

मूली व हल्दी में क्षार में शंख का चूर्ण मिला कर लेप करने से रसौली बैठ जाती है। हल्दी, लोध, लालचन्दन, घर का धुआँ व मनसिल इन सब चीजों को शहद के साथ पीस कर लेप करने से अदीठ या रसौली बैठ जाती है।

कुरण्ड, अन्त्रवृद्धि, श्लीपद, गलगण्ड व अर्वुद ये सब रोग बहुत कठिन उपचार साध्य होते हैं। अधिक दिन के पुराने होने पर प्राय: ही औषधि से उनका प्रतिकार नहीं होता अर्थात् ये रोग पुराने पड़ने पर असाध्य हो जाते हैं।

व्रध्न (वध-गाँठ) रोग।

प्रसङ्ग वश अब वदगाँठ रोग का वर्णन करते हैं, सुनो-

वात आदि दोष कुपित होकर जंघा से (वंक्षणसन्धि) के जोड़ में की गाँठ को फुला देता है। इससे ज्वर व शूल चुभने के समान दर्द होता है। पण्डितों ने इसको ही व्रध्न रोग नाम से कहा है। आतशक (उपदंश) के विषसे अक्सर वद गाँठ फूल उठती है। इस प्रकार की वदगाँठ बहुत सी दु:खदायक होती है। यह प्राय: ही पकती है और रोगी को कभी-कभी महीनों या वर्षों तक अपने दुष्कर्म का फल स्वरूप इस रोग की नरकयन्त्रणा भुगतनी पड़ती है।

चिकित्सा-वद गाँठ के उठने के समय बड़ का दूध लगा देने से वह बैठ जाता है। गुड़ और चूना अथवा सहजने का गोंद व चीनी मिला कर लेप करने

से वदगाँठ रोग आराम हो जाता है। भेड़ी के दूध में गेहूँ के दानें पीस कर और उसको आराम कर लेप करने से वदगाँठ का दर्द आराम हो जाता है।

काला जीरा, हाऊवेर, कूठ, गेहूँ व बेर की गिरी प्रत्येक समान भाग लेकर काँजी में पीस कर और गर्म कर लेप करने से व्रध्न आराम हो जाता है।

एक कौआ मार कर उसी समय उसका पेट फाड़ कर उसके भीतर व्रध्न को घुसा कर बाँध रखने से उसी समय वदगाँठ दर्द आराम हो जाता है कई बार का अनुभूत है।

यदि वदगाँठ बैठे नहीं बल्कि पक जाय, तो अस्त्रप्रयोग कर उसके भीतर का रक्त व पीप साफ कर उसके बाद घाव (क्षत) की चिकित्सा के अनुसार उस घाव की चिकित्सा करना चाहिए।

विद्रधि (मोगली फोड़ा) व व्रणशोथ।

इससे पहिले न पकने वाले वृद्धि, श्लीपद आदि शोथों का उपदेश कर चुके हैं, अब पकने वाले विद्रधि व व्रणशोथका वर्णन किया जाता है, सुनो–

विद्रधि व विस्फोटक–कुपित वात आदि दोष हड्डी को आश्रय करके त्वचा, मांस, रक्त व मेद को दूषित करके शरीर के किसी भाग में बहुत गहरी जड़ वाले (अत्यवगाढमूल) अतिवेदनायुक्त और गोलाकार जो शोथ उत्पन्न कर देते हैं, उसको विद्रधि अर्थात् मोगली फोड़ा कहते हैं। और शरीर के किसी एक भाग में अथवा सारे शरीर में आग से जलने के समान बहुत जलन व वेदनायुक्त जो स्फोटक उत्पन्न होते हैं उनको विस्फोटक कहा जाता है। इसमें ज्वर हुआ करता है और रक्त व पित्त का प्रकोप अधिक से अधिक रहता है।

व्रणशोथ–व्रण शब्द का अर्थत क्षत या घाव होता है। घाव होने के पहिले जो शोथ वा सोजिश होती है, उसको ही व्रणशोथ कहते हैं।

विद्रधि चिकित्सा–नीचे लिखे कुछ प्रयोग अपक्व विद्रधि में विशेष फलदायक होते हैं। जौ, गेहूँ व मूँग को पकाकर और पीसकर लेप करने से अपक्व विद्रधि बैठ जाती है। सहजने की जड़ की छाल के लेप से भी विशेष

लाभ होता है। दशमूल को पीसकर और घी में मिला कर और आग में में गर्म कर लेप करने से अपक्व विद्रधि बैठ जाती है। यदि इन लेपों से न बैठे, तो व्रणशोथ में कही हुई चिकित्सा करनी चाहिए।

विस्फोटक चिकित्सा-इन्द्रजौ को चावलों के धोवन से पीसकर लेप करने से विस्फोटक शान्त हो जाते हैं। कालीमिर्च में पानी में पीसकर लेप करने से या उपलों की राख का लेप करने से अथवा चूल्हे की जली मिट्टी का लेप करने से विस्फोटक शान्त हो जाते हैं।

चिरायता, नीम की छाल, मुलेठी, नागरमोथा, अडूसे की छाल, पटोलपत्र, पित्तपापड़ा, खश की जड़, त्रिफला व इन्द्रजौ इनका क्वाथ सेवन करने से सब प्रकार का विस्फोटक आराम हो जाता है।

गिलोय, पटोलपत्र, चिरायता, अडूसे की छाल, नीम की छाल, पित्तपापड़ा, खैर की लकड़ी व नागरमोथा इन सबका क्वाथ सेवन करने से विस्फोटक जनित ज्वर आराम हो जाता है।

लालचन्दन, नागकेशर, अनन्तमूल, चौलाई की जड़, सिरस की छाल व जाई के पत्ते इनका लेप करने से, अथवा नीलोफर, लालचन्दन, लोध, खश की जड़, अनन्तमूल व श्यामालता इन सब चीजों के लेप से विस्फोटक का दाह आराम हो जाता है।

विस्फोटक रोग में रक्तदुष्टि नाशक व पित्त को शमन करने वाली औषधियाँ विचारपूर्वक प्रयोग करना चाहिए, और विस्फोटक के पकने पर व्रणशोथ की चिकित्सा करना चाहिए।

विशेषवक्तव्य-शरीर के भीतर, यकृत्, प्लीहा आदि स्थानों में जो विद्रधि उत्पन्न होती है, वह अति भयानक समझना चाहिए, और वह प्रायः ही औषधिसाध्य नहीं होती। शस्त्र चिकित्सा के अधीन होती है। इसलिए यहाँ पर उनका वर्णन नहीं किया गया है।

व्रणशोथ चिकित्सा-ब्रणशोथ की प्रथम अवस्था में धतूरे की जड़ पीसकर उसमें सेंधानमक मिलाकर उसको गर्म करके लेप करने से विशेष लाभ होता है। सहोड़ा (सरवाल) की छाल काँजी के साथ पीसकर लेप करने

से वात प्रधान व्रणशोथ आराम हो जाता है। दूव, मुलेटी व लालचन्दन का लेप करने से पित्त प्रधान ब्रणशोथ आराम हो जाता है। बड़, गूलर, पीपल व पिलखन इनकी छाल को पीसकर लेप करने से कफ प्रधान ब्रणशोथ आराम हो जाता है।

लेप करने के साधारण नियम–रात के समय लेप न करना चाहिए। एक बार लगाये हुए लेप के गिर जाने पर उसको फिर दुबारा न लगाना चाहिए। बनाकर बासी रखा हुआ लेप व्यवहार न करना चाहिए। लेप के सूख जाने पर उसको निकाल कर अलग कर देना चाहिए। परन्तु ब्रण को पकाने के लिए जो लेप लगाये जाते हैं, उसके सूखने पर भी उनको न उतारना चाहिए) तथा घाव के मुख पर लेप न करना चाहिए।

उपनाह (पुलटिस) – शण के बीज, मूली के बीज, राई, सहजने के बीज, तिल व सरसों और जौ, गेहूँ आदि किसी भी एक की पुटलिश बनाकर लगाने से ब्रणशोथ और विस्फोटक आदि शीघ्र ही एक जाते हैं। इनके आरम्भ में ही पुटलिश लगाने से ब्रणशोथ बैठ भी जाता है। ऊपर लिखे हुए शण के बीज आदि पीसकर उनमें घी मिलाकर और आँच पर गर्म कर बार–बार लेप करना चाहिए।

सरीफे के पत्ते, नीम के पत्ते, वनतुलसी के बीज या पत्ते लेकर और सिलवट्टे से वारीक रगड़ कर बाद को पर्याप्त घी मिलाकर गाढा लेप करने से ब्रणशोथ आदि पक जाते हैं।

गन्दे विरोजे की पट्टी लगाने से बैठने वाला शोथ बैठ जाता है और पकने वाला हो, तो पक जाता है। छोटी हंसपदी के पत्तों का लेप करने से ब्रणशोथ आदि पक जाते हैं, और फूटकर उनसे पीप निकल कर बाहर बह जाता है।

स्फोटक वा ब्रणशोथ के पक जाने पर अस्त्र प्रयोग करना ही उचित होता है। अस्त्र प्रयोग से पीप आदि के निकल जाने पर, वह शीघ्र ही आराम हो जाता है, परन्तु रोगी यदि दुर्बल व डरपोक हो और फोड़ा यदि मर्मस्थान में जहाँ पर की अस्त्र प्रयोग न किया जा सके उत्पन्न हुआ हो, तो भेदन–औषधि प्रयोग करना चाहिए।

भेदन–करंजवा, भिलावा, दन्ती की जड़, चीते की जड़ कनेर की जड़

और बबूतर, कौआ वा चील की विष्ठा आदि इन सब चीजों का लेप प्रयोग करने से पका हुआ फोड़ा फूटकर बह जाता है।

दारण-गौ का दाँ पानी से घिस कर उसका एक बूँद ब्रणशोथ पर लगाने से बहुत कठिन शोथ भी पक कर बह जाता है। साँप का काँचली की भस्म करके उसमें सरसों का तिल मिलाकर लेप करने से शोथ विदार्ण हो जाता है।

पीड़न-लिसौडा व सेमल आदि पिच्छिल द्रव्यों की छाल और जौ, गेहूँ, उड़द व राई इनका लेप करने से पका हुआ शोथ सिकुड़ कर पीप आदि को एक जगह एकत्रित कर देता है।

शोधन-पटोलपत्र व नीम के पत्तों के क्वाथ से या त्रिफला के क्वाथ से घाव को धोने से या अनन्तमूल पीसकर लेप करने से घाव शुद्ध हो जाता है।

रोपण-करेले के पत्ते, चालता (शालिञ्च) व तुलसी के पत्ते इनमें से किसी एक का लेप करने से घाव में अंकुर आकर वह भर जाता है। मनुष्य के शिर हड्‌डी गोमूत्र के साथ पीसकर लेप करने से असाध्य घाव भी भर जाता है। लोहे के कुदाल से गलगल निम्बू में छेदकर उसका रस निकाल कर उस रस में आँक की जड़ घिसकर लेप करने से असाध्य घाव भी भर जाता है। अष्टपादिका (व हापरमाली गढ़० ढेऊ) के दूध का लेप करने से बहुत दिन का पुराना घाव भी आराम हो जाता है।

ब्रणराक्षस तैल - यह तेल ब्रणशोथ नाड़ीव्रण व विस्फोटक आदि सब प्रकार के कठिन से कठिन घावों की एकमात्र औषधि है।

नाड़ीब्रण (नासूर) चिकित्सा।

ब्रणशोथ की चिकित्सा का उपदेश ऊपर किया जा चुका है, अब नाड़ीब्रण की उत्पत्ति व चिकित्सा कहता हूँ, सुनो-

जो अहित आचरण करने वाला मूर्ख आदमी अपक्क या पीप से भरे हुए पके हुए शोथ की उपेक्षा करता है अर्थात् यथाविधि शोधन, पीडन आदि क्रम से चिकित्सा नहीं कराता, उसके उस शोथ में का संचित पीप क्रमशः त्वचा, मांस, शिरा, स्नायु, अस्थि, सन्धि व मर्म आदि स्थानों की विदीर्ण कर उनके भीतर प्रवेश कर जाता है। यह लता की भाँति या छेद वाली नाड़ियों की भाँति

प्रवेश कर जाता है इसी से इस को नाड़ीब्रण नाम से कहते हैं।

चिकित्सा-घाव की नाली जितनी दूर भीतर तक गई हो, सलाई (शलाका) आदि से उसका निश्चय कर और उसके बाद शस्त्र से वहाँ तक चीरा देकर काट देना चाहिए। फिर उसके बाद ब्रणचिकित्सा में कही हुई शोधन आदि क्रियायें करना चाहिए। जहाँ पर पहिले लिखे मुताबिक चीरा न दिया जासके वहाँ पर नीचे लिखी औषधियों का प्रयोग करना चाहिए।

अमलतास के पत्ते, हल्दी व मँजाठ इन सबका चूर्ण समान भाग ले कर गोमूत्र के साथ पकाकर उसमें शहद व घी मिलाकर उसकी गर्म-गर्म रहते बत्ती बना कर रखना। कोई 2 सूत पर ऊपर से लेप कर बत्ती बनाना पसन्द करते हैं। इस बत्ती को सुखा कर घाव के भीतर भर के रखने से घाव का पीप आदि भी निकल जाएगा और उसकी नाड़ी भी सूख जावेगी। सेंधानमक और शहद मिलाकर और उसको आँच पर पका कर बत्ती तैयार कर घाव के भीतर भर कर रखने से नासूर आराम हो जाता है।

हाफरमाली (अष्टपादिका का गढ़ देऊ) का दूध भी नासूर की सबसे उत्तम औषधि है।

हरे केले का पत्ता लेकर उसके एक किनारे के कुछ हिस्से पर सुई वा काँटे से बिल्कुल पास-2 छेद करने और फिर उसके ऊपर हुलहुल के छिलके बिछा कर फिर उस पत्ते का वाकी हिस्सा उसके ऊपर से ढाँक देना। इसके बाद पत्ते का छेद वाला हिस्सा घाव के ऊपर रख कर कपड़े से बाँध कर रखना चाहिए। दूसरे दिन इसको बदल कर रखना चाहिये। इस प्रकार 5।7 दिन करने से बहुत भयानक नासूर भी भर आता है। यह नाड़िव्रण की प्रत्यक्ष फलदायक औषधि है।

भेड़ के बालों की भसम और कद्दू का टुकड़ा लेकर इन दोनों के साथ कड़वा तेल पका कर रखना। इस तेल में रूई भिगो कर नासूर के ऊपर रख देने से नासूर भर जाता है।

''व्रणराक्षस तैल'' इसकी सबसे उत्तम औषधि है। ''हंसपादि तैल'' भी नासूर की सर्वश्रेष्ठ औषधियों में से एक है।

भगन्दर (सीवन का फोड़ा)

ऊपर नाडिव्रण के बारे में उपदेश दे चुका हूँ। भगन्दर भी नाड़िब्रण का ही रूपानतर है, इसलिए प्रसंगवश यहाँ पर भगन्दर के विषय में वर्णन करता हूँ, सुनो-

पाखाने के रास्ते (गुह्यद्वार) के चारों तरफ दो अंगुल प्रमाण स्थान के भीतर सीवन में बहुत बड़ी तकलीफ होने देने वाला घाव उत्पन्न होकर यदि वह पक कर नासूर के रूप में परिणत हो जाय, तो उसको भगन्दर रोग कहा जाता है। इस भगन्दर रोग की नाड़ी क्रमशः इस प्रकार हो जाती है, कि - कभी-2 घाव के मुख से मल, मूत्र और शुक्र तक निकलने लगते हैं। यहाँ तक कि - यह भगन्दर का घाव बहुत मुख वाला होकर गुह्यद्वार को शतपोनक अर्थात् छलनी के आकार का कर देता है। चाहे किसी तरह का भी भगन्दर हो यह अतिकष्टदायक या अतिकष्टसाध्य अथवा असाध्य होता है।

चिकित्सा-ऊपर लिखित गुह्यद्वार के उस स्थान पर यन्त्रणा दायक ब्रण के उत्पन्न होते ही बड़के पत्ते, पुराने कुँवे की ईंट का चूर्ण सोंठ, गिलोय और सांठ इन सब द्रव्यों को एक साथ पीस कर घाव पर लगाना चाहिए।

जाई के पत्ते, कच्चे बड़के पत्ते, गिलोय, सोंठ व सेंधानमक को मट्ठे में पीस कर लेप करने से भगन्दर रोग शान्त हो जाता है। प्रतिदिन त्रिफला के क्वाथ से भगन्दर का घाव धोना चाहिए।

पके चावलों को अँगुलियों से नरम लो ईसा बना कर उसका गोला बना कर उसको कोयलों की आँच में पकाना। जब बाहर से जलते कोयले के समान लाल हो जाय। उसको निकाल कर ठण्डा होने पर उसका खूब महीन बारीक चूर्ण बना कर रखना। इसी प्रकार इससे आठवाँ हिस्सा नीलाथोता तवे में भून कर बारीक पीस कर दोनों चूर्णों को मिला कर रखना। इन चूर्ण को-2।4 दिन तक घाव पर लगाने से घाव के पीप या राद बहना बन्द हो जायेगा और घाव लाल रंग का होकर शीघ्र ही भर जावेगा। विद्रधि, नाड़ीब्रण व भगन्दर आदि सब प्रकार के घावों के भरने के लिए इस चूर्ण (अवगुण्ठन) को प्रयोग करना चाहिए।

सुखाने वाला मरहम-फटकरी की खील 1 तोला, कत्था 5 माशा अफमी-2॥ माशा घी व मोम आधी छटाँक इन सबको एक साथ मिला कर और रगड़ कर रूई के फाये अथवा कपड़े में लगाकर उसको प्रात:काल व सायं काल घाव के ऊपर लगाने से सब प्रकार का पुराना घाव सूख जाता है। विद्रधि, नाड़ीब्रण, भगन्दर व आतशक आदि के घाव और कोई से भी पुराने घाव के सुखाने के लिये यह मरहम प्रयोग करना चाहिए।

एक पीतल के बर्तन में गाय का घी रखकर उसको आग पर चढ़ाना फिर उसमें कुछ थोड़े से हुलहुल के पत्ते डाल कर पकाना, जब पत्ते जल जावें, तब घी को चूल्हे से उतार छान कर रखना। इस घी को घाव पर चुपड़ने से सब प्रकार के घाव सूख जाते हैं, (हुलहुल के पत्ते न मिलने पर जाई के पत्ते भी व्यवहार किये जा सकते हैं)। मुख के भीतर के घावों की यह सबसे उत्तम औषधि है।

''व्रणराक्षस तेल'' भगन्दर रोग में भी व्यवहार करना चाहिए। नारियल का तेल चुपड़ने से भी विशेष लाभ होता है भगन्दर भी जब नासूर विशेष ही होता है, तब विचारपूर्वक नाड़ीव्रण रोग में लिखित औषधियाँ भगन्दर में और भगन्दर में कही औषधियाँ नाड़िव्रण में प्रयोग करनी चाहियें।

उपदंश (आतशक) रोग।

यहाँ पर दुष्टक्षतों का प्रसंग वर्णन किया जा रहा है। इसलिए आतशक दुष्ट घावों का वर्णन भी किया जाता है, सुनो-

दुष्टयोनि गमग आदि कारणों से लिङ्ग में जो दुष्ट स्फोटक उत्पन्न होते हैं, उसको उपदंश रोग कहा जाता है। दुष्ट लिङ्ग के संस्पर्श से स्त्रियों को भी उपदंश हो जाता है। उपदंश के घाव में सुई से बींधने के समान या चीरने के समान दर्द, दप्दप् (चक्के चलना), दाह, क्लेद व शोथ उपस्थित होता है। उपदंश का घाव बड़ा भयानक होता है। इससे सारी इन्द्रिय पककर अलग तक हो जाती है। स्त्री पुरुष में से किसी एक को उपदंश होने पर उन दोनों के आपस से संसर्ग (सहवास) करने से दूसरे को भी यह रोग हो जाता है। सुजाक, प्रमेह पिड़का व वदगाँठ ये रोग प्राय: ही उपदंश रोग के वंशधर (जातिविरादरी) के होते हैं। (लिंगेन्द्रिय पर पसीने की फुन्सियों के समान जो

फुन्सियाँ हो जाती हैं, उनको ही प्रमेह पिड का नाम से कहा जाता है)।

चिकित्सा-त्रिफला का काढ़ा, नीम के पत्तों का अथवा काढ़ा भंगरे के रस से उपदंश का घाव धोना चाहिए। उपदंश में लिंग के पकने पर जयत, कनेर, आँक व आमलतास इनके पत्तों के क्वाथ से घाव को धोना चाहिए बबूल (कीकर) के पत्तों का चूर्ण वा अनार के छिलकों का चूर्ण अथवा मनुष्य के शरीर की हड्डी का चूर्ण उपदंश घाव पर बुरकने से उपदंश का घाव सूख जाता है। हरड़, आमले वा बहेड़े के छिलके समान भाग लेकर एक हाँडी में रखकर हाँडी के मुख को सकोरे से अच्छी तरह कपड मिट्टी से बन्दर उसको चूल्हें पर चढ़ा कर अन्तर्धूम से जलाना चाहिये। इस भस्म को शहद के साथ मिला कर उपदंश के घाव पर लेप करना चाहिये इसका लेप करने से उपदंश का घाव सूख जाता है।

सफेद कत्था आधा पाव हरिण शृङ्ग भस्म आधा पाव पीली कौड़ी भस्म एक छटाँक मोम ऽ = वा मक्ख ऽ।भर लेकर एक साथ मिला कर उसको घाव पर चुपड़ने से घाव सूख जाता है।

उपदंश का विष शरीर में फ़ैल जाने पर और शरीर पर पिड़िकायें उत्पन्न होने पर नीचे लिखा धूम प्रयोग करना चाहिये, अर्थात् इसका मपारा लेना चाहिये इस भपार से उपदंश का विष नष्ट हो जाता है। - बेर की जड़ की छाल, आँक की जड़ की छाल, चिरचिरे का जड़, भारंगी का शुद्ध सिंगरफ समान भाग लेकर पानी में पीस कर वा सुखा कर रखना चाहिये। इसकी चुटकी जलते कोयलों में डाल कर इसका भपारा लेना चाहिए। इस भपारे से उपदंश विष नष्ट होता है। कज्जली 4 तोला वायविडंग चूर्ण-2 तोला एक साथ पीसकर 7 टिकिया बनाकर रखना चाहिये। प्रतिदिन 1-1 टिकिया को नई चिलम और नारियल में भरकर इसका धूम पीने से एक सप्ताह में ही उपदंश का विषय नष्ट हो जाता है। इस तरह भपारा लेने से मसूड़े वा मुख सूज जाते हैं लार गिरती है यह बहुत कष्टदायक चिकित्सा है इसमें गर्म पानी और दूध सेवन करना चाहिये।

रसकपूर सेवन करने की विधि-मैदा को गूँद कर उसकी एक टिकिया

बनाकर उसमें 4 रत्ती रसकपूर रख कर उसको उस तरह से लेप करना चाहिये कि जिससे रसकपूर उसके भीतर न रहै तदनन्तर उसके ऊपर लौंग का चूर्ण लगाकर ऐसी सावधानी से निगल कर खाना चाहिये कि जिससे दाँया मुंह में न लगने पावे इसके सेवन करने के बाद पान खाना चाहिये औषध सेवन करने के समय सागसब्जी खट्टा, परिश्रम व धूप में चलना वर्जित करना चाहिये।

सद्योव्रण व अग्निदग्ध क्षत।

घाव के प्रसंग में तुम्हें पर सद्योब्रण अर्थात् शस्त्र आदि के चोट से जो घाव हो जाते हैं उसका और आग से जलने के घाव की चिकित्सा का उपदेश कहता हूँ, सुनो—

सद्योब्रण चिकित्सा—हथियार आदि के चोट लगने से गहरा घाव हो जाने पर घाव में सौ बार धोये हुए घी में कपूर का चूर्ण भरकर पट्टी बाँध देना चाहिये इससे घाव का दर्द या पकना बन्द होकर घाव में अंकुर आ जाएगें सद्योब्रण में अत्यधिक दर्द होने पर मुलेठी के क्वाथ के साथ घी पका कर उस घी को घाव पर चुपड़ना चाहिये (गाय घी ऽ। मुलेठी का कल्क 4 तोला पकाने के लिये जल 1 सेर)। घाव में से खून गिरने पर जल की पट्टी बाँधना चाहिये। इससे रक्तका गिरना बन्द हो जाता है। चिरचिटे का रस डालने से रक्तस्राव बन्द हो जाता है।

दूध चवा कर अथवा कोयलों का चूर्ण या चीनी घाव में प्रयोग करने से रक्तस्राव दूर हो जाता है।

इसी प्रकार एक सप्ताह चिकित्सा करने के पश्चात् ब्रणशोथ के समान चिकित्सा करनी चाहिये।

अग्निदग्धक्षत (आग से जलने के घाव की) चिकित्सा—चूने का पाना या नारियल का तेल मिला कर उसमें थोड़ा सा कपूर डालकर रखना चाहिये। इसको आग के जले हुये घावों पर लगाने से जलन शीघ्र दूर हो जाती है। घाव पर शहद चुपड़ कर उसके ऊपर से जौ का चूर्ण लगाने से जलन उसी समय दूर हो जाती है। सीरे का गुड़ चुपड़ कर जौका चूर्ण लगाने से भी

जलन बन्द हो जाती पूरी तलने से बचे हुए घी के लगाने से सब प्रकार का घाव सूख जाता है।

पुराना होने पर इसमें भी विचार पूर्वक पूर्वोक्त क्षतनिवारक औषधियाँ प्रयोग करना चाहिये।

श्वित्र (सफेद कोढ़) रोग।

बाह्य दृश्य (बाहर शरीर पर दिखाई देने वाले रोगों के प्रसङ्ग में यहाँ पर मैं तुम्हें श्वित्र रोग का उपदेश देता हूँ, सुनो–

वात आदि दोष जिन-2 कारणों से कुपित होकर कुष्टरोग उत्पन्न करते हैं। ये उन्हीं कारणों से कुपित होकर श्वित्र रोग को भी उत्पन्न कर देते हैं। इसीलिये कुष्ट रोग की बहुत सी प्रलेप आदि औषधियाँ धवल रोग में भी प्रयोग की जाती हैं। इसी कारण पण्डित लोग कुष्ट रोग के अन्तर्गत इसकी गणना करके इसको "श्वित्र कुष्ट" नाम से कहते हैं।

वातज श्वित्र -रूक्ष, व अरुणवर्ण, पित्तज श्वित्र व ताम्रवर्ण वा बीच में सफेद और किनारे से लाल वर्ण और थोड़ा दाह युक्त-कफज श्वित्र सफेद रंग और कण्डू (खुजला) युक्त होता है।

चिकित्सा-बावची के बीज 1 तोला, शुद्ध तव-कि हरताल 3 माशा इन दोनों का गोमूत्र से पीस कर प्रतिदिन लेप करने से सफेद कोढ़ आराम हो जाता है।

हाथी का चमड़ा और चीते बाघ का चमड़ा जलाकर इनकी भस्म को सरसों के तेल में घोल कर लेप करने से और रत्ती के दाने व चीते की जड़ का चूर्ण कर इसका लेप करने से भी श्वित्र रोग आराम हो जाता है।

मनशिल व चिरचिटे का क्षार मिलाकर लेप करने से भी सफेद कोढ़ आराम हो जाता है।

सफेद कोढ़ का मुख सफेद हो, तो गन्धक, हीराकसीस, हरताल व त्रिफला इन सब चीजों को पानी में पीस कर लेप करने से उसका रंग स्वाभाविक हो जाता है। यह श्वेत कुष्ट की अनुभवसिद्ध औषधि है।

आमले व खैर के क्वाथ में वावची का चूर्ण व शहद प्रक्षेप देकर सेवन करने से सफेद कोढ़ आराम हो जाता है।

श्वेतारिरस-इसके सेवन करसे सफेद कोढ़ आराम हो जाता है अनुपान - शहद व घी।

श्वित्र पंचानन तैल -गूलर आदि के पत्तों से सफेद कोढ वाली जगह को थोड़ा सा रगड़ कर प्रतिदिन इस तेल को लगाने से सफेद कोढ आराम हो जाता है।

कोढ रोग में लिखे हुए लेप आदि औषधियाँ विचारपूर्वक सफेद कोढ रोग में प्रयोग करना चाहिए।

शीतपित्त (पित्ती उछलना) रोग

अब नीचे शीतपित्त रोग की चिकित्सा लिखी जाती है, सुनो-

दुष्ट हुए कफ व वायु सञ्चित पित्त के साथ मिल कर शीतल वायु के स्पर्श से खाल के ऊपर भिड़ या ततैया के काटने के समान सोजिश उत्पन्न कर देते हैं। इसमें खुजली व सूई से बींधने के समान दर्द होता है। इस प्रकार के शोथ को शीतपित्त रोग कहते हैं। साधारण बोल चाल में कोई-कोई इसको आमवात भी कहते हैं। पर यह आमवात नहीं होता। इसके दूसरे भेद को ''कोठ'' नाम से कहते हैं। कोठ बार-बार उठते हैं और बार-बार बैठ जाते हैं।

चिकित्सा-पुराने गुड़ के साथ अद्रक का रस सेवन करने से शीत पित्त व उससे होने वाले अगिनमान्द्य आदि लक्षण आराम हो जाते हैं।

गुड़ के साथ हल्दी का चूर्ण सेवन करने से भी शीतपित्त आगम हो जाता है।

अरणी की जड़ का चूर्ण घी के साथ 7 दिन तक सेवन करने से शीतपित्त व कोठ रोग आराम हो जाता है।

दूध व हल्दी एक साथ पीस कर शरीर पर लेप करने से शीतपित्त खुजली, दाद व काठ आराम हो जाते हैं।

जवाखार व सेंधानमक सरसों के तेल में मिला कर लगाने से शीतपित्त रोग आराम हो जाता है।

हरिद्राखण्ड–यह शीतपित्त, कोठ आदि रोगों की सबसे उत्तम औषधि है। मात्रा –1 तोला। अनुपान – जल वा दूध।

क्षुद्र (छोटे --2 चर्म) रोग।

अब इसके बाद यहाँ पर मैं तुम्हें कुछ संक्षेप से क्षुद्र रोगों के विषय में उपदेश करता हूँ, सुनो–

दद्रुचिकित्सा–शुद्ध गन्धक का चूर्ण व बूरा समान भाग मिला कर दाद के ऊपर लेप करने से–2 । 4 दिन में ही दाद आराम हो जाता है।

नोट – दाद पर औषधि लगाने के पहिले गूलर आदि के खुरदरे पत्ते से दाद की जगह को रगड़ लेना चाहिए।

पवाड़ के बीज, आमला, राल व थूहर का दूध इन सब चीजों को कांजी से पीस कर लेप करने से दाद आराम हो जाता है।

पवाड़ के बीज, जीरा व गिलोय की जड़ पानी के साथ पीस कर लेप करने से दाद रोग आराम हो जाता है।

पवाड़ के बीज, कूठ, कड़वा, सेंधा नमक, सफेद सरसों व वायविड़ंग इन सब चीजों का कांज़ी से (कांजी न मिलने पर जल से) पीस कर लेप करने से दाद रोग आराम हो जाता है, इससे सिध्म, चिर्विका आदि रोग भी आराम हो जाते हैं।

विचर्चिका (चंवल) चिकित्सा–जिसके बीच में पानी हो ऐसा एक कच्चा नारियल का फल लेकर उसके बीच में कुछ थोड़े से चावल भर कर रखना। कुछ दिन तक उसके वैसे ही रहने से उनके सड़ जाने पर, उनको निकाल कर खूब अच्छी तरह से वारीक पीस कर चंवल के ऊपर लेप लगाने से चंवल का घाव थोड़े दिन में ही सूख कर आराम हो जाता है। यह प्रयोग खुजली के लिए भी अनुभव सिद्ध है।

खुजली आदि की चिकित्सा–गन्धक का चूर्ण सरसों के तेल के साथ

मिलाकर और उसको धूप में रख कर गर्म करके लेप करने से खुजली, सूखी खाज और चंवल आदि रोग आराम हो जाते हैं।

सिन्दूर व मिर्च काली के चूर्ण को भैंस के मक्खन के साथ मिला कर बार-बार लेप करने से खुजली आदि चमड़े के रोग आराम हो जाते हैं।

आँक के पत्तों का रस व हल्दी के कल्क के साथ सरसों का तेल पका कर इस तेल को खुजली पर लगाने से खुजली आदि चमड़े के रोग आराम हो जाते हैं।

सुहागा व गौरीसर (आस्फोता) की जड़ को पीस कर लेप करने से अलस (खारुआ) रोग आराम हो जाता है। खम्भारी के 7 पत्तों से लपेट कर रखने से भी अलसक आराम हो जाता है।

लाख, हरड़, गन्धवोल इन सबका लेप बना कर लगाने से या चमेली के पत्ते पीसकर इनका लेप करने से अलसक रोग आराम हो जाता है।

करञ्जवे के बीज, हल्दी, हीरा कसीस, मुलेठी, शहद, गोरोचन व हरताल इन सब चीजों का लेप बनाकर लगाने से खारुआ रोग आराम हो जाता है।

नीम के पत्तों के पानी से धोकर प्रतिदिन उसके ऊपर कत्था लगाने से भी खारुआ रोग आराम हो जाता है।

सिध्म आदि की चिकित्सा-अमलतास के पत्ते कांजी में पीस कर लेप करने से सिध्म व दद्रुरोग आराम हो जाते है।

कूठ, मूली के बीज, प्रियंगु, सफेद सरसों, हल्दी व नागकेशर इन सब चीजों का लेप बना कर लगाने से बहुत दिन का पुराना सिध्म रोग भी आराम हो जाता है।

जवाखार व गन्धक सरसों के तेल के साथ या कसौंदी के बीज, मूली के बीज व गन्धक कांजी के साथ पीस कर लेप करने से सिंध्मरोग आराम हो जाता है। यह सिध्मरोग की अनुभवसिद्ध औषधि है।

कागजी या गलगल विम्बू के रस के साथ गन्धकका चूर्ण मिला कर लेप करने से या सफेद चन्दन घिस कर लेप करने से भी सिध्मरोग आराम हो जाता है।

मुख पर जौ काले-काले चकत्ते से दोग हो जाते हैं, उनको "न्यच्छ वा व्यङ्ग" रोग नाम से कहते हैं और यदि इसी प्रकार के दाग सारे शरीर पर हों, तो उसको "नीलिका" रोग कहते हैं।

लालचन्दन, मँजीठ, कूठ, लोध, प्रियंगु, बडकी नई कोंपल और मसूर की दाल इन सब चीजों को पीसकर लेप करने से व्यङ्ग व नीलिका रोग आराम हो जाते हैं।

बादाम की गिरी व सेमल के तेज काँटे या मसूर की दाल दूध में पीस कर लेप करने से व्यङ्ग आराम हो जाता है।

जवानी के आरंभ में किसी-किसी के मुख पर जो छोटी-छोटी फुन्सियाँ निकल आती हैं, उदको "युवानपिड़का" कहते हैं।

लोध, धनिया व वच या गोरोचन व कालीमिर्च या सफेद सरसों वच, लोध व सेंधानमक पानी के साथ पीस कर लेप करने से युवान पिड़ का आराम हो जाती है।

हाथी दाँत की भस्म सरसों के तेल में मिलाकर लेप करने से गञ्ज की जगह पर वाल उत्पन्न हो जाते हैं। किसी सख्त चीज से अर्थात् उपले आदि से गञ्ज (खल्वाट) की जगह को रगड़ कर उसमें रत्ती के दाने वा जड़ या गुड़हर के फूलों की कली का लेप करने से उस जगह पर बाल उग आते हैं। भिलावा, बड़ी कटेली, रत्ती की जड़ या फल पीस कर लेप करने से गंज आराम हो जाता है।

गर्म पानी में हरताल का चूर्ण पीस कर बालों की जगह पर लगाने से बाल उड़ जाते हैं। बालों की जगह पर "कुसुम्भे का तेल" मलने से बाल उग जाते हैं।

प्रतिदिन स्नान के समय मण्डूर व गुड़हर के फूल पानी में पीसकर शिर पर लेप करने से बालों का पकना (पलित रोग) दूर हो जाता है। नीलोफर दूध में पीस कर उसको कुज्जे में बन्द करके एक महीने तक मिट्टी में दबा कर रखना। तदनन्तर वहाँ से निकाल कर उसको बालों पर लगाने से सफ्फेद बाल चिकने व काले रङ्गके हो जाते हैं।

शय्या मूत्र (बिस्तर पर पेशाब करना) रोग की चिकित्सा

पत्थरचट्टे के पत्ते-2 तोला, चीनी-2 माशा एक साथ मिलाकर सायं काल के समय सेवन करने से यह रोग आराम हो जाता है। सायं काल के समय आधा रत्ती या 1 रत्ती मात्रा में अफीम सोवन करने से भी शय्या मूत्ररोग आराम हो जाता है।

दाद व खुजली आदि क्षुद्र रोगों में बहुत सी औषधियाँ लोगों में प्रचलित है, इसी से इन रोगों की दो एक विशेष औषधियाँ मात्र यहाँ पर कही गई है।

विष चिकित्सा।

पूर्व काल में आयुर्वेदीय चिकित्सा के प्रत्येक अङ्ग उस-2 अङ्ग के विषय में विशेषज्ञ संप्रदाय के आधीन हुआ करती थी। ''धन्वन्तरि'' संप्रदाय वाले क्षार, अग्नि, जलौका (जौंक) और शस्त्र प्रयोग-साध्य रोगों की चिकित्सा करते थे। ''आत्रेय'' संप्रदाय वाले-औषधि प्रयोग से आराम होने वाले ज्वर, अतिसार आदि रोगों की चिकित्सा करते थे ''अथर्ववेदक ज्ञाता'' पुरोहित लोग - बलि, होम स्वस्त्ययन आदि से, और वेद्य लोग - औषधि प्रयोग से ग्रह पीड़ा आदि (औत्पातिक) रोगों की चिकित्सा करते थे। ''विषवैद्य'' लोग-जंगम व स्थावर विषयों की चिकित्सा करते थे। परन्तु दुर्दैव के आधीन होकर क्रमशः वे समस्त चिकित्सक संप्रदाय और चिकित्सा पद्धतियाँ लोप को प्राप्त हो गई हैं। इनमेंसे केवल औषधि चिकित्सा मात्र इस समय वैद्यों के हस्तगत है। शस्त्र-क्षार आदि चिकित्सायें, तो बहुत समय पहिले से ही हमारे हाथ से निकल चुकी हैं। परन्तु साधारणतया कुछ थोड़ा बहुत शस्त्र कार्य अब तक भी अनभिज्ञ नाइयों के हाथ में अवशिष्ट रहा हुआ है। और मद्रास में क्षार प्रयोग कर अर्श (बवासीर) व भगन्दर आदि कुछ कठिन रोगों की चिकित्सा अब तक भी सफलतापूर्वक की जाती है। ग्रह चिकित्सा तो इस समय भेषजसाध्य चिकित्साक ही अन्तर्गत हो गई है और विषचिकित्सा तो बिल्कुल लुप्तप्राय हो गई है। इसका थोड़ा बहुत जो कुछ बाकी है भी, वह भी अशिक्षित

सामान्य लोगों के हाथ में रहने के कारण कुछ विशेष नहीं पनपने पाता। यह सब कुछ होते हुए भी जिस प्रकार आज कल प्रचलित और-2 रोगों की चिकित्सा के विषय में कह आया हूँ, इसी तरह यहाँ पर कुछ थोड़ा बहुत यत्नसाध्य प्रचलित विष चिकित्सा के विषय में भी उपदेश करता हूँ, सुनो-

विष दो प्रकार के होते हैं-जङ्गय व स्थावर विष। सर्प विच्छू आदि प्राणियों के विष को ''जंगम'' विष और पौधे व धातु आदि के विष को ''स्थावर'' विष कहते हैं।

स्थावर या जंगम विष को खा जाने पर उसी समय वमन (कै) कराना चाहिये। क्योंकि-विष को निकालने के लिए वमन के समान दूसरी अच्छी चीज नहीं है।

साँप ने यदि हाथ व पैर में काट लिया हो, तो उसी समय काटी हुई जगह को 4।5 अंगुल ऊपर रस्सी या कपड़े आदि से मजबूत कस कर बाँध देनी चाहिए। इससे विष शीघ्र ही सारे शरीर में नहीं फैलने पाता। जहाँ पर बाँधा न जा सके वहाँ पर काटी हुई जगह को उसी समय शस्त्र आदि से चीरा देकर खून निकाल लेना चाहिए और अग्नि आदि से जला देना चाहिए।

सर्प के काटने पर हल्दी, दारुहल्दी, चौलाई की जड़ व घर का धुआँ इन सब को चावलों के धोवन के साथ पीस कर और उसको दही व घी से तर करके सेवन कराना चाहिए।

काले ईख की जड़ का नस्य लेने से कभी-2 सर्पदष्ट रोगी होश में आकर बच जाता है। बाँझ ककोड़े की जड़ को बकरी के दूध की भावना देकर और कांजी में पीसकर सर्पदष्ट रोगी को इसका नस्य देना चाहिए।

कलिहारि की जड़ पानी में पीस कर उसका नस्य देने से अथवा सुहागे की खील या आँक की जड़ पानी के साथ पीसकर सेवन करने से सर्पविष आराम हो जाता है।

घर का धुआँ, मंजीठ, हल्दी व सेंधानमक इनका लेप करने से व रक्तमोक्षण करने से मूषक विष आराम हो जाता है।

दालचीनी व सोंठ समान भाग लेकर इनको वारीक पीस कर चूर्ण बना कर रखना, इस चूर्ण को गर्म पानी के साथ सेवन करने से सब तरह का मूषकविष आराम हो जाता है।

कायफल, असगन्ध, गोभी, हंसपदी, हल्दी दारुहल्दी व गेरुमिट्टी इनका लेप करने से नखविष व दन्तविष आराम हो जाता है।

गर्म गाय के घी में सेंधानमक मिला कर डङ्क की जगह पर लेप करने से बिच्छू का विष नष्ट हो जाता है।

शतावर पीस कर अथवा तुलसी के पत्तों का रस विच्छू के डंक की जगह पर लगाने से विष दूर हो जाता है। आँक के पत्ते गर्म कर बाँध के रखने से भी विष नष्ट हो जाता है।

बिच्छू के विष में घी व सेंधा नमक सेक व मालिश कराना चाहिए, गर्म पानी आदि से परिषेक कराना चाहिए, गर्म–गर्म भोजन खिलाना चाहिए और घी पिलाना हितकर होता है। भिड़के विष में भी यही व्यवस्था करना चाहिए और धूल से प्रतिलोम भाव (नीचे से ऊपर की तरफ) से उद्वर्त्तन करना चाहिए और कोई गाढ़ा सा आच्छादन (कपड़े आदि की पट्टी) गर्म पानी से गर्म करके उससे ढांक देना चाहिए।

बिच्छू के विष में कबूतर की विष्टा, गलगल निम्बू, सिरस के फूलों का रस, चोरोहली, आँक का दूध, सोंठ, करञ्जवा व शहद इन सबका लेप बना कर प्रयोग करना चाहिए।

कालीमिर्च, सोंठ, नेत्रवाला व नागकेशर को पीस कर लेप करने से मधुमक्षिका (शहद की मक्खी) आदि का विष नष्ट हो जाता है।

परवल की जड़ व नील की जड़ पीस कर लेप करने से मकड़ी आदि के लार का विष नष्ट हो जाता है। हल्दी, दारुहल्दी, बकायन की छाल मंजीठ व नागकेशर इनका लेप करने से भालाला विष आराम हो जाता है।

मछुआ, मुलेठी, कूठ, अनन्तमूल, नेत्रवाला, पाढल, नीम व काला अनन्तमूल इन सब चीजों को पानी के साथ पीस कर और उसमें शहद मिला कर सेवन करने से लूताविष नष्ट हो जाता है।

कालासिरस, कोह, शिरीष, ल्हिसोड़ा व बड़ आदि क्षीरी वृक्ष इनकी छाल को क्वाथ, कल्क व चूर्ण के रूप में व्यवहार करने से कीट (कीड़ा) व लूते का घाव आराम हो जाता है।

इन्द्रजौ, तगर कड़व तुम्बी, कुटकी व घघरबेल इस योग का सेवन करने से या नस्य लेने से बिच्छू, मूषक, लूता व सर्पका विष नष्ट हो जाता है। यह अमृत के समान गुणकारक है। इसके सेवन करने से संयोगज विष के कारण हुआ अजीर्ण आराम हो जाता है।

कृकण्टक (कनखजूरे) के विष में दोषों के अनुसार ऊपर लिखी अगद (औषधियों) में से विचारपूर्वक कोई एक प्रयोग करना चाहिए।

मेंढक के विष में सिरस का फल थूहर के दूध में पीस कर लेप करना चाहिए। सफेद निशोथ की जड़ व सोंठ, मिर्च, पीपल को पीस कर घी मिलाकर इसका लेप करने से मत्स्य (मछली) का विष नष्ट हो जाता है।

शृगाल (गीदड़) आदि के काटने पर निष्पीड़न (निफेलना) आदि से कटी हुई जगह से खून निकाल कर गर्म-गर्म घी से उस जगह को जला देना चाहिए, रोगी को पुराना घी पिला देना चाहिए। आँक के दूध वाला शिरोविरेचन (नस्य) देना चाहिए। सुेद पुनर्नवा (सांठ) व धतूर की जड़ पानी से घिस कर पिलाना चाहिए (कोई-2 कहते हैं-पुनर्नवा 1 भाग और धतूरे की जड़ आधा भाग, और कोई-2 धतूरे का फल प्रयोग करने को कहते हैं)।

थूहर के दूध में सिरस के बीज घिस कर घाव की जगह पर लेप करने से कुत्ते का विष नष्ट हो जाता है। पोटली में भेड़ के बाल बाँध कर निगलने से, अथवा धूतरे की जड़ वा अंकोल की जड़ दूध के साथ पीस कर सेवन कराने से कुत्ते का विष नष्ट हो जाता है।

अनुक्तरोग।

प्रश्न-गुरुवर! आपकी कृपा से बहुत से रोगों के विषय में आपका मनोरम उपदेश सुन चुका हूँ। जितने प्रश्न किये हैं, उन सबका संतोषजनक सदुत्तर पाया है। प्रसङ्ग में होने पर भी जो मुझे स्मरण न आया, आपने उस प्रसङ्ग पर उस वात का स्वयं स्मरण दिला कर उपदेश किया है। भगवन्।

अब जिज्ञासा करता हूँ-वात आदि दोषों के विकार से क्या सिर्फ ऊपर बताये हुए ये ही रोग होते हैं?

उत्तर-वत्स! वात आदि दोषों की विकृति से जितने प्रकार के रोग उत्पन्न होते हैं या उत्पन्न हो सकते हैं, उन सबकी गिनती नहीं की जा सकती है। जिस प्रकार सत्त्व, रज व तम इन तीन गुणों के विकार से इस दृश्य जगत् की असंख्य वस्तुओं की उत्पत्ति देखने में आती है, उसी प्रकार वायु पित्त व कफ इन तीन दोषों के विकार से असंख्य रोगों की उत्पत्ति होती है। इस प्रकार की विकृति की क्या कोई संख्या निर्धारित की जा सकती है? वात आदि दोषों के प्रकोप के तारतम्यसे और रस, रक्त आदि भिन्न-2 वस्तु के साथ भिन्न-भिन्न संयोग विशेष से भिन्न भिन्न प्रकार के सैकड़ों रोग उत्पन्न होते हैं।

प्रश्न-यदि वात आदि दोषों के विकार से असंख्य प्रकार के रोगों की उत्पत्ति होती है, तब सब प्रकार के रोगों के नाम लक्षण का निर्देश व चिकित्सा किस प्रकार की जावेगी?

उत्तर-सब रोगों के नाम व लक्षण का निर्देश किसी तरह भी नहीं किया जा सकता। क्योंकि-संसार भर की समस्त वस्तुओं का नाम लक्षण निर्देष करना जिस प्रकार असम्भव है, वात आदि दोषों से उत्पन्न सब प्रकार के रोगों का नाम - लक्षण निर्देश करना भी उसी प्रकार असम्भव है, और नाम लक्षण निर्देश करने की आवश्यकता भी क्या है? क्योंकि-अवतरणिका प्रकरण में वात आदि दोषों के प्रकोप के कारण व लक्षण जो बता आये हैं। तुम उन सब कारण व लक्षणों को स्मरण रख कर अनुक्त रोगों का दोष विवेचन व स्वरूपतत्व निर्णय कर यथावत् औषधिपथ्य आदि प्रयोग कर सकते हो। बुद्धिमान् वैद्य एक रोग की औषधि को उसके समान प्रकृति के अन्यायन्य उक्तानुक्त रोगों में प्रयोग किया करते हैं।

दोषवैषम्य (दोषों की विषमता)।

प्रश्न-गुरुवर! अब एक और बात पूछना चाहता हूँ - आजकल क्षेम कुशल की बात पूछने पर बहुत से कहते हैं - भाई तबियत खराब रहती है, भूख ठीक नहीं लगती, दस्त साफ नहीं होता, शरीर बहुत दुबला हो गया है

और कुछ भी अच्छा नहीं लगता - इस प्रकार बहुत सी अस्वास्थ्य की बातें गिनाने पर भी स्नान-भोजन आदि और सब रोज के काम काज नियमित करते रहते हैं। गुरुवर! बताइये, ये सब किस रोग के लक्षण हैं? और उसका कारण क्या है?

उत्तर-आहार विहार आदि के व्यतिक्रम से, शारीरिक व मानसिक परिश्रम अधिक करना, विविध प्रकार की चिन्ता व ऋतु-विपर्यय (मौसम के बिगड़ने) आदि कारणों से बात आदि दोषों की यत्किंचित् परिमाणविषमता होने से ही इस प्रकार के लक्षण हुआ करते हैं। वात आदि दोषों के इस प्रकार कियत् परिमाण में विषम हो जाने पर वे क्रमशः किस प्रकार रोग रूप में परिणत हो जाते हैं, यह वात अवतरणिका प्रकरण में विशेष रूप से बताई जा चुकी है। यद्यपि ये लक्षण प्रबल न होने के कारण किसी एक विशेष प्रकार के रोग के प्रकाशक नहीं होते, परञ्च तो भी इनको मृदु रोग लक्षण जानना चाहिए। क्योंकि-आयुर्वेद शास्त्र में दोषवैषम्य को रोग और दोषसाम्य को आरोग्य कह कर वर्णन किया गया है। यह बात भी पहिले बताई जा चुकी है।

प्रश्न-दोषवैषम्य की चिकित्सा किस प्रकार की जाती है?

उत्तर-जिन द्रव्यों से वायु, पित्त व कफ का प्रशम होता है, वे सब अवतरणि का प्रकरण में बता आये हैं। बुद्धिमान् वैद्यलोग उन सब द्रव्यों में से उपयोगी द्रव्यों का निर्णय कर उनको रोगी की प्रकृति और देश काल के अनुसार क्वाथ, कल्क व चूर्ण आदि के रूप में प्रयोग करते हैं और उन सब द्रव्यों के साथ दूध-घी-तेल व मोदक आदि पका कर भी प्रयोग करते हैं।

ऋतुहरीत की-यह दोषवैषम्य की सबसे उत्तम औषधि है। इसको नियम पूर्वक सेवन करने से वायु-पित्त व कफ की क्षमता और वात आदि दोषों से उत्पन्न रोगों का नाश, बल वर्ण व आयु की वृद्धि और शरीर का रोगीपना दूर हो जाता है। सेवन करने की विधि-वर्षा ऋतु में सेंधानमक के साथ, शरद् ऋतु में बूरा के साथ, हैमन्त ऋतु में सोंठ के साथ, शीतकाल में पीपल के चूर्ण के साथ, वसन्त ऋतु में शहद के साथ और ग्रीष्म ऋतु में गुड़ के साथ हरड़ के चूर्ण को उचित मात्रा में प्रतिदिन सेवन कराना चाहिए। इसी का नाम ऋतुहरीत की है।

दूध, घी, तिल का तेल वा ईषदुष्ण जल के साथ असगन्ध का कल्क

सेवन करने से थोड़े दिन में ही दुबला शरीर हृष्ट पुष्ट हो जाता है।

आमला, काले तिल व भंगरा (भृङ्गराज) समान भाग लेकर इनका चूर्ण बना कर सेवन करने से शरीर रोगरहित होकर इन्द्रिय सवल और बाल काले हो जाते हैं।

विधायरे की जड़ के चूर्ण को शतावर के रस की 7 दिन भावना दे कर एक तोला मात्रा में इस चूर्ण को घी के साथ 1 मास तक सेवन करने से मनुष्य के बाल पकने और बालों का गिरना दूर होकर बुद्धि, मेधा व स्मृतिशक्ति बढ़ जाती है।

प्रातः काल सूर्योदय से पहले बासी पानी का नस्य लेने से दृष्टि शक्ति बढ़ती है। इससे पीनस, स्वरभंग और बहुत दिन की पुरानी खाँसी आराम हो जाती है।

सूर्य निकलने के पहिले इच्छा के अनुसार परिमाण में वासी पीने से वायु व पित्त का प्रशम होकर मनुष्य दीर्घायु होता है।

धारोष्ण दूध अथवा चौगुने पानी के साथ दूध पका कर प्रतिदिन सेवन करने से वात आदि दोषों का प्रशम होता है। इसके सेवन करने खाँसी, श्वास, कमर का दर्द बवासीर व शोथ आदि विविध प्रकार के रोग शान्त होते हैं।

मकरध्वज व वृहत् चन्द्रोदय मकरध्वज - ये दोष वैषम्य की सबसे उत्तम औषधियाँ हैं। मात्रा 1-2 रत्ती। अनुपान-शहद पान का रस, पटोलपत्र का रस, विहिदाने का रस और त्रिफला का जल आदि।

वाजीकरण (पुष्टाई)।

प्रसंगवश अब कुछ अनुभव सिद्ध वाजीकरण औषधियाँ बताते है, सुनो-(जिससे वीर्य बढ़े और स्त्रीसम्भोग करने की अधिक सामर्थ्य आ जावे, उसको "वाजीकरण" कहते हैं, वाजी शब्द का अर्थ घोड़ा होता है, नीचे लिखी औषधियों से घोड़े के समान स्त्रीसम्भोग की सामर्थ्य होती है, इसलिए इन सबका नाम वाजीकरण है)।

थोड़ा सा पीपल का चूर्ण व सेंधानमक मिला कर बकरे के अण्डकोष घी में भून कर सेवन करने से स्त्रीसंभोग की सामर्थ्य बढ़ती है।

बकरे के अण्डकोष के साथ दूध पका कर उस दूध में धोये हुए काले तिल भिगो कर सेवन करने से रतिशक्ति बढ़ती है।

उड़द की दाल को घी में भूनकर उसको दूध में पकाकर बूरा मिला के सेवन करने से भी रतिशक्ति बढ़ती है।

शतावर–2 तोला, दूध 1 पाव जल 1 सेर मिला कर पकाना जब पकते–2 दूध बाकी रह जाय (1 पाव रह जाय) फिर उसको ठण्डा होने पर सेवन करने से भी रतिशक्ति बढ़ती है।

पुराने सेमल के पेड़ की जड़ का रस समान भाग बूरा मिलाकर सेवन करने से कुछ दिन में ही अत्यधिक वीर्य की वृद्धि होती है।

नये सेमल की जड़ व मूसली समान भाग चूर्ण बना कर घी व दूध के साथ सेवन करने से रमणशक्ति बढ़ती है।

विदारीकन्द के चूर्ण को विदारीकस्द के रस को 7 भावना देकर घी व शहद के साथ सेवन करने से स्त्रीसम्भोग की सामर्थ्य बढ़ती है।

आमले के चूर्ण को आमले के रस की 7 भावनायें देकर घी व शहद के साष्थ सेवन करके उसके ऊपर से दूध सेवन करते रहने से बूढ़ा भी जवान के समान हो जाता है।

कौंच के बीज व तालमखाने के बीज समान भाग लेकर इनका चूर्ण बना कर इस चूर्ण को घी बूरा व शहद के साथ मिला कर सेवन करना और उसके ऊपर से धारोष्ण दूध सेवन करते रहने से अधिक रमण करने से भी शरीर क्षय नहीं होता।

ताजा मांस व ताजी मछली विशेष करके रुही मछली को घी में भून कर सेवन करने से स्त्रीसम्भोग करने पर भी वीर्य की कमी नहीं होने पाती।

हंस, मुर्गी व मछली के अण्डों को पानी में पका कर और फिर उन को घी में भून कर सेवन करते रहने से भी वीर्य की वृद्धि होती है।

रति वल्लभ मोदक – यह सबसे उत्तम वाजीकरण औषधि है। मात्रा – 3 माशा से 1 तोला तक। अनुपान – दूध व जल।

बृहच्चन्द्रोदय मकरध्वज व चन्द्रोदय रस - यह भी सर्वोत्तम वाजीकरण औषधि है। अनुपान-मक्खन व बूरा अथवा शुक्रवर्द्धक किसी और द्रव्य के साथ प्रयोग करना चाहिए।

ध्वजभङ्ग (लिङ्ग का न उठना, सुस्ती)

रतिशक्ति की कमी के कारण ध्वजभङ्ग रोग होता है। इसलिए इस प्रसंग में ध्वजभंग रोग की चिकित्सा का उपदेश करते हैं, सुनो-परन्तु यह भी कह देता है, कोई भाग्यशाली ही इससे सहज में छुटकारा पा सकता है। इस रोग के आरम्भ होते ही योग्य चिकित्सक से शीघ्र ही चिकित्सा करा लेने से यह शीघ्र आराम हो सकता है, परन्तु रोग के पुराना पड़ जाने पर इसके आरोग्य होने की आशा कम होती है।

वाजीकरण के लिए जो औषधियाँ कही गई है।, ध्वजभंग रोग में भी वे सब औषधियाँ यथावश्यक प्रयोग करना चाहिए।

इन्द्रायण जड़ को बकरी के मूत्र की 7 दिन तक भावना देकर उसको लिङ्ग के ऊपर लेप करने से लिङ्ग का बांकपन दूर होकर ध्वजभङ्ग रोग आराम हो जाता ह।

धोये हुए काले तिल व गोखरु के बीजों का चूर्ण समानभाग लेकर बकरी के दूध में पकाकर इसके ठंडा हो जाने पर उसमें थोड़ा सा शहद मिलाकर सेवन करना चाहिये।

तृप्तिकर और बलवर्द्धक आहार, कानों को प्रिय लगने वाली मनोरम कथायें सुनना, मनोहर संगीत, नवयौवना स्त्री के साथ आलिङ्गनादि सहवास, सुवासित मद्यपीना, मनोरम फुलवाड़ियों और केलिकाननों में घूमना तथा मन को हर समय प्रफुल्ल रखने वाले विषय वाजीकरण व ध्वजभङ्ग रोग में व्यवहार करना चाहिए।

अरिष्ट लक्षण (मृत्युसूचक लक्षण)

हम ऊपर बहुत से रोगों का निदान, लक्षण, चिकित्सा और चिकित्सा के उपयोगी विशेष ज्ञातव्य विषयों का क्रमशः वर्णन कर आये हैं। तुम बुद्धिमान्

हो, इसलिए हमें विश्वास है, कि - तुम हमारे ऊपर के उपदेश के अनुसार अपनी बुद्धि शक्ति के द्वारा औषधि आदि का यथोचित प्रयोग कर साधारण तथा विशेष प्रकार के सब रोगों की चिकित्सा करने में समर्थ हो सकोगे। अब इससे आगे रोग के अरिष्ट लक्षणों का उपदेश कर एक तरह से यह प्रकरण समाप्त हो जाएगा। क्योंकि-जब आयुर्वेद का समस्त फलाफल आयुर्वेद के ज्ञाता वैद्य पर निर्भर है, तब अरिष्ट ज्ञान के विषय में भी वैद्य को हर समय लब्धप्रतिष्ठ (विचक्षण) होना आवश्यक होता है। जो वैद्य अरिष्ट लक्षणों को नहीं जानते, उनको बहुत समय अपयश का भागी होना पड़ता है। विचक्षण वैद्य रोगी में अरिष्ट लक्षण प्रकट होते देखकर उस रोगी की या तो चिकित्सा करना छोड़ देते हैं या रोगी के परिवार वर्ग के अनुरोध से चिकित्सा करते हैं। इससे उनको फिर कोई अपयश नहीं दे सकता।

अरिष्टलक्षण-रूप, इन्द्रिय, स्वर, कान्ति, प्रतिबिम्ब (छाया) शारीरिक व मानसिक क्रिया और इसी तरह के दूसरे प्राकृतिक बातों के विकृत होने को ही साधारणतः अरिष्टलक्षण जानना चाहिए।

जिस रोगी के केश व लोम तेल आदि न लगाने पर भी तेल आदि मलने के समान चिकने दिखाई दें, जिसके नेत्र अत्यन्त अञ्चल या स्तब्ध हों, अन्दर घुसे हुए या बाहर निकले हुए, सिकुड़े हुए या फैले हुए अथवा कुटिल या आँसु बह रहा हो, जिसके भ्रू (भौं) सिकुड़े वा फैले हुए हों, जिसके पक्ष्म (पलक) विशृङ्खल हों, जिसकी नाक बहुत फैली हुई या सिकुड़ी हुई हो, स्फीत या ग्लान हो, जिसका नीचे का ओष्ठ नीचे की तरफ और ऊपर का ओष्ठ ऊपर की तरफ को लमका या तना हुआ हो अथवा जिसके दोनों ओष्ठ पके हुए जामुन के फल के समान काले रङ्ग के हो गेये हों, जिसकी जिह्वा टेढी, अतिचञ्चल, श्वेत वा कृष्णवर्ण की, सूखी हुई, लिपी हुई, किसी प्रकार का स्वाद न मालूम हो सके ऐसी और काँटों से जैसे भरी हुई हो, जिसकी गर्दन मस्तक धारण करने, पीठ शरीर बोझा थामे रखने में और जबाडे मुख के भीतर दिये हुए अन्न के ग्रास को धारण करने में असमर्थ हों, जिसके दाँतों में शर्करा लगी हुई हो और काले या ताम्रवर्ण के हों, पुष्पिथ (सफेदचिन्ह वाले), क्लेदयुक्त या सहसा गिर जाँय, जिसके सारे अंग बिना किसी कारण के भारी या हल्के हो जाँय, जिसके सारे अंग बिना किसी कारण के भारी या हल्के हो

जाँय, विष खाये विना जिसके शरीर के छिद्रों (नाक, मुख आदि) से रक्त गिरे, जिसका लिङ्ग उर्ध्वक्षिप्त (ऊपर की तरफ को उठा हुआ) और दोनों अण्डकोष नीचे की तरफ को लमके हुए हों अथवा जिसका लिङ्ग नीचे की तरफ को और अण्डकोष ऊपर की तरफ को उठे हुए हो-ऐसे लक्षण बाले रोगी को कालप्रेरित जानना चाहिए अर्थात् निश्चय कर लेना चाहिए, कि - इस रोग की मृत्यु उपस्थित है।

जिसकी जिह्वा श्यामवर्ण (काले रङ्ग की) मुख दुर्गन्ध वाँई आँख अन्दर को घुसी हुई हो, ऐसे रोगी को त्याग करना चाहिए। स्नान कर चन्दन आदि लेप न किये हुए जिस पुरुष का शरीर गीला होने पर भी यदि पहिले उसकी छाती बिल्कुल शुष्क हो जाय तो वह आधे मास तक भी जीवित न रहेगा जानना चाहिये। बिना किसी कारण के जिसके शरीर में प्राकृत व वैकृतवर्ण, शरीर की स्थूलता, व कृशता, ग्लानि व हर्ष, रौक्ष्य व स्निग्धता, युगपद् उपस्थित हो, उसकी मृत्यु उपस्थित जानना। खींचने पर भी जिसकी अंगुली घूमे नहीं, छींक व खाँसी आदि से जिसके अस्वाभाविक ध्वनि हो, जिसका नि:श्वास अतिदीर्घ या अति ह्रस्व हो, केवल सुगन्ध वा केवल दुर्गन्ध, जिसके स्नात व अस्नात शरीर में अथवा मैले कपड़ों में या घाव आदि में अस्वाभाविक गन्ध आती हो, उसका जीवित काल एक वर्ष जानना।

शरीर के अति सुरसता के कारण केश कीट (जूँ लिक्षा) वा मक्षिका आदि जिसके शरीरे पर चलें अथवा शरीर के अतिविरसता के कारण जिसके शरीर को त्याग कर दें (जूँ आदि) उसका जीवनकाल एक वर्ष जानना। जिसका शरीर बाहर से अतिगर्म किन्तु अन्दर बिल्कुल ठंडा, अथवा जिसके बाहर से अति शीतल और शरीर के भीतर अति दाह हो, या एकाएक अधिक पसीना आना या बिल्कुल ही पसीना न आता हो, उसको गतासु जानना चाहिये। जिसकी छाती गर्म हो, पेट अति शीतल, दस्त पतला आता हो और अति प्रबल पिपासा हो, उसको प्रेतवत् समझना चाहिये।

जो पुरुष आकश को घनीभूत और घटपट आदि घन वस्तु कों आकाश के समान सूक्ष्म देखे, जो व्यक्ति वायु आदि अमूर्त वस्तुओं को मूर्तिमान् और मूर्तिमान् वस्तुओं को प्रभाहीन देखे, सफेद को काला आकाश का फूल आदि असत् वस्तु को सत् और सत् वस्तु को असत् और आँख की कोई बीमारी न

होने पर भी चन्द्रमा को बहुरूप विशिष व अकलंक देखे, जो व्यक्ति जानते हुए में भी राक्षस, गन्धर्व, प्रेत व इसी तरह के अन्य प्राणी या किसी तरह का विकृत रूप देखे, उसकी मृत्यु निकट समझना चाहिये।

जो पुरुष सप्तर्षि मण्डल के समीप स्थित अरुन्धती उत्तर केन्द्र में स्थित ध्रुवनक्षत्र और आकाशगङ्गा को न देख सके, उसकी मृत्यु उसी वर्ष में हो जावेगी।

जो व्यक्ति दोनों कानों में अङ्गुली रखने पर धक-2 शब्द अनुभव न करे, उसकी मृत्यु निकट समझना चाहिये।

जो व्यक्ति गन्ध, रस, स्पर्श को विपरीत अनुभव करे अर्थात् सुगन्ध को दुर्गन्ध, दुर्गन्ध को सुगन्ध, मधुर रस को अम्लरस और अम्लरस को मधुर इस प्रकार प्रत्येक रस को अनुभव करें, अथवा गन्ध, रस, आदि कुछ भी अनुभव न करे, उसकी मृत्यु निकट समझनी चाहिये।

जिस रोगी का स्वरहीन, अवसन्न, अव्यक्त व गद्गद् जो रोगी बोलने की इच्छा होते हुए भी बिना कारण बात कह न सके, उस रोगी के आरोग्य होने की आशा कम समझनी चाहिये।

जिस रोगी का स्वर दुर्बल, बलवर्ण की हानि और विना किसी कारण के रोग की वृद्धि हो जाय, उसकी मृत्यु निकट समझनी चाहिये।

मेरी मौत निकट है और मैं बचूँगा नहीं, इस प्रकार के कातर स्वर जो रोगी कहे, अथवा इस प्रकार अपनी मृत्यु की बात अपने पास आने जाने वालों से जो रोगी सुने, वैद्य को ऐसा रोगी छोड़ देना चाहिये।

शरीर का गठन, परिमाण, वर्ण व प्रभा आदि से जिसकी मूर्ति अन्यथा भूत हो जाय, वह यदि स्वस्थ भी हो तो भी उसको मृत समझना चाहिये। दृष्टान्त-जैसे समान अङ्ग विषम, विषम अङ्ग समान, दीर्घाकृति ह्रस्व, ह्रस्वाकृति दीर्घ, गोरा रङ्ग काला, काला रङ्ग गोरा उज्ज्वल प्रभा मलिन, और मलिन प्रभा उज्ज्वल, आदि विपरीत होने पर रोगी की तो बात ही जुदी रही पर स्वस्थ पुरुष को भी मृतवत् समझना चाहिये।

जो व्यक्ति शिथिलस्कन्ध होकर पदद्वयघर्षण करते-2 जमीन पर घूमे,

जो निरन्तर बहुत परिमाण में हितजनक अन्न भोजन कर भी बलहीन हो, जो अल्पभोजी होकर भी बहुत सा मलमूत्र अथवा बहुभोजी होकर भी अल्प मलमूत्र त्याग करे और अल्पाशी होने पर भी कफरोग से पीड़ित हो, लम्बे साँस छोड़े, व परिलुण्ठन करे (लोटे), था जो व्यक्ति उच्छ्वास के अनन्तर धीमा निश्वास छोड़ कर दुःखित हो, अथवा ह्रस्व निश्वास प्रश्वास छोड़े, जिसकी नाड़ी विसमभाव से अतिशय स्पन्दन करे जो प्रपाणिक (हाथ के पहिले भाग में स्थित अवयव विशेष, खवों) को टेढ़ा करने कष्ट से मस्तक घुमाए, जिसके मस्तक से पसीना निकले, और सन्धि बन्धन शिथिल हो जायँ बलवान् ही हो अथवा दुर्बल हो, जिसको पकड़ कर बैठाने से बेहोशी हो जाय, जो दोनों पैरों को विकृत करके चित् होकर सोवे, जो विस्तर आसव, वा भित्ति आदि स्थानों में असत् वस्तु (अनहोनी चीजों) को ढूँढे (बिछौने आदि में टटोले), जो हँसी की बात न होने पर भी अकारण हँसे, मूर्छित हो जाय दाँतों के मसूड़े व ऊपर के होठ को चाटे विविध शब्द वाला फूकार करे, काला, पीला, वा लालवर्ण का रूप जिसके पश्चाद्गामी (परछाह में) हों, जो व्यक्ति चिकित्सक, औषधि, अन्न, पान, गुरु, व मित्र से द्वेष करे, ऐसे लक्षण वाले रोगियों को यम के वशवर्ती जानना।

जिसकी गर्दन, ललाट, व हृदय घमक्ति (पसीने से तर) और शीतल, पर दूसरे अङ्ग उष्ण हों उसकी रक्षा करने वाला केवल भगवान् को जानना, अथात् भगवान् के अतिरिक्त उसको वैद्य आदि और कोई भी आराम नहीं कर सकता।

जिसकी प्रकृति एकाएक बदल जाय, अथवा जिसकी बुद्धि स्वभाव स्मृति, दानशीलता, व बल विना कारण से हीन हो जाय, उसकी आयु छः मास समझना चाहिये।

केशोत्पाटन (बाल खींचने) का दर्द जो अनुभव न करे और गले की किसी बीमारी के बगैर भोजन की हुई चीज जिसके गले के नीचे न उतरे छः दिन में उसकी मृत्यु जानना चाहिये। जिसको निरन्तर तन्द्रा (ओंघ) आती हो, पर एक बार भी सोये नहीं, जिसके नेत्र चञ्चल हों, उसकी भी मृत्यु निकट जानना। धन, जन, बान्धव आदि जा सब विषय पहिले आनन्द उत्पन्न करते थे, वे प्रीतिजनक विषय जिसको अच्छे न लगें, उसकी मृत्यु उपस्थित जानना।

जिसका ज्वर आदि रोग, विना किसी कारण के सर्वलक्षण युक्त हो जायँ, अथवा सर्वलक्षण युक्त रोग, बिना कारण एकदम शान्त हो जायँ, उसकी शीघ्र ही मृत्यु हो जाती है।

जिस दुर्बल पुरुष का रोग सहसा निवृत्त हो जाय, आत्रेय मुनि उसके जीवन का संशयापन्न कहते हैं।

हमने तुम्हें साधारण रोगों के अरिष्ट लक्षण संक्षेप से कह दिये हैं अब ज्वर आदि विशेष-2 रोगों के विशेष-2 अरिष्ट लक्षणों को कहता हूँ, सुनो-

ज्वररोग का अरिष्ट लक्षण-जो ज्वर अधिक बलवान् हो और जिसमें दर्शन श्रवण आदि इन्द्रियों की शक्ति शीघ्र ही नष्ट हो जाय, ऐसे ज्वर से रोगी का रक्षा पाना मुश्किल समझना चाहिये। जिस स्वर में अपने आप बालों में सीमन्तकट जाय उस ज्वर से से भी रोगी रक्षा नहीं पा सकता। जिस ज्वर में रोगी एक दम शय्याशायी (चारपाई में लेट जाय) विह्वल व मूर्छित हो अथवा बाहर से शीत लगे और अन्दर से दाह हो, वह रोगी भी नहीं बचता। जिस ज्वर में शरीर रोमाञ्चित, चक्षु रक्त वर्ण, हृदय में शूल चुभोने के समान दर्द हो, श्वास प्रश्वास केवल मुख से ही लेवे, इस ज्वर में रोगी की मृत्यु निकट ही समझना। जिस ज्वर में रोगी हिक्का श्वास व तृष्णार्त हो, मूर्च्छायुक्त हो, चञ्चल नेत्र व अतिक्षीण हो उसको यमालय में जाना होगा। जिस ज्वर में रोगी मृतव्यक्तियों के साथ बातचीत करें, बिछौनें में जैसे किसी खोई हुई चीज को खोजे, इधर उधर झुक के उठाना चाहे, उसको मरा हुआ ही समझना चाहिये।

अतिसार आदि का अरिष्ट लक्षण - जिस अतिसार रोगी का मल पक्के जामुन के समान काला और चिकना हो, या यकृत् खण्ड (जिगर के टुकड़े) के समान कृष्ण-लोहित-हो, अथवा कितने ही रङ्ग का व रङ्ग विरङ्ग हो, अथवा घी तैल चर्बी, मज्जा, (गुद्दी) मांस, दूध, दही, वा मांस धोये जल के समान हो, अथवा शव दुर्गन्धि वा सुगन्धि हो ऐसे रोगी को त्याग देना चाहिए। तृष्णा, दाह, अन्धकार देखना, श्वास हिक्का,, पार्श्वशूल, (पसलियों में दर्द) हड्डियों में दर्द इन्द्रियमोह, मनोमोह, चित्त की अस्थिरता, गुदा के भीतर वलिका पक जाना व प्रलाप, ये सब उपद्रव उपस्थित होने पर, ऐसे रोगी की भी चिकित्सा न करे। जो अतिसार रोगी गुदा को सिकोड़ने में असमर्थ हो, बल मांसहीन, अत्यन्त उदराध्मात (पेट का अफारा) युक्त हो व शोथ आदि

उपद्रवों से पीड़ित हो, उसको त्याग कर देना चाहिए। (ग्रहणी और प्रवाहिका रोग के भी ये ही असाध्य लक्षण हैं)।

अर्श (बवासीर) रोग के अरिष्ट लक्षण –जिस अर्श रोगी के हाथ, पैर, मुख, नाभि, गुदा व दोनों अण्डकोषों में शोथ हो और हृदय व पसलियों में वेदना हो, ऐसा रोगी त्याग देना चाहिये। (ये सब लक्षण एक साथ होने पर असाध्य जानना) जिसके हृदय व पसलियों में दर्द हो, मूर्च्छा, वमन, सारे शरीर में दर्द, ज्वर तृष्णा, व गुदा पक जाय और जिस रोगी का तृष्णा, अरुचि शूल, अत्यन्त रक्तस्राव शोथ व अतिसार उपस्थित हो जाय उस रोगी को भी छोड़ देना चाहिये।

विसूचिका वा अलसक रोग के अरिष्ट लक्षण–इन दोनों रोगों में यदि दाँत, ओष्ठ, व नाखून, काले हो जाँय, संज्ञा लोप हो जाय, अत्यन्त वमन, दोनों नेत्र कोटरगत, (भीतर घुस जाँय) स्वर अति क्षीण और सब सन्धियाँ शिथिल हो जाँय, इन लक्षणों के होने पर रोगी की मृत्यु अनिवार्य समझना। नींद न आना, चित्त की अस्थिरता, कल्प मुख का रुक जाना, व संज्ञाहीन हो जाय, विसूचिका रोग के ये पाँच भयङ्कर उपद्रव हैं।

पाण्डु व कामलारोग के अरिष्ट लक्षण-पाण्डु रोग में यदि त्रिदोष के ही लक्षण उपस्थित हो जायँ और उसमें यदि ज्वर अरुचि वमन वमन वेग (मिचलाहट) हो, तृष्णा व इन्द्रिय शक्ति नाश ये सब उपद्रव प्रकट हों, तो असाध्य जानना चाहिये। पाण्डु रोगी के यदि शोथ हुआ हो और सब वस्तुओं को पाण्डुवर्ण का देखे तो इन लक्षणों से भी पाण्डु रोग असाध्य जानना। पाण्डु रोगी यदि खड़िया मिट्टी मलने के समान अति श्वेताङ्ग हो जाय और वमन मूर्च्छा व प्यास उपस्थित हो जाय, तो उसकी मृत्यु निश्चित जानना। अथवा जिसके दाँत, नख, व नेत्र पाण्डुवर्णके हों और जो बाहर की सब चीजों को पाण्डुवर्ण की देखे, उसकी भी मृत्यु सम्मुख समझना चाहिए।

रक्तपित्त रोग का अरिष्ट लक्षण-इस रोग में रक्त यदि मांस धोने के जल के समान हो, वा अति सड़ी दुर्गन्ध वाला या कीचड़ मिले जल के समान, या चर्बी, पीप वा यकृत्-खण्ड के समान लालमापन या पके हुए जामुन के समान-स्निग्ध, व काले रङ्ग का हो, अथवा यदि श्वास, कास, ज्वर

वमन, पाण्डु, दाह, मूर्च्छा, निरन्तर अस्थिरता, वक्ष (छाती) में अत्यन्त दर्द, प्यास, व पतला दस्त उतरना आदि उपद्रव उपस्थित हों, तो असाध्य जानना चाहिये। रक्त पित्त-रोगी यदि समस्त वस्तुओं को लाल रङ्ग की देखे, तो उसकी चिकित्सा करना निष्फल है।

यक्ष्म रोग का अरिष्ट लक्षण-रोगी यदि बलमांस हीन हो, तो उसका त्याग करना चाहिये। यक्ष्मा रोग ही स्वयं साक्षात् काल स्वरूप है।

कास रोग का अरिष्ट लक्षण-क्षयज व क्षतज-कास रोग असाध्य जानना। रोगी का बल मांस क्षीण होना ही इन दोनों तरह के कास रोग का असाध्य लक्षण होता है।

हिक्का व श्वास रोग का असाध्य लक्षण-हिचकी उठने के समय जिसका सारा शरीर विस्तृत व आकुञ्चित हो और दृष्टि ऊपर की तरफ हो उसको त्याग कर देना चाहिये। अथवा जो रोगी क्षीण, अन्नद्वेष्टा व अधिक हिचकियाँ आती हों उसको असाध्य जानना। जो हिचकी नाभिस्थान से अति गम्भीर स्वर से उठे और तृष्णा ज्वर आदि उपद्रव लिये हो, और जिस हिचकी के निकलने के समय सारा शरीर काँपे और सारे मर्मस्थानों में छिन्न होने के समान दर्द हो उसको असाध्य जानना।

महाश्वास, ऊर्द्ध्वश्वास व छिन्नश्वास, प्राय: प्राणनाशक होते हैं। इसमें दुर्बलता, अरुचि व ज्वर आदि जो उपद्रव हो जाते हैं, ये ही अरिष्ट (असाध्य) लक्षण हैं।

वात व्याधि का अरिष्ट लक्षण-दाह अत्यन्त यन्त्रणा, मल मूत्र का रुकना, मूर्च्छा, अरुचि, अग्निमान्द्य, शोथ, कम्प व उदराध्मात, (पेट का फूलना) इन सब उपद्रवों के उपस्थित होने पर वात रोग ग्रस्तरोगी को असाध्य जानना चाहिये।[1]

---

1. वातरोगी, अपस्मार, (मृगी) रोगी, कुष्ठी, रक्तपित्ती, उदररोगी, क्षयरोगी, व प्रमेहरोगी, ये रोगी यदि क्षीण - (दुर्बल) हो जायँ तो रोग का बल अल्प होने पर भी रोगी को त्याग कर देना चाहिये, अर्थात् इन सब रोगों में क्षीणता ही प्रधान अरिष्ट लक्षण जानना चाहिये।

गुल्म रोग का अरिष्ट लक्षण-गुल्म रोगी का हृदय, नाभि, हाथ, पैरों में शोथ हो जाय और ज्वर श्वास, वमन व अतिसार, अथवा श्वास, शूल व प्यास, अरुचि उपस्थित हो जाने पर व अकस्मात् गुल्म (गोले) के दव-जाने पर दुर्बलता होने पर रोगी की मृत्यु निश्चित जानना।

उदर रोग के अरिष्ट लक्षण-जठर रोग मात्र ही विपज्जनक होते हैं, पर उसमें यदि आँखों में सोजा, लिङ्ग टेढ़ा, त्वचा पतली, क्लेदयुक्त और बल, अग्नि, रक्त व मांस क्षीण हो जाय, तो रोग असाध्य जानना। और जिस रोगी के पसलियों में टूटने के समान दर्द, अन्न से द्वेष, व अतीसार हो अथवा विरेचन कराने से भी कष्ट (पेट) भरा ही रहे, ऐसे रोगी को त्याग देना चाहिये।

शोथ रोग का अरिष्ट लक्षण-जिस शोथ रोग में ज्वर, श्वास पिपासा, वमन, अन्न में अरुचि, व दुर्बलता, ये सब उपद्रव उपस्थित हों, उसको त्याग देना चाहिये। कुक्षी, उदर, गला, व मर्मस्थान में उत्पन्न शोथ रोगी की भी चिकित्सा करना निष्फल है। बालक वृद्ध व दुर्बल, व्यक्ति का शोथ भी विषज्जनक होता है "**पुरुषक के शोथ**" यदि पाँव से आरम्भ होकर क्रमशः ऊपर की तरफ शरीर में फैले और उसमें ज्वर, श्वास आदि उपद्रव आकर शामिल हो जायँ तो वह शोथ पुरुष-घातक और "स्त्रियों" के शोथ यदि मुख से आरम्भ होकर क्रमशः पैरों तक हो जाय और ज्वर श्वास आदि उपद्रव भी हों तो वह शोथ स्त्रीघातक, और गुह्यजात - (वस्ति देश में उत्पन्न) शोथ ऊपर लिखे उपद्रव संयुक्त-होने पर स्त्री पुरुष दोनों का घातक होता है।

विद्रधि रोग के अरिष्ट लक्षण-पेट फूलना, पेशाब का रुकना वमन, हिचकी, पिपासा, तीव्रवेदना, व श्वास, इन सब उपद्रवों वाली विद्रधि को प्राण-नाशक जानना।

व्रण (घाव) के अरिष्ट लक्षण-जिन घावों से चन्दन खश की जड़, वा मदिरा की तरह अथवा शवदुर्गन्धि व पद्म (कमल) की सी गन्ध हो, जिनकी सूरत काई के समान व मुर्गे की चोटी के समान चोंचदार, बाहर से शीतल हो, उनको प्राणनाशक जानना।

भगन्दर रोग का अरिष्ट लक्षण-जिस भगन्दर के घाव से मल, मूत्र, वायु, और क्रिमियाँ निकलें उसको छोड़ देना चाहिये।

साधारण व विशेष प्रधान 2 अरिष्ट लक्षणों का उल्लेख कर दिया है, इस विषय में और अधिक कहने की आवश्यकता नहीं। परन्तु इतना और कहकर इस प्रकरण का उपसंहार करते हैं, कि - अति अरुचि, अति अग्निमान्द्य, भोजन करने की बिल्कुल क्षमता न रहना शरीर में कति दुर्बलता, व कृशता इन सब लक्षणों को उक्तानुक्त सर्वसाधारण रोगों का ही विशेष अरिष्ट लक्षण जानना चाहिये।

पथ्या पथ्य प्रकरण।

रोग की शान्ति के लिये औषधि जिस प्रकार आवश्यकीय है पथ्य भी उसी प्रकार उपयोगी है, बल्कि औषधि से भी अधिक आवश्यकीय व उपयोगी देखा जाता है। आयुर्वेद शास्त्रों में भी कहा हुआ है कि - बिना औषधि सेवन के भी केवल पथ्य से ही रोग का शमन किया जा सकता है, परन्तु पथ्य सेवन न करने से सैकड़ों औषधियों से भी रोग की शान्ति नहीं की जा सकती । इसलिये अब हम तुम्हें यथासम्भव पथ्यापथ्य का उपदेश करते हैं सुनो—

वात प्रधान पुरुषों के लिये पथ्य व अपथ्य-चावल, गेहूँ, जौ, नये उड़द, तिल, मछली मांस, दूध, घी, दही, मावा, काँजी, बैंगन, परवल आलू, कम, - सहजने की फली, मुनक्का, अनार, आमले, कच्चा नारियल, मीठा खट्टा व नमकीन रस, तेल की मालिश करना, सुगन्धित द्रव्य लगाना, शरीर को मलना, विशुद्ध आमोद प्रमोद (दिल बहलाना) फिकर छोड़ना व अभ्यास के अनुसार स्नान आदि करना पथ्य है।

पित्त प्रधान व्यक्तियों के लिये पथ्य व अपथ्य-चावल, जौ, गेहूँ, चना, मूँग, मसूर, करेला, परमल, गूलर, पेठा, चौपतियें का शाक, कड़वा, व मीठा, कसैला रस, घी दूध चीनी, मुनक्का, अगार, खजूर ताड़की गिरी, शीतल क्रियायें व स्नान इत्यादि करना पथ्य है।

उड़द, कुलथी, गुडत्र, मछली, सेम, गर्म पानी, दही इमली, चरपरा रस, (मिर्च आदि) भुने व वासी चीजें, अधिक धूमपान, (तम्बाकू आदि पीना) धूप की तपस, अग्नि सन्ताप, अति मैथुन, व क्रोध, इत्यादि अपथ्य हैं।

कफ प्रधान व्यक्तियों को पथ्य व अपथ्य-पुराने चावल, चना, मूँग, मटर, सरसों का तेल, परवल, करेला, बैंगन, कंकाड़ा, केले के फूल, जिमीकन्द, नीम, मूली, सोई का शाक, लहसुन, शहद, रात में जागना, परिश्रम करना, भ्रमण करना, घोड़े आदि की सवारी करना, धूमपान, गर्म पानी और चरपरा, कड़वा व कषाय रस आदि पथ्य है।

स्नेह द्रव्य, (चिकनी चीज) अभ्यङ्ग (तैल आदि की मालिश करना) दिन में सोना, अधिक स्नान करना, मछली, मांस, उड़द की दाल, नये चावल चन्दन आदि लगाना, कच्चा नारियल, अधिक दूध पीना, और मीठी व खट्ठी चीजें आदि अपथ्य हैं।

ज्वर आदि रोगों में पथ्यापथ्य-जिस प्रकार के आहार विहार से रोग को उत्पन्न करने वाले, दोषों व रोग की शान्ति हो, ऐसा आहार विहार करना पथ्य और इसके विपरीत अपथ्य जानना चाहिये।

प्राय: सब रोगों में ही शाक, अम्ल, मटर की दाल, और सूखा वासी, दुष्पाच्य (भारी) अरुचि कारक, व जिससे तबियत घिनावे ऐसा भोजन न करना चाहिये, और जो रोग जिस कारण से उत्पन्न हो, उस रोग का वह कारण भी छोड़ देना चाहिये।

ज्वर रोग में पथ्य व अपथ्य-नये ज्वर में मिश्री, बतासा, अनार, कशरु, सिंघाड़ा, किसमिस, खीलें, खीलों का मण्ड, जल, साबूदाना, अरारोट, वाली, आदि लघु भोजन की व्यवस्था करनी चाहिये, गर्म पानी सुराई आदि में ठंडा करके पिलाना चाहिये। कफ ज्वर में वात कफ ज्वर में व सग्निपात ज्वर में ईष दुष्ण (शीत गर्म) पानी पिलाना चाहिये। ज्वर छूटने के बाद भी दो तीन व इससे भी अधिक तक (जतब तक अच्छी तरह रुचि व भूख न हो पहिले के समान लघुपथ्य देने चाहिये। अन्न पथ्य न देना चाहिये। इन कुछ दिनो तक दाल का पानी आदि लघु व रोचक, पथ्य देना चाहिये, बहुत अधिक क्षुधा होने पर बहुत पतला फुलका भी दिया जा सकता है। तदनन्तर जब शरीर की ग्लानि, बिल्कुल दूर हो जाय, रोगी को अन्न की रुचि व क्षुधा ठीक हो जाय, तब हल्का पुराने चावलों का अन्न मूँग व मसूर की दाल,

परवल की भाजी अथवा कड़वा व चरपरे रस वाला कोई भी शाक भाजी देना चाहिए। मांसभक्षियों के लिए छोटी-छोटी मछलियों का झोल पथ्य देना चाहिये। इस क्रम से 5।7 दिन तक दोनों बार पेट भर अन्न भोजन न कराना चाहिये। रात को क्षुधा के अनुसार साबूदाना रोटी आदि हल्का भोजन देना चाहिये।

विषमज्वर, जीर्णज्वर, प्लीहा, (तिल्ली) यकृत (जिगर) व पाण्डु आदि रोगों में दिन को पुराने वारीक चावल मूँग व मसूर की दाल, मांसभखियों के लिये छोटी-2 मछलियों का झोल वा ताजा मांस रस। शाक भाजी के लिये कच्चे बैंगन, कच्चा बेला, मूली, परवल, पटोलपत्र, करेला, ककोड़ा जङ्गली तोरई आदि व्यवस्था करनी चाहिये रोगी अत्यन्त क्षीण व दुर्बल हो गया हो, तो कबूतर, मुर्गा, व बकरी के मांस का यूष व्यवहार करना चाहिये। खट्टी चीजों में कागजी निम्बू और रोगी को अधिक खट्टा खाने की इच्छा होने पर पुरानी इमली व आम की पोली भी दी जा सकती है। शृतशीतल (डवाल कर ठंडा किया हुआ) पानी देना चाहिये। प्लीहा व यकृत् की कोई विशेष खराबी न होने पर पुराने ज्वर में धारोष्ण दूध अमृत के समान होता है रात्रि के समय क्षुधा व अवस्था के अनुसार पतला फुलका, डबल रोटी साबुदाना, अरारोट, वा वार्ली सेवन कराना चाहिये। ज्वर अधिक होने पर दिन में भी अन्न भोजन न देकर पतला फुलका, व साबूदाना अरारोट, आदि हल्का पथ्य चाहिये। लघु भोजन (कलेवा) के लिए - अनार सिंघाड़ा, कशेरु, किसमिस, ईख, मिश्री, वतासा आदि देना लाभदायक है।

रोगी जब तक बलवान् न हो जाय, तब तक गुरुपाक द्रव्य सेवन करना व कफवर्धक चीजें खाना, साधारण तेल मलना, स्नान करना परिश्रम करना, स्त्रीसहवास करना, दिन में सोना, क्रोध करना, शीतल जल पीना, व प्रबल वायु के झोंके न लगने देना चाहिये।

उदर शोथ रोगों में पथ्य व अपथ्य - पुराने चावल मूँग की दाल, परवल, बैंगन, माणकन्द, गूलर, सहजने की फली, कंकोड़ा, अद्रक, मूली, गाजर, व सफेद पुनर्नवा आदि की भाजी रात को - दूध साबूदाना, वा दूध एरारुट, व फुल का गर्म पानी व सेंधानमक, लाभदायक है। रोग प्रबल होने पर - शाक भाजी आदि वर्जित कर केवल दूध चावल आदि सेवन कराना

चाहिये। दोनों समय दूध चावल सहन न होने पर, दिन में दूध चावल, और रात को माणमण्ड, सेवन करना चाहिये।

शोथ व उदररोग में दिन में सोना, परिश्रम करना, पिट्ठी, तिल, नमक, शीतलजल, सेम, गुरुपाकद्रव्य, व स्नान करना अहितकर है।

अतिसार ज्वरातिसार प्रवाहिका, व ग्रहणी आदि उदर रोगों में पथ्य व अपथ्य – अतिसार रोग का पथ्यापथ्य पहिले अतिसार चिकित्सा में लिख चुके हैं। इसलिये यहाँ पर उसको पुनर्वार नहीं दुहरायेंगे। ज्वरातिसार में ज्वर व अतिसार रोग में कहा हुआ पथ्यापथ्य ही विचार कर व्यवस्था करना चाहिए। प्रवाहिका व ग्रहणी आदि रोगों का पथ्यापथ्य भी अतिसार के समान जानना।

अजीर्ण व अग्निमान्द्य आदि रोगों में पथ्यापथ्य – बहुत थोड़ी मात्रा में पुराने बारीक चावलों का सुसिद्ध अन्नमसूर का यूष, मांस भोजियों के लिये ताजे बकरे का मांस का यूष, परिन्दों का यूष, या छोटी-2 मछलियों का झोल, परवल, पटोलवत्र, बैंगन, गूलर, कच्चाकेला, जंगली तोरई, केले के फूल, व प्रसारणी आदि की भाजी, कागजी नीन्बू, व पुरानी इमली की चटनी, पश्ना या तक (लस्सी) सेवन करना चाहिये। रात को भूख के अनुसार साबूदाना, अरारोट आदि देना चाहिये। अजीर्ण-व अग्निमान्द्य आदि में आनिल के अनुसार हल्का पथ्य देना चाहिये। इन रोगों में भारी व दुष्पाच्य भोजन निषिद्ध है। अजीर्ण रोग में स्नान जितना कम किया जावे उतना ही अच्छा होता है। अग्निमान्द्य आदि से अभ्यास के अनुसार स्नान करना चाहिये। अरुचि रोग में जो रुचिकारक और शरीर के अनुकूल हो, वह ही पथ्य है।

अर्श आदि रोगों में पथ्यापथ्य – क्रिमि रोग में पुराने चावल, मूँग, उड़द व कुलथी, आदि की दाल, जिमिकन्द, कच्चा पपीता, माणकन्द, पग्वल, बैंगन, गूलर, थोड़ा सा आलू पुनर्नवा का शाक, वथुआ का शाक, चौलाई का शाक, पुईका शाक, कल्मी शाक, हुलहुल व केले के फुल आदि की भाजी, मांसभोजियों के लिये छोटी-छोटी मछलियों का झोल, बकरी व गाय का दूध – तक्र, पक्का पपीता, सुस्वादु व सुपक्कफल, मक्खन, मिश्री, व काले तिले आदि, स्नान अभ्यास के अनुसार करना चाहिये। यह सब पथ्य है।

जिससे कोष्ठबद्धता, व वायु का प्रकोप होवे, अर्श रोग में ऐसा अहार विहार त्याग देना चाहिये। भुने हुए, सड़े हुए, जले हुए, या वासी द्रव्य, दही, पिट्ठी, सेम, रौद्रसन्ताप, अग्निसन्ताप, रात में जागना, 'मलमूलत्र' आदि का वेग रोकना और निरन्तर घोड़े आदि की सवारी करना, अहितकर व अपथ्य है।

(1) क्रिमि रोग में पथ्य व अपथ्य - इस रोग में पुराने चावल, परवल, पटोलपत्र, कंकोड़ा, करेला, बैंगन, वेंत की कोंपल, माणकन्द, व गूलर, आदि की भाजी लाभदायक है। इसमें कड़वा रस एकमात्र पथ्य है। और मधुर रस बिल्कुल अपथ्य होता है। क्रिमि रोग के होने पर प्रायः ही अजीर्ण, अरुचि, व अग्निमान्द्य हो जाता है। इसलिए इस अवस्था में विचारपूर्वक अजीर्ण आदि पथ्य भी व्यवस्था करना चाहिए।

पिट्ठी आदि गुरुपाकद्रव्य, अधिक मीठ द्रव्य, उड़द की दाल, दही, घी, मछली, मांस-द्रव-प्रधानद्रव्य, दिन में सोना, मल का वेग रोकना आदि अपथ्य है।

रक्त पित्त रोग में पथ्य व अपथ्य - दिन में पुराने चावल, मूँग, मसूर, चना, व अरहर की दाल, मांस-भोजियों के लिए मछलियों में बड़ी मछली, व वाइन, मछली का झोल, मांस में हरिण, खरगोश व भेड़ और परेवा घूघू व वगुले के मांस शाकों में से चौलाई पटोलपत्र, बेंत की कोंपल, व ब्राह्मी बूटी का शाक, रक्त पित्त रोग में पुराना पेठा, कद्दू, परवल, गूलर, माणकन्द केले के फूल, केले के डंडे के भीतर की कौंपल, व करेला आदि का व्यञ्जन लाभदायक होते हैं। खट्टे में कागजी नीम्बू। इस रोग में गाय का दूध घी, बकरी का दूध व घी, सुपथ्य है।

नारियल, कच्चे ताड़फल की गिरी, केला, पक्का कटहल, खजूर, कशेरु, सिंघाड़ा पक्का कैथवेल, किसमिस-अंगूर, चीनी, मिश्री शहद, व ईख का रस लाभ-दायक होता हैं रात को भूख के अनुसार रोटी, खीलों का सत्तू, साबूदाना, वार्ली व अरारोट, व्यवस्था करना चाहिये। पानी उबाल कर ठंडा करके पीना चाहिये। अभ्यास के अनुसार स्नान, व अभ्यङ्ग (मालिश) करना चाहिये। घी व सेंधानमक, डाल कर व्यञ्जन पका कर व्यवहार करना हितकर है।

अधिक परिश्रम करना, अग्नि व धूप सेवन, रात्रि जागरण, सवारी में चलना फिरना, मलमूत्र आदि का वेग रोकना, क्रोध स्त्रीप्रसङ्ग, चरपरे व खट्टी चीजें खाना, गुड़, दही, उड़द, भुने हुये व जली हुई चीजें मछली, बैंगन, तिल, सरसों, लहसुन, सेम, मद्य, (शराब) तम्बाकू पीना व पान खाना अपथ्य हैं।

यक्ष्मा रोग में पथ्यापथ्य - इस रोग का पथ्य व अपथ्य, रक्तपित्त के समान जानना। इसमें मांस लाभदायक होता है। इस रोग में बकरी का मांस सेवन करना, बकरी का मलमूत्र शरीर में लगाना, और रात को चारपाई के चारों पायों पर चार खस्सी बकरे (जिनके शरीर से एक विशेष प्रकार की उत्कट गन्ध निकलती हो) बाँध कर सोना विशेष लाभदायक है इस रोग में स्त्री प्रसङ्ग करना अति अपकारक होता है। यहाँ तक कि इस रोग में स्त्रियों को देखना, स्पर्श करना, बातचीत करना, स्मरण करना तक निषिद्ध है। इस रोग में चावल न खाकर, दोनों समय रोटी रात को साबूदाना आदि लघुपथ्य सेवन करना चाहिए। इस रोग में पानी को औटा कर व अच्छी तरह शीतल कर पिलाना चाहिए। स्नान करना इस रोग में उपकारक नहीं होता।

कास रोग में पथ्य व अपथ्य - खाँसी में विशेष कर क्षयज व क्षतज, खाँसी में विचारपूर्वक यक्ष्मा रोग में कहे हुए पथ्य सेवन करना चाहिए।

हिक्का व श्वास रोग में पथ्य व अपथ्य - हिचकी रोग में स्निग्ध और लघुपाक भोजन हितकर होता है। इस रोग में स्वेद क्रिया, नस्य, धूमपान, निद्रा, व विरेचन, लाभदायक होता है। परिश्रम करना, धूप सेकना, रुक्षद्रव्य, कफकारक द्रव्य, सेम, कद्दू, पोई का शाक, व आलू आदि कन्द वर्जित करना चाहिए। श्वास रोग का पथ्यापथ्य कास रोग के समान जानना।

वातव्याधि (वातरोग) में पथ्य व अपथ्य - पुराने चावल, नये गेहूँ, उड़द, कुलथी, मांस भोजियों के लिए बकरी, भेड़ हरिण, आदि पशु, और परेवा, मुर्गा, व हंस-आदि पक्षियों का मांस, रोहितक, वाइन, आदि मछलियों का झेल, परवल, सहजने की फली, बैंगन, गूलर, प्रसारिणी, लहसुन, प्याज आदि की भाजी, आम, अनार, पक्का ताड़, किसमिस, कच्चा नारियल, इमली, दूध, घी, तेल, चर्बी, मज्जा, मधुर द्रव्य, अम्ल द्रव्य, तेल मलना,

शरीर को मसलना, स्वेद (पसीना लाना) तालाब या नदी आदि में गोते लगाना, और पुष्टिकर आहार वातरोग-में व्यवहार करना चाहिए।

चिन्ता करना, रात में जागना, रास्ता चलना, निरन्तर घोड़े आदि की सवारी में चलना, परिश्रम, उपवास, (भूखा रहना), चना मटर, मूँग, जौ, सेम और कद्दू, पेठा आदि बेल में लगने वाले फल, गूलर, ताड़की गिरी, शहद शीतल - जल, कषाय, चरपरे, तिक्त् (कड़वे) रस व स्त्री सङ्ग-करना, वातव्याधि में अपथ्य हैं। आध्मात व अर्दित रोग में दन्तौन व स्नान करना निषिद्ध है।

आम वात रोग में पथ्य व अपथ्य - पुराने चावल, कुलथी की दाल, मांस भोजियों के लिये हरिण - आदि जङ्गली पशुओं का मांस, परवल, करेला, बैंगन, सहजने की फली, सफेद पुनर्नवा, वा शालिञ्च का शाक, लहसुन, अद्रक, चरपरे द्रव्य, (कटू) कड़वे द्रव्य व अगिन को बढ़ाने वाले द्रव्य आमवात रोग में लाभदायक है।

दही, दूध, गुड़, मछली, पोई शाक, उड़द की दाल, पिट्ठी, रात को जागना व अनियमित भोजन अपथ्य है।

वातरक्त व कुष्ठ रोग में पथ्य व अपथ्य - पुराने चावल, जौ, गेहूँ, चना, अरहर, पुईका शाक, चौपतिये का शाक, वेंत की कोंपल, चौलाई, प्रसारिणी, शालिञ्च (गंगापालक) पक्का पेठा, व परवल, मांस भोजियों के लिए कबूतर, मुर्गा, चिबुडैया, व वटेर आदि का मांस, बकरी का दूध, भैंस का दूध, गाय का दूध, साफ शुद्ध चीनी, व मिश्री, किसमिस, कड़वी चीजें, व तेल आदि मलना, वातरक्त, व कुष्ठ रोग में लाभदायक होते हैं।

दिन में सोना, धूप व अग्नि का सन्ताप-व्यायाम, स्त्री प्रसंग, उड़द, कुलथी, मटर, सेम, मूली मछली, मांस, दही, गन्ना, मदिरा, चरपरा रस, उष्णवीर्य (गर्म खुश्क) चीजें गुरुपाकद्रव्य, कफकारकद्रव्य, व अधिक नमकीन द्रव्य अपथ्य होते हैं।

उन्माद रोग में पथ्य व अपथ्य - पुराने बारीक चावल गेहूँ, मूँग, मांसभोजियों के लिए, कछवे का मांस, जंगली, मृग, व पक्षियों का मांस,

चौलाई, वथुवा, ब्राह्मी वूटी, परवल, पुराना पेठा धारोष्ण दूध नया वा पुराना घी–शतघौत (सौ पानी से धोया हुआ) घी, वृष्टिका पानी, नारियल, किसमिस, कैथवेल, व कटहल, ये उन्माद रोग में पथ्य हैं। इस रोग में तेल मलना, पुराना घी मलना, स्नान करना, स्थिर भाव से रहना, व निद्रा (सोना) लाभदायक हैं।

उन्माद रोग में विरुद्ध भोजन, पत्रशाक, करेला, कंकोड़ा, आदि तिक्त द्रव्य, स्त्री संग और क्षुधा, तृष्णा, व नींद रोकना निषिद्ध होता है।

अपस्मार रोग में पथ्य व अपथ्य – इस रोग का पथ्यापथ्य उन्माद रोग के समान जानना चाहिए।

मूर्च्छा व संन्यास रोग में पथ्यापथ्य – इन रोगों में पुराने सूक्ष्म चावल, पुराने जौ, खीलों का मण्ड, मूँग, मटर, पुराना पेठा, परवल, केले का फूल चौलाई, पोई का शाक, गौ का दूध, धारोष्ण दूध पुराना घी, सौवार, धोया हुअ घी, मांसभोजियों के लिए जाङ्गल मृग पक्षियों का मांस, अनार नारियल, चीनी, कपूर से सुगन्धित किया हुआ जल व वृष्टि का जल, हितकर है।

पत्रशाक, कटुरस, तक्रपान दतौन करना, धूप सेकना, और तृष्णा वा नींद का वेग रोकना अहितकर है।

अल्मपित्त व शूलरोग में पथ्य व अपथ्य – पुराने चावल, भुने हुए जौंका दलिया, वा मण्ड, खीलों का मण्ड, गर्म पानी, जाङ्गल पशुओं के मांस का यूष, परवल सहजने की फली, करेला, बैंगन, गंगापालक, वथुवा, अच्छे पके हुए वा मीठे आम, किसमिस, कैथवेल, नीम्बू का रस, व लघुपाकद्रव्य सुपथ्य होते हैं।

सूखे, कड़वे व कषैले, शीतल गुरुपाकद्रव्य, सब तरह की दालें खाना, रात को जागना, स्त्रीप्रसङ्ग करना और मद्यपीना अपथ्य हैं।

सूखा माँस, सूखे शाक, मूँग, उड़द आदि की दाल, गुरुपाकद्रव्य, मछली, मूली, व मीठ रस वाले फल अहितकारक हैं।

शिरोरोग में पथ्य व अपथ्य – पुराने चावल मांस का यूष, परवल; सहजने की फली, करेला, वथुवा, दूध, लस्सी, (मट्ठा) काँजी, नारियल, किसमिस, व खट्टा अनार शिरोरोग में पथ्य है। दतौन करना दिन में सोना

इस रोग में अपथ्य है।

गुल्म रोग में पथ्य व अपथ्य - पुराने रक्तशाली धान्य वा बारीक चावल, कुलथी का यूष, गंगापालक का शाक, वथवे का शाक, सहजने की फली, मूली, लहसुन, जंगली मृगपक्षियों का मांस, गौ का दूध, बकरी का दूध, तक (मट्ठा) व निम्बू गुल्मरोग में हितकर है।

हृद्रोग में पथ्य व अपथ्य - पुराने चावल, मूँग, कुलथी का यूष, मृग पक्षियों का मांस, परवल, पुराना पेठा, लहसुन, अमलतास के पत्तों का शाक, ल्हिसोड़ा, केले के फल, कटहल, अनार, किसमिस, मट्ठा पुराना शहद, और वृष्टि का जल हितकर है।

कषायरस, गुरुपाकद्रव्य, तिक्तरस वाले द्रव्य, उष्णवीर्य द्रव्य, भेड़ का दूध, मल मूत्र आदि का वेग रोकना, व दतौन करना, अपकारक होते हैं।

प्रमेह आदि रोगों में पथ्य व अपथ्य - पुराने बारीक चावल मांसभोजियों के लिये छोटी-2 मछलियों का झोल, वैंगन, परवल, जंगली तोरई, गूलर, माणकन्द, कदलीदण्ड की गिरी, व केले के फूल, आदि की भाजा, जंगली मृगपक्षियों के मांस का यूष, मूँग, व उड़द की दाल, दूध, दही, मट्ठा ताड़की गिरी (कच्चे) कच्चे नारियल की गिरी खारा, चीनी पुराना शहद, यह सब चीजें प्रमेह मूत्रकृच्छ्र, मूत्राघात आदि मूत्र मार्ग के रोगों में पथ्य हैं।

मीठे रस वाली चीजें, खट्ठी चीजें गुरुपाकद्रव्य, दही, पिट्ठी, तेल में भुनी हुई चीजें, मैथुन व मद्य पीना अपकारक होते हैं।

प्रदर रोग में पथ्य व अपथ्य - रक्तपित्त रोग में जो पथ्य व अपथ्य कहा गया है प्रदर रोग मेंभी विचार पूर्वक वह ही पथ्य व अपथ्य व्यवस्था करना चाहिए।

गर्भिणी रोग में पथ्य व अपथ्य - शालिधान, मूँग, गेहूँ, मक्खन, घी, दूध, चीनी केला किसमिस आम, मंठे रसवाली चीजें शीतल द्रव्य, चन्दन फूलों की माला-पहरना, स्नान, अभ्यंग (मालिश करना) कोमल गुदगुदे विस्तर पर लेटना, शीतल व शुद्ध वायु सेवन सन्तपर्ण (तृप्तिकारक चीजें खाना) प्यारी और मीठी बातें सुनाना, मन को प्रफुल्लित करने वाले काम काज करना, व हृद्य अन्नपान सेवन करना गर्भिणियों के लिये लाभदायक है।

लड़ाई, करना, विसम भोजन, रात को घूमना, चोरी करना, अप्रिय व भयानक चीजें देखना, अधिक मैथुन करना, व्यायाम बोझ उठाना, अधिक मोटे कपड़े पहरना, रात को जागना, दिन में सोना कठिन जगह पर बैठना, अथवा ऊँची नीची जगह पर बैठना, या टेढ़ा वींगा हो कर बैठना, शोक, क्रोध, भय, उद्वेग मलमूत्र आदि का वेग रोकना, इच्छित वस्तु (दोहद) का न मिलना, लंघन करना रास्ता चलना, तीक्ष्ण द्रव्य व उष्ण द्रव्य खाना, मांस खाना, और चित होकर सोना आदि अपथ्य हैं।

बाल रोग में पथ्य व अपथ्य – वय:प्राप्त पुरुषों के ज्वर अतिसार आदि जिन–2 रोगों में जो–2 पथ्य व अपथ्य कहा गया है बालकों को भी उन–2 रोगों में विचारपूर्वक वही पथ्य व अपथ्य व्यवस्था करना चाहिये।

स्वर भङ्ग आदि रोगों में पथ्य व अपथ्य – इन रोगों में विचारपूर्वक, शरीर के अनुकूल रोग निवारण करने में समर्थ आहार विहार की व्यवस्था करना चाहिये।

अंड वृद्धि फील पाँव गलगण्ड व कण्ठमाला आदि रोगों में पथ्य व अपथ्य – पुराने चावल, मूँग, चना अरहर, मसूर आदि की दाल, सारक (मृदु विरेचक) द्रव्य, परवल, बैंगन, आलू, गूलर, प्रसारणी करेला, मूली, लहसुन, साँठी, माणकन्द, सहजने की पफली आदि की भाजी, अद्रक, तिक्तद्रव्य पुरानी शराब, गर्म पानी पीना व गर्म पानी से स्नान करना, रात को फलका व लुचि खाना लाभदायक है। अण्डवृद्धि रोग में लंगोट पहनना चाहिए। इस रोग में दिन में चावल और रात को फुलका वा लुचि सेवन करना चाहिए।

गुरुपाक द्रव्य दही, पोई का शाक, पका केला, वात कफ को बढ़ाने वाली चीजें, शीतल जल, अधिक घूमना, दिन में सोना व मलमूत्र आदि का वेग रोकना, निषिद्ध है। पहिले का भोजन हजम न होने पर ऊपर से पुनर्वार भोजन करना, बहुत पानी वाली पतली चीजें खाना, शीतल जल पीना, व नित्य स्नान करना अहितकर देता है। इन सब रोगों में शुष्क व लघु भोजन करना लाभदाय होता है एकादशी अमावस्या, व पूर्णिमा के दिन उपवास करना चाहिये।

विद्रधि व्रणशोथ नाड़ी व्रण व उपदंश आदि रोगों में पथ्य व अपथ्य – दिन में पुराने चावल, मूँग, चना व अरहर की दाल, आलू, परवल, गूलर माणकन्द, जिमीकन्द, करेला, कदलीदण्ड, सहजने की फली, मटर, व गोभी आदि की भाजी, रात को रोटी व लुचि अथवा साबूदाना, वार्ली आदि सेवन करना चाहिए। गर्म पानी से स्नान करना, व गर्म पानी पीना चाहिए। इस तरह के रोगों में घी सेंधा नमक से पके हुए व्यञ्जन हितकारक होते हैं। कलेवा के लिए लुचि मोहनभोग, गजक मिठाई, विहिदाना,पिस्ता, वादाम, किसमिस, खुदानी, व ईख, आदि सेवन करना चाहिए।

नये चावल, उड़द की दाल, लाल मिर्च, विलयती पेठा, कद्दू गुड़ दही, अधिक दूध, मछली, कफ पित्त को बढ़ाने वा विकृत करने वाले आहार विहार रात को जागना, दिन में सोना, मद्य पीना, अधिक वायु सेवन करना, व उपवास आदि करना अपथ्य हैं।

शीत पित्त आदि रोगों में पथ्य व अपथ्य – पुराने चावल मूँग व कुलथी का यूष, जंगली मृग पक्षियों का मांस, कंकोड़ा, करेला सहजने की फली, मूली पुई का शाक, व बेंत की कोंपल, तथा अनार, शहद, सरसों का तेल, व गर्म पानी पीना, शीत पित्त आदि रोगों में हितकर है।

छाना व मावा आदि दूध की चीजें, मछली, मांस, दिन में सोना स्नान करना, धूप सेकना, आदि अपकारक होते हैं।

पथ्य व अपथ्य के विषय में संक्षेप से ऊपर कह दिया है, सर्वसाधारण के लिये ठीक-ठीक निश्चय कर पथ्यापथ्य का निर्णय कर बता रखना, बहुत कठिन बात है। क्योंकि – देश भेद से ऋतु भेद से रुचि भेद से अभ्यास भेद से व रोग की विविध अवस्था के भेद से रुचि भेद से अभ्यास भेद से व रोग की विविध अवस्था के भेद से कौन सा आहार विहार शरीर के अनुकूल और कौन से आहार विहार विरुद्ध पड़ते हैं। यह नहीं कहा जा सकता। इसलिये इन सब बातों का सामंजस्य रखकर यह बिल्कुल पथ्य वा अपथ्य है, इस प्रकार कहना-मुनष्य के लिए असम्भव है। अत एव हम पथ्यापथ्य प्रकरण का यह उपसंहार करते हैं – हमने पथ्यापथ्य के विषय में तुम्हें जो कुछ उपदेश

किया है, इसको एकमात्र उपयोग वा अनुपयोगी न समझना, बल्कि इस उपदेश को एक दिग्दर्शनमात्र समझ कर अपने बुद्धिबल से विचार कर देशकाल पात्र के प्रति दृष्टि रखकर उस समय के उपयोगी पथ्यापथ्य का निर्वाचन करना चाहिए। बुद्धिमान् चिकित्सकगण देशकाल आदि का विचार करके हा सर्वत्र पथ्य आदि सब बातों का निरूपण करते हैं। आयुर्वेद शास्त्र में बार-2 उपदेश किया गया है कि - देशकाल के अनुपयोग होने पर उन गण में कही हुई औषधि आदि विषय को छोड़ देना चाहिए। और उपयोगी होने पर अनुक्त विषय भी ग्रहण करना चाहिये इत्यादि।

परिभाषा प्रकरण।

प्रश्न-औषधि आदि के उपदेश में आपने उद्भिद आदि बहुत प्रकार के द्रव्यों का उल्लेख किया है, पर उनका कौन सा अंश वा किस प्रकार का द्रव्य लेना चाहिए, इसका कुछ विशेष खुलासा नहीं किया है। इसलिए जिज्ञासा करता हूँ-कि जहाँ पर द्रव्य ग्रहण के लिए विशेष कुछ नहीं कहा है वहाँ पर उनका कौन सा अंश वा किस प्रकार का द्रव्य लेना चाहिए?

उत्तर-प्रत्येक स्थल पर सबकी सब बातें लिखने से व्यर्थ ही ग्रन्थ बड़ा हो जावे, इसलिए शास्त्र में परिभाषा आदि प्रकरण पृथक् रहता है। हमनें भी चिकित्सा के उपयोगी परिभाषा आदि का पृथक् उपदेश देने की इच्छा से जगह-जगह पर सब बातें नहीं कहीं हैं। अब परिभाषादि प्रकरण कहता हूँ, सुनो -

द्रव्यग्रहण विधि-औषधि द्रव्य का कौन अङ्ग लेना चाहिए, जहाँ पर इसका कोई विशेष उल्लेख न हो, वहाँ पर खैर आदि वृक्षों का सार नीम आदि की छाल, हरड़ आदि फल प्रधान वृक्षों के फल और पटोल व तालीश आदि के पत्ते लेना चाहिए। जिन वृक्षों की जड़ बड़ी मोटी और काष्ठगर्भ हो, उनकी जड़ लेना हो तो काष्ठभाग छोड़कर जड़की छाल लेंनी चाहिए पर छोटी जड़ हो तो सबकी सब लेना चाहिए। अनुक्त जगह पर द्रव्यग्रहण की यह विधि है।

सामान्य उक्ति से द्रव्य ग्रहण की विधि- जहाँ पर कोई विशेष उल्लेख न किया हो, वहाँ पर पात्र से मिट्टी का बर्तन, कमल शब्द से नीलोफर, चन्दन शब्द से लाल चन्दन, (परन्तु चूर्ण, अवलेह, आसव, व स्नेह में सफेद

चन्दन और कषाय व लेप में लाल चन्दन लेना चाहिए) सरसों से सफेद सरसो, तेल शब्द से तिला का तेल, नमक से सेंधा नमक, मूत्र से गोमूत्र, लेना चाहिए। दूध व घी से गाय का लेना चाहिए। चतुष्पद पशुओं में से स्त्री जाति लेनी चाहिए। परन्तु बकरों में नपुंसक (खस्सी) बकरा लेना चाहिए। पक्षियों में पुरुष जाति श्रेष्ठ जानना शृगाल और मोर की पुरुष जाति श्रेष्ठ होती है, क्योंकि शृगाली व मयूरी स्वभावत: वीर्यहीन होती है। नपुंसक बकरा न मिलने पर तथा उपेक्षा करने का समय भी न हो तो वृद्ध वैद्यगण वन्ध्या बकरी को ग्रहण करने का उपदेश करते हैं। घी तेल के पकाने को वय:प्राप्त जंगली पशुओं का चमड़ा रोम, व नख आदि निकाल कर टुकड़े-2 करके हड्डी के सहित मांस लेना चाहिए।

अनुक्त स्थल पर द्रव्य ग्रहण की विधि-समय का विशेष उल्लेख न होने पर प्रात:काल उद्भिद (वनस्पति) का कौन सा अङ्ग लेना चाहिए लिखा न होने से उसकी जड़ द्रव्यों के भोग लेने का कुछ उल्लेख न होने पर समान-2 भाग लेना चाहिए, द्रव पदार्थ का विशेष उल्लेख न होने पर जल लेना चाहिए।

अभाव में द्रव्य ग्रहण की विधि-कोई औषधि बनाना हो और उस प्रयोग में की कोई औषधि न मिलती हो, तो उस गुण वाला दूसरा द्रव्य लेना चाहिए, जैसे शहद, न मिलने पर पुराना गुड़ पुराना गुड़ न मिलने पर नया गुड़ चार पहर तक धूप में सुखा कर लेना चाहिए। दूध के अभाव में मूँग व मसूर का यूष, चीनी के अभाव में खाँड, मुनक्का के अभाव में खम्भारी के फल, अनार के अभाव में वृक्षामल, (स्पाक दाना) सौराष्ट्र मृत्तिका के अभाव में कपर्पटी (कीचड़ सूखने पर जो पपड़ी सा बँध जाती है) लोहे के अभाव में मण्डूर, सफेद सरसों के अभाव में साधारण सरसों चव्य व गजपिप्पली के अभाव में पीपला मूल, पृष्ठापर्णी के अभाव में शालपर्णी केशर के अभाव में हल्दी, मोती के अभाव में सीप का चूर्ण, हीरे के अभाव में चूनि (वा कौड़ी भस्म) धनिये के अभाव में सीप का चूर्ण, हीरे के अभाव में चूनि (वा कौड़ी भस्म) धनिये के अभाव में सौंफ, सोना व चाँदी के अभाव में लोहा, पुष्करमूल के अभाव में कूठ, सेंधा नामक के अभाव में समुद्र नमक, व विट्‌ नमक, फूलों के अभाव में कच्चा फल, भिलावा-असह्य होने पर लालचन्दन, रायसन

के अभाव में वांदा, जीरे के अभाव में धनिया, कपूर के अभाव में सुगन्धित नागरमोथा, रसौतं के अभाव में दारु हल्दी का क्वाथ, मेदा के अभाव में असगन्ध, महामेदा के अभाव में अनन्तमूल, जीवक के अभाव में गिलोय, ऋषभक के अभाव में विदारिकन्द, (कोई-2 वंशलोचन) ऋद्धिके वाले खरेटी, वृद्धि के अभाव में गंगेरन, काकोली, व क्षीर काकोली के अभाव में शतावर, गेहेडे की छाल के अभाव में नीम की छाल कस्तूरी के अभाव में खहासी, सब मांसों के अभाव में कबूतर का मांस, मांसयूष के अभाव में मूँग का यूष, सब तरह के दूध के अभाव में बड़े बछड़े वाली गाय का दूध, लिया जा सकता है। किसी औषधि को बनाने के लिये, जिन सब द्रव्यों की आवश्यकता होती है, उनमें से किसी द्रव्य के न मिलने पर उसी प्रकार उसके समान गुणवाली पूर्ववर्त्तीव परवर्त्ती जैसे शहद के अभाव में पुराना गुड़, पुराने गुड़ के अभात्र में शहद, दूध के अभाव में मूँग के यूष के अभाव में दूध। किसी भी द्रव्य का प्रयोग करने से कुछ भी दोष नहीं होता।

औषधि में नया द्रव्य सुखाकर लेना चाहिए, गीला लेना हो तो दूना लेना चाहिये। परन्तु अड़ूसा नीम, पटेलपत्र, केड़वा, खरेटी, पेठा, शतावर, पुनर्नवा, कूडत्रा, असगन्ध, शालपर्णी, गिलोय, मांस, गंगेरन, पियावाँसा, गुग्गल, हींग, अद्रक व ईख से उत्पन्न गुड़ आदि ये सब चीजें गीली ही लेना चाहिए, तथा इनका दुगना नहीं लिया जाता गुड़, घी, शहद, धनिया, पीपल, व वायविडंग के अतिरिक्त और-2 सब चीजें सब कार्यों में नई ही लेना चाहिए। घी, तेल, या और किसी औषधि के प्रयोग में किसी एक द्रव्यका-2 ।3 बार उल्लेख हो तो उस द्रव्य का जितनी बार उल्लेख हो, उसको उतने ही भाग अधिक लेना चाहिये।

पकाया हुआ घी, व पकाये हुये गुड़ आदि एक साल के बाद गुण हीन हो जाते हैं परन्तु पक्व व अपक्व तेल एक वर्ष के अनन्तर विशेष गुणदायक होता है। तेल शब्द से यहाँ पर तिल का तेल समझना चाहिये। पक्व सरसों का तेल व इससे बनाये हुए दशमूल आदि तेल एक वर्ष के बाद गुणरहित हो जाते हैं। आसव, धातु, द्रव्य, व पारद निर्मित औषधियाँ पुराना होने पर गुणोत्कृष्ट होते हैं। चूर्णित औषधियाँ दो मास के बाद और वटिका, अवलेह, व लघुपाक, औषधियाँ एक वर्ष तक पूर्णवीर्य रहती हैं।

क्वाथ आदि को दुबारा पकाकर काढ़ने से जो गाढ़ी चीज रह जाती है, उसको अवलेह लेह व प्राश कहते हैं। चीनी डालकर अवलेह, पकाना हो तो चूर्ण से चौगुनी चीनी, गुड, मिलाकर बनाना हो, तो चूर्ण से दुगना गुड़ और किसी द्रव (पतली) चीज के साथ बनाना हो, तो चौगुना द्रव पदार्थ डालकर बनाना चाहिए। अवलेह के अच्छी तरह सिद्धपाक होने पर उसमें से तन्तु (तार) उठते हैं, पानी में डालने से स्थिर हो जाता है। अर्थात् फैलता नहीं। दबाने से मोहर के समान चिन्ह होते हैं और सुपक्व अवलेह में उपयुक्त गन्ध, वर्ण व रस की उत्पत्ति होती है। चूर्ण द्रव्य का पाक करना उचित नहीं होता। क्योंकि - पकाने से चूर्णद्रव्य निवीर्य हो जाते हैं। परन्तु यदि चूर्ण अधिक हो, तो मोदक आदि द्रव्यों के आसन्न पाक के समय अर्थात् पाकशेष होने के कुछ पहिले प्रक्षेप देना चाहिये। क्योंकि-ऐसा न करने से वह सबका सब चूर्ण उस औषधि के साथ अच्छी तरह नहीं मिल सकेगा। चूर्ण पदार्थ यदि कम हो, तो पाक समाप्त होने पर मोदक आदि के साथ मिलाना चाहिये।

भावना विधि-जितने परिमाण द्रव पदार्थ में चूर्ण सिक्त हो जाय चूर्ण को भावना देने के समय द्रव पदार्थ उतने ही परिमाण में डालना चाहिये। किसी क्वाथ की भावना देनी हो तो क्वाथ्य द्रव्य (जिस द्रव्य का क्वाथ करना हो) भाव्य द्रव्य के (जिस द्रव्य को भावना देनी हो) समान परिमाण में लेकर आठ गुना पानी में पकाकर और अष्टमांश बाकी रहने पर उतार छान कर उस क्वाथ द्वारा भावना देनी चाहिए। चूर्ण द्रव्य का जल वा क्वाथ आदि द्रव पदार्थ से भिगोकर प्रतिदिन धूप में सुखाना और रात को शिशिर (ओस) में रखने को भावना कहते हैं। विशेष विधान न होने पर सात दिन तक इस प्रकार से भावना देना चाहिये।

मात्रा-औषधि की मात्रा के विषय में कोई विशेष निश्चित नियम नहीं है, वात आदि दोषों के प्रकोप से रोगी का अग्नि बल, आयु, व कोष्ट, रोग की अवस्था, और औषधि द्रव्यों का वीर्य आदि इन सब बातों को विचार कर उपयुक्त मात्रा का निश्चय करना चाहिये। हमने पहिले जिन-2 औषधियों की जो-2 मात्रा निश्चित की है, वह केवल साधारण संकेत मात्र जानना। जहाँ पर उचित समझो तुम उसमें न्यूनाधिक कर सकते हो।

पीने के क्वाथ (पाचन) बनाने की विधि-किसी भी क्वाथ में जितनी

औषधियों का उल्लेख हो उन सब द्रव्यों का मिलित परिमाण दो तोला लेना चाहिए। विशेष उल्लेख न होने पर किसी क्वाथ में भी दो तोला से कम व अधिक द्रव्य न लेना चाहिए। उदाहरण के लिये मान लो जैसे यदि एक ही चीज का उल्लेख हो तो वह एक ही चीज–2 तोला लेना चाहिए। यदि दो द्रव्यों का उल्लेख हो तो प्रत्येक एक एक तोला लेना चाहिए। 3 द्रव्यों का उल्लेख हो तो प्रत्येक द्रव्य 8 । 8 माशा लेना चाहिये। चार द्रव्यों का उल्लेख हो तो प्रत्येक आधा तोला वजन में, पाँच का उल्लेख हो तो प्रत्येक 5 माशा मात्रा में, इत्यादि परिमाण से मिलित–2 तोला लेना चाहिए। और इस दो तोला द्रव्य को मोटा जौ कूट कूट के सोलह गुना पानी अर्थात् 32 तोला –(अन्दाजन आधा सेर) में पका कर चतुर्थांश अर्थात् 8 तोला (आधा पाव) शेष रहने पर उतार छान कर व्यवहार करना चाहिए। साधारणतः यह ही क्वाथ व पाचन बनाने की विधि है। ज्वर चिकित्सा में इसका उल्लेख हो चुकने पर भी प्रसङ्ग क्रम से परिभाषा प्रकरण में यहाँ पर पुनर्वार कहा गया है। सबके सब पाचनों में शहद प्रक्षेप डाल कर सेवन कराने चाहिए।

पुटपाक विधि–औषधि द्रव्य को कूट कर जामुन या वट आदि के पत्तों में लपेट कर और रस्सी से अच्छी तरह बाँधना चाहिये। तदनन्तर उसके चारों ओर एक वा दो अंगुल मोटा कीचड़ का लेप कर और उसको धूप में अच्छी तरह से सुखा कर उपलों की अंगारे के रंग का होने पर ही पुटपाक सिद्ध हो गया है, जानना चाहिये।

कज्जली ग्रहण करने की विधि–किसी औषधि में जहाँ पर समान भाग पारा और गन्धक के लेने की व्यवस्था हो वहाँ पर दो भाग कज्जली लेना चाहिये। और जिस औषधि में पारे की अपेक्षा गन्धक का भाग अधिक कहा हो वहाँ पर पहिले के समान कज्जली लेकर शेष गन्धक पीछे से मिलाने से काम चल सकता है। मान लो जैसे–किसी औषधि में 1 भाग पारा और–2 भाग गन्धक लेने का विधान है, वहाँ पर–2 भाग कज्जली और 1 भाग गन्धक लेने से काम चल सकता है। और पारे का भाग गन्धक ही अपेक्षा अधिक होने पर वहाँ पर उतना ही भाग पारा व गन्धक लेकर ही कज्जली बना कर व्यवहार करना चाहियें। जिस औषधि में केवल मात्र पारे का ही उल्लेख हो, गन्धक का उल्लेख न हो, वहाँ पर पारद के स्थान में ''रससिन्दूर'' लेना चाहिए।

★ पारिभाषिक शब्द ★

त्रिफला–समान भाग हरड़, बहेड़ा, व आमला मिला कर त्रिफला होता है। इसी को फलत्रिक भी कहते हैं।

त्रिकटु–सोंठ, मिर्च, पीपल, तीन कटु (चरपरी) चीजों को समान भाग लेने से त्रिकटु कहा जाता है।

त्रिजात वा त्रिसुगन्धि–समान भाग दाल चीनी, इलायची, व तेजपात, मिलित इन तीन पदार्थों को त्रिजात व त्रिसुगन्धि कहते हैं। इनके साथ नागकेशर मिलाने से चतुर्जात कहा जाता है।

त्रिमद–चीता, नागरमोथा, व वायविडंग, इन तीनों को त्रिमद कहते हैं।

चातुर्भद्रक–सोंठ, अतीस, नागरमोथा, व गिलोय, इन चार को चातुर्भद्रक कहते हैं।

पञ्चलवण–सेंधानमक, विट्नमक, (काला) सौंचल, साभरनमक, खारानमक, इनको पञ्चलवण कहते हैं।

पञ्चपित्त–(सूअर) बकरा, भैंस, मछली व मोर इनके पित्त को पञ्चपित्त कहते हैं।

क्षाराष्टक–ढाक, थूअर, चिरचिटा, इमली आक, तिल व जौ, इन सात द्रव्यों की क्षार तथा सज्जीखार इन आठ को क्षाराष्टक कहते हैं।

★ स्नेह (तैलघृत) पाक की साधारण विधि ★

तिल के तेल की मूर्छा विधि–मजबूत लोहे की कढ़ाई वा मिट्टी की नाँद में धीमी-2 आँच पर तेल पकाना चाहिए। जब यह तेल फेन रहित हो

जाय, तब चूल्हे से उतार कर थोड़ा सा शीतल होने पर हल्दी का चूर्ण पानी में घोल कर, क्रमशः थोड़ा-थोड़ा करके उसको तेल में डालना चाहिए। इसके बाद लोध, नागरमोथा, मुरामांसी, आवंला, वहेड़ा, हरड़, केवड़े की जटा, व नेत्रवाला, इन सब चीजों को सिलवट्टे से पीस कर, पानी मिला कर, तेल में डालना चाहिए (इन सब चीजों के साथ बहुत से बड़की जटा भी डालते हैं) तदनन्तर इस तेल को चौगुना पानी डाल कर पकाना चाहिए और कुछ थोड़ा सा पानी बाकी रहने पर उतार कर 7 दिन तक इसी तरह से रहने देना चाहिए। इन हल्दी व मंजीठ आदि द्रव्यों को मूर्च्छाद्रव्य कहते हैं। मूर्च्छा क्रिया से तेल की दुर्गन्ध दूर होकर तेल सुगन्धित व लालरङ्गका हो जाता है। तेल के साथ क्वाथ आदि पकाने के समय यह मूर्च्छन द्रव्य सब छान कर डाल देना चाहिए। इस मूर्छाद्रव्य का परिमाण - तेल के षोडशांश (सोलहवाँ भाग) मंजीठ और अन्य चीजें मंजीठ के चतुर्थांश अर्थात् यदि तेल 16 सेर हो तो मंजीठ 1 सेर और अन्यान्य चीजें 1 पाव लेना चाहिए।

सरसों के तेल मूर्छा विधि-पूर्वोक्त विधि से सरस. के तेल को भी मूर्छित करना चाहिए अर्थात् तेल के निष्फने होने पर उतार कर पहले उसमें हल्दी, उसके बाद मंजीठ डाल कर उसके बाद आमला, नागरमोथा, बेल की छाल, अनार की छाल, नागकेशर, कालाजीरा, नेत्रवाला, मुरामांसी, व बहेड़ा, इन सब मूर्छन द्रव्यों को पहिले के समान डालना चाहिए। चार सेर तेल में मंजीठ 1 पाव और सब चीजें-2 तोला मात्रा में डाल कर 16 सेर पानी डाल कर पकाना चाहिए। जब कुछ जल बाकी रह जाय तब उतार कर सात दिन तक वैसे ही रखा रहने देना सातवें दिन मूर्छा द्रव्य को छान कर फिर क्वाथ आदि के साथ पकाना चाहिए।

एरण्ड तैल की मूर्छा विधि-मूर्छा द्रव्य जैसे-मंजीठ, नागरमोथा, धनिया, त्रिफला, जयत के पत्ते, नेत्रवाला, वनखजूर, वड़ की, झूरी, हल्दी, दारुहल्दी, मुरामांसी, केवड़े की झूरी, दही, व काँजी, प्रत्येक 4 तोला तेल 4 सेर मंजीठ आदि द्वारा पहिले के समान मूर्छित करना चाहिए।

घृत मूर्छा विधि-पहिले के समान धीमी-2 आँच में घी को पकाना जब वह फेनरहित हो जाय, तब पहिले हल्दी, उसके बाद खट्टे निम्बू का रस उसके बाद हरड़, आवंला, बहेड़ा व नागरमोथा, इन सब चीजों को पहिले कहे

अनुसार घी में डालना चाहिए। चार सेर घी का मूर्छन करना हो, तो प्रत्येक मूर्छा द्रव्य 8 तोला परिमाण में और जल 16 सेर डालना चाहिए।

वातनाशक तेलों की विशेष मूर्छा विधि--तेल मूर्च्छा साधारण नियम जो ऊपर कहा गया है, पहिले उसी तरह से मूर्छा देकर तदनन्तर आम, जामुन, कैथवेल, निम्बू व वेल (इन सबके पत्तों की कोंपल) जिस तेल को पकाना हो उसका आठवाँ भाग चौगने पानी में काढ़ा बना कर चौथाई बाकी रहने पर उतार छान कर उस पत्तों के क्वाथ के साथ इस मूर्च्छित तेल को पुनर्वार शोधन करना चाहिए।

घी, तेल आदि स्नेह पाक में मूर्छा करने की वात कही हुई हो वा न हो पहिले ऊपर कहे हुए नियम से घी, तेल आदि को मूर्छित करके तदनन्तर उसको क्वाथ आदि के साथ पकाना चाहिए।

तेल घृत आदि स्नेह पकाने के लिये जहाँ पर केवल क्वाथ का ही उल्लेख हो क्वाथ्य द्रव्य कितना लेना और कितने जल के साथ क्वाथ करना, कितना जल वाकी रहने पर उतारना, इन सब बातों का कोई विशेष उल्लेख न किया हो वहाँ पर जानना चाहिए, कि स्नेह का जितना परिमाण है, क्वाथ्य द्रव्य उससे दूना लेना चाहिए, और आठ गुना पानी(क्वाथ्य के आठ गुण जल) में उस क्वाथ्य द्रव्य को पका कर चौथाई जल बाकी रहने पर उसको उतार देना चाहिए। जैसे यदि कहा हुआ हो, कि गिलोय के क्वाथ्य में 4 सेर तेल पकाना, तो यहाँ पर 8 सेर गिलोय लेकर उसको 64 सेर पानी में पका कर 16 सेर बाकी रहने पर उतार छानकर लेना, क्वाथ्य द्रव्य एक हो, तो उस एक को ही स्नेह से दूना लेना, और एक से अधिक द्रव्यों को मिला कर क्वाथ्य करना हो, तो भी उन सब द्रव्यों को समान भाग स्नेह के द्विगुण लेना चाहिए।

स्नेह पकाने में यदि कल्क, द्रव्य का परिमण कहा न हो, तो वह कल्क द्रव्य एक हो वा एक से अधिक हो उसको स्नेह से चौथाई लेना चाहिए, अर्थात् 4 सेर स्नेह पकाना हो तो कल्क द्रव्य 1 सेर लेना चाहिए। कल्क द्रव्य के अच्छी तरह से पाक होने के लिये उसी में 4 गुना (कल्क से चौगुना) जल मिला कर पकाना चाहिये। सुगन्धि द्रव्यों का परिमाण कल्क के चतुर्थांश अर्थात् स्नेह से सोलहवाँ भाग (चार सेर तेल में 1 पाव) लेना चाहिए।

जहाँ पर केवल क्वाथ से स्नेह पकाने का विधान हो, किसी कल्क का उल्लेख न हो, वहाँ पर जानना चाहिए कि उस क्वाथ्य द्रव्य के कल्क के साथ स्नेह पाक करना चाहिए। कल्क के अतिरिक्त भी केवल स्वरस आदि से भी पकाया जाता है।

स्नेह पकाने में यदि जल व क्वाथ आदि किसी द्रव पदार्थ का उल्लेख न हो, केवल एकमात्र दूध का ही उल्लेख हो, अर्थात् केवल दूध डाल कर ही स्नेह पाक करना लिखा हो, तो स्नेह से चौगुना अधिक दूध लेना चाहिए। परन्तु यदि अन्यान्य द्रव पदार्थ का भी उल्लेख हो तो स्नेह के समान भाग दूध लेना चाहिये। दूध, दही, व स्वरस के साथ स्नेहपाक करना हो और वहाँ पर यदि जल का उल्लेख न भी हो तो भी स्नेह के वीर्याधान के लिए इस दूध आदि के साथ चौगुना जल मिला कर स्नेह पाक करना चाहिए। क्योंकि केवल दूध आदि के साथ स्नेह पाक करने से उसके स्वभावतः गाढा होने के कारण कल्क द्रव्य का रस अच्छी तरह न निकल सकेगा अत एव स्नेह पाक भी गुणोत्कृष्ट न हो सकेगा। इसलिये जहाँ पर न कहा गया हो, वहाँ पर भी चौगुना पानी डाल कर स्नेह पाक करना चाहिए।

जहाँ पर चार से अधिक द्रव पदार्थ (क्वाथ क्वरस जल आदि) से स्नेह पाक करना हो, वहाँ पर प्रत्येक द्रवपदार्थ स्नेह के समान लेना चाहिये। परन्तु एक से 4 तक द्रवपदार्थ के साथ स्नेह पाक करना हो, तो द्रवपदार्थ स्नेह से चौगुने लेने चाहिए।

कितना स्नेह पाक करना है, इसका विशेष उल्लेख न होने पर 4 सेर स्नेह पकाना चाहिए, और किस द्रव पदार्थ के साथ स्नेह पाक करना है, यह भी कहा न होने से समझना चाहिये कि सर्वत्र ही चौगुना जल डाल कर स्नेह पाक करना चाहिये।

तैल आदि की मूर्छा करके 7 दिन के बाद छान कर वह द्रव्य फेंक देने चाहिये। तदनन्तर उस मूर्छित तेल को क्रमशः क्वाथ आदि के साथ पकाना चाहिए। सबसे पीछे व्रीहि व मांस के क्वाथ के साथ स्नेह पाक करना चाहिए। एक एक दिन में ही यह पाक शेष करने चाहिये। तदनन्तर दूध के साथ दो दिन स्वरस क्वाथ के साथ तीन दिन काँजी व तक्र के साथ पाँच दिन और मूत्र आदि के साथ 1 दिन पकाने का नियम है। इसके अनन्तर कल्क पाक,

इसको सात दिन के अनन्तर करना चाहिए। अर्थात् कल्क पाक के सात दिन बाद उसको छान कर फेंक देना चाहिये। सबसे पीछे गन्धकपाक, (सुगन्धित चीज डाल कर पकाना) गन्धद्रव्य के साथ पाँच दिन में पाक शेष करना चाहिये। अर्थात् पाँच दिन के बाद गन्धद्रव्य छान कर फेंक देना।

गन्धद्रव्य–जैसे शिलाजीत, केशर, नखी, सफेदचन्दन, कपूर, इलायची व लौंग। साधारण तेल आदि पकाने में साधारणतः ये ही द्रव्य प्रयोग किये जाते हैं, परन्तु विष्णुतैल आदि वात व्याधि में कहे हुये विशेष-2 तैलों में इलायची, चन्दन, केशर, अगर, मुरामांसी, कंकोल, जटामांसी, कचूर, सरलकाष्ट, तेजपात, ग्रन्थिपर्ण, (गठिवन) शिलारस, खश, कस्तूरी, खट्टाशी, शिलाजीत, नागरमोथा, मेथी व लौंग आदि सुगन्धि द्रव्य प्रयोग किये जाते हैं।

स्नेह पाक परिज्ञान–कल्क के साथ पकाने के समय जब देखे कल्क द्रव्य को अंगुली से वट देने से वह बत्ती तरह हो जाय और आग पर डालने से उससे कोई शब्द न हो उस समय जानना चाहिये स्नेह पाक हो गया है। स्नेह पाक तीन प्रकार से किया जाता है मृदु-मध्य व खर पाक कल्क द्रव्य ईषत् सरस रहते पाक शेष करने की मृदु और नीरस और कोमल रहते-2 पाक शेष करने को मध्य और अत्यन्त कठिन होने पर पाक शेष करने को खरपाक जानना चाहिए। नस्यके लिये मृदुपाक, मालिश (अभ्यङ्ग) के लिए खरपाक, और अन्यान्य सब कार्यों के लिये मध्यपाक श्रेष्ठ होता है।

घृत, तैल व गुड़, आदि का पाक एक दिन में ही शेष न करना चाहिये। क्योंकि पर्युषित (वासी) होने से वे अधिक गुणदायक होते हैं।

धातुओं की शोधन व जारण विधि।

स्वर्ण आदि धातु व माक्षिक (सोनामक्खी) आदि उपधातु शोधन व जारण किये बिना किसी भी औषधि में प्रयोग नहीं किये जा सकते। पारद, गन्धक, आदि रस व उपरस और विष उपविष व माणिक्य आदि रत्न भी शोधन आदि के विना व्यवहार नहीं हो सकते। इसलिए यहाँ पर इनके शोधन आदि को कहता हूँ, सुनो–

सम्पूर्ण धातुओं को ही जारण करने के पहिले शोधन कर लेना चाहिये।

इसलिये सबसे पहिले सोने की शोधनविधि कहते हैं, इस स्वर्णशोधन के नियमानुसार चाँदी आदि धातु और माक्षिक आदि उपधातुओं को शोधन करना चाहिए।

स्वर्ण शोधन विधि—सोने के बहुत पतले पत्रों को कोयलों की आँच में गर्म करके लाल हो जाने पर उसको गर्मागर्म यथाक्रम से तिल का तेल, तक्र, काँजी, गोमूत्र, व कुलथी के क्वाथ में 7।7 वार निषिक्त (बुझाव) करना चाहिये, अर्थात् एक-2 बार गर्म करके तेल में सातवार मट्ठे में सातवार और इसी तरह प्रत्येक चीज में सात-2 वार बुझावा देना चाहिये। इस प्रकार करने से सोना शुद्ध होता है। सब उपधातुओं को भी इसी प्रकार शुद्ध करना चाहिये।

स्वर्ण जारण (भस्म) करने की विधि-शोधे हुए सोने के पत्तों को कैंची से बारीक-बारीक करके काट लेना चाहिए। इसके बाद उसको समान भाग पारे के साथ मदर्न कर एक गोला सा बना लेना। तदनन्तर इस गोले को एक मिट्टी के सकोरे में रखकर उस गोले के ऊपर नीचे उसके बराबर तोल की गन्धक बिछाकर और दूसरे सकोरे से ढाँक कर उसको कपड़मिट्टी से अच्छी तरह सम्पुट बन्द कर 30 उपलों की आँच में पुट देना (पकाना) चाहिए। शीतल होने पर वहाँ से निकाल कर पुनर्वार पहिले की तरह पारे के साथ मर्दन कर व गन्धक से आच्छादित कर पुट देना चाहिए। इसी प्रकार 14 बार पुट देने से सोना भस्म हो जाता है। यह भस्म काले रङ्ग की होगी।

रौप्य (चाँदी) के भस्म करने की विधि-सोने के समान शोधी हुई चाँदी के पत्र कैंची से बारीक-बारीक काट कर उसको पारे के साथ मर्दन कर गोला बनाना। तदनन्तर चाँदी के बराबर हरताल व गंधक एकत्र कर खट्टे निम्बू के रख में मर्दन कर उससे उस चाँदी के गोले को लीप कर सोने की भसम करने की विधि से पुट देने चाहिए। इस प्रकार दो तीन पुटों में ही चाँदी की भस्म हो जाती है।

ताम्र भस्म करने की विधि-शुद्ध किये हुए ताँबे के पत्र बारीक बारीक काट कर थोड़ा सा कजली खट्टे निम्बू के के रस में घोट कर उससे इन तामें के पत्तों को लीप देना। इसके बाद सोना मारने के विधान के अनुसार तीन वार पुट देना चाहिए। कजली के अमाव में निम्बू के रस में सिंगरिफ घोट कर उससे ताम्र पत्तों को लीप कर पुट देने से भी तामे की भस्म हो जाता है।

जारित ताम्र की अमृतिकरण विधि–ताम्र भस्म का अमृतिकरण करना बहुत आवश्यक होता है, ऐसा करने से कभी भी ताम्र भस्म सेवन करने से वमन, भ्रम व विरेचन, (दस्त) न होगा और वह सर्वरोगनाशक हो जायेगी। अमृति-करण का नियम यह है ऊपर कहे अनुसार भस्म किये हुए ताँबे को किसी एक अम्ल रस से मर्दन कर गोला बनावें और उस गोले को एक जिमीकन्द के बीच में रख कर उसको बाहर से मिट्टी से लीप देना। लेपे के सूख जाने पर उसको उपलों की आँच में पुटपाक करना।

वङ्ग भस्म करने की विधि–लोहे की कढाई में आवश्यकता के अनुसार वङ्ग रख कर उसको आँच में रख कर पिघलाना चाहिए। तदनन्तर राँग के समान भाग हल्दी, जीरा, इमली की छाल, व पीपल की छाल का चूर्ण क्रमश थोड़ा-थोड़ा करके उसमें डालना और धीरे-2 करछे से चलाते रहना चाहिए। इस प्रकार वङ्ग के भस्म (पिट्ठी सा) होने पर उसको पानी से धोकर अङ्गाररहित (साफ) कर देना चाहिए। यह ही वङ्ग की शोधन और जारण विधि है। इस भस्म को ग्वारपट्ठे के गूदे में मर्दन कर 1-2 फुट देने से और भी उत्कृष्ट भस्म होती है।

जस्त भस्म करने की विधि–इसके शोधन और मारने की विधि सङ्ग के समान है।

सीसा भस्म करने की विधि–लोहे की कढ़ाई में सीसा व जवाखार मिलाकर पकाना चाहिए। जब तक सीसा भस्म न हो जाय, तब तक जवाखार डालते रहना चाहिए। और जब तक वह लाल रङ्ग का न हो जाय, तब तक धीमी आँच में पकाना चाहिए। पक जाने पर भस्म को पानी से धोकर पुनर्वार मृदु अग्नि में सुखा कर ग्रहण करना। इस विधि से सीसे की भस्म पीली होगी।

लोहे की निषेक क्रिया (विशेष शुद्धि)–पूर्वोक्त विधि से शुद्ध करने के अनन्तर लोहे की निषेध क्रिया करना चाहिए आजकल रसपात का बहुत बारीक चूरा बाजार में मोल मिल जाता है, उसका शोधन, निषेक, व जारण करने से उत्तम लोहभस्म तैयार हो जाती है। शुद्ध लोहे का चूर्ण कोयलों की आँच में वारम्बार थोड़ा-थोड़ा गर्म कर दूध, काँजी, गोमूत्र, व त्रिफले के काढ़े में प्रत्येक में 3-3 बार बुझाना चाहिए निषेक के लिए त्रिफला का क्वाथ करने

की यह विधि है-लोहे से अठगुना त्रिफला, और त्रिफला से चौगुना जल, लेकर पकाना, आधा बाकी रहने पर उतार कर छान लेना। दूध, काँजी व गोमूत्र लोहे से दुगनी मात्रा में लेना चाहिए।

लोहे के भस्म करने की विधि-शुद्ध, लोहे का चूर्ण गोमूत्र में मर्दन कर उपलों की आँच में 100 बार गजपुट में फूँकना, अर्थात् एक-2 बार गोमूत्र में अच्छी तरह से घोटना और और पुट देना। इस क्रम से 100 बार करना चारों तरफ से गोल 30 अङ्गुल लम्बा चौड़ा व गहरा एक गड्ढा बनाकर उसमें नीचे ऊपर अन्ने उपले भर कर और बीच में संपुट रख कर पुट देना चाहिए। रसायन के लिए एक सौ से एक हजार बार तक वाजीकरण के लिए एक हजार से अधिक पुट देना चाहिए। लोहे को जितने अधिक पुट दोगे, इसकी शक्ति भी उतनी ही अधिक बढ़ेगी। इस लिए इसको जितना हो सके उतना ही अधिक पुट देना अच्छा है।

मण्डूर भस्म करने की विधि-धौंकनी से कोयलों की आँच को अच्छी तरह जला कर उस अग्नि में मण्डूर को क्रमशः गर्म करना चाहिए और गोमूत्र में डाल कर बुझाना चाहिए। इसके बाद उस मण्डूर का चूर्ण कर पुट देना चाहिए।

उपधातुओं की शोधन व जारण विधि।

स्वर्णमाक्षिक (सोनामक्खी) का शोधन-तीन भाग सोनामक्खी व एक भाग सैंधा नमक खट्टे निम्बू के रस में मर्दन कर लोहे के बर्तन में रख कर पकाना। पकाने के समय धीरे-2 चलाना चाहिए। लोहे का बर्तन जब लाल हो जाय, तब जानना चाहिए कि सोना मक्खी शुद्ध हो गई है।

कांसी व पीतल के शोधन व जारण की विधि-इनका शोधन व जारण ताँबे के समान करना चाहिए।

नीले थोथे के शोधन की विधि-खट्टे निम्बू के रस में मर्दन कर लघुपुट से पकाकर तीन तदन तक दही के तोड़ की भावना देने से नीला थोथा शुद्ध हो जाता है।

शिलाजीत के शोधन की विधि-शिलाजीत के बहुत छोटे-2 टुकड़े करके एक पहर तक बहुत गर्म पानी में भिगोकर रखना। तदनन्तर उसको

घोल कर और कपड़े से छानकर किसी मिट्टी के बर्तन में भरकर धूप में रखना। तब उस जल के ऊपर जो मलाई सी जमें, उसको निकाल कर दूसरे बर्तन में रखना। इस प्रकार बार बार करने से जो चीज प्राप्त हो उसको विशुद्ध शिलाजीत जानना। यह विशुद्ध शिलाजीत दो महीने में ठीक काम के योग्य होती है। शुद्ध शिलाजीत को अग्नि में डालने से वह लिङ्ग के समान फूलकर ऊँची उठती है और उससे धुआँ नहीं निकलता। इसप्रकार शिलाजीत सब कामों में प्रयोग करना चाहिए।

रस प्रकरणम्

पारद के स्वाभाविक दोष–नाग, वङ्ग, मल, वन्हि, चाञ्चल्य, विष, गिरि, व असह्याग्नि, ये आठ पारे में स्वाभाविक दोष होते हैं। ये आठ प्रकार के दोष यथा क्रम से व्रण, कुष्ठ, मूर्छा, दाह, वीर्यनाश, मरण, जड़ता, व स्फोटक इन रोगों को उत्पन्न करते हैं। इसलिए शोधन किये विना पारा कभी भी औषधि के लिए व्यवहार न करना चाहिए। शुद्ध पारा साक्षात् अमृत के समान होता है और दोषयुक्त पारद विष के समान अनिष्टकारक होता है।

पारद के सर्वदोषनाशक संक्षिप्त शोधनविधि–ग्वारपाठा, चिरायता, लाल सरसों, बड़ी कटेली व त्रिफला, इनके क्वाथ में तीन दिन तक मर्दन करने से पारा सवदोषरहित हो जाता है।

स्वेदन, मर्दन, मूर्छन, उत्थापन, ऊर्द्धादि पातन, बोधन, नियामन, व दीपन ये आठ प्रकार के पारद के संस्कार हैं। शुद्ध करने के अनन्तर पारद के ये आठ संस्कार अवश्य करने चाहिए।

स्वेदन विधि–एक कपड़े के टुकड़े की चार तहें बनाकर उसमें पारे को रखकर पोटली बाँधना, तदनन्तर एक हाँडी में काँजी भरकर उसमें त्रिकूट त्रिफला, चीता, और घीगुवार का, गूदा डालकर इस हाँडी के बीच में झुलाकर चूल्हे पर रखकर एक दिन तक पकाना (इस प्रकार पकाने को दोलायन्त्र पाक कहते हैं) शोधन करने के बाद जो कुछ दोष बाकी रह जाते हैं वे इस क्रिया से नष्ट हो जाते हैं।

मर्दन विधि-घर का धुआँ ईंट का चूर्ण काला जीरा भेड़ के वालों की भस्म, गुड़, सेंधा नमक, व काँजी ये सब चीजें (मिलाकर) पारे के षोडशांश (सोलहवाँ भाग) लेकर उसमें पारे को मर्दन करना चाहिए।

मूर्छन विधि-जिस क्रिया से पारे की निश्चितरोग-नाशक शक्ति उत्पन्न हो, उसका नाम मूर्छन है। त्रिकूट, त्रिफला, बाँझ, कंकोड़े की जड़, कटेली व बड़ी कटेली इना क्वाथ, भेड़ के बालों की भस्म और चीता हल्दी जवाखार घीगुवार ओंक के पत्ते, व धतूरा, इनका रस, इन सब चीजों से पारे को सातवार मर्दन करने से पारे के कञ्चुक दोष दूर हो जाते हैं।

उत्थापन विधि-पारे के चौथाई हल्दी का चूर्ण व घीगुआर का रस इन दोनों चीजों में पारे को मर्दन करके पातना यन्त्र में रखना, चाहिए। इसी को उत्थापन कहते हैं।

ऊर्ध्व पातन विधि-तीन भाग पारा व एक भाग ताँबा एक साथ खट्टे निम्बू के रस में मर्दन कर गोला बनाना चाहिए। इस गोले को एक हाँडी में रखकर और एक दूसरी हाँडी ऊपर मुख करके उसके ऊपर रखकर दोनों के जोड़ को चिकनी मिट्टी से लीप करके वेमालूम करना चाहिए, जिससे उसके भीतर से धुआँ बाहर न निचल सके। तदनन्तर उसको चूल्हे पर चढ़कर नीचे की हाँडी के तले आँच देना और ऊपर की हाँडी में पानी भरकर रखना। पानी गर्म होने पर उसको निकाल कर ठण्डा पानी भरना चाहिये। इस प्रकार बीच-बीच में पानी बदलते रहनत इस प्रक्रिया से नीचे की हाँडी में का पारा ऊपर की हाँडी के तले में उड़कर जम जायेगा। इसको ऊर्द्धपातन कहते हैं।

अध:पातन विधि-त्रिफला, सहजने के बीज, चीता, सेंधा, नमक, व सरसों, इनके साथ पारे को मर्दन करना चाहिये। मर्दन करते-2 जब वह की बड़के समान हो जाय, तब उससे भूधरयन्त्र[1] के ऊपर की हाँडी का भीतरी भाग लीप देना चाहिये। इस यन्त्र को जमीन पर गड्ढे में रखकर ऊपर के

---

1. दो हाँडियाँ ऊपर नीचे रखकर दोनों के मुख को मुद्रा देकर अच्छी तरह बन्द करके गड्ढे में रखने को भूधरयन्त्र कहते हैं। इस यन्त्र के नीचे की हाँड़ी में जल रखकर ऊपर से आँच जला कर पारद का अधः पातन किया जाता है।

भाग में जलते हुये कोयले रख देना चाहिये इस प्रक्रिया से ऊपर की हाँडी में लिपा हुआ पारा नीचे की हाँडी के पानी में गिर जावेगा। इसका नाम अध:पातन है।

तिर्यक् पातन विधि–एक घड़े में शुद्ध पारा और दूसरे में पानी भर कर दोनों घड़ों के मुख को आपस में अच्छी तरह से मिलाकर चिकनी मिट्‌टी से दोनों के मुख के जोड़ को लीप कर एक जीव कर देना चाहिये तदनन्तर, जिस घडे में पारा है; उसके नीचे आँच जलानी चाहिये। इससे वह पारा उड़कर दूसरे घड़े में जल में गिर जाएगा। दोनों घड़ों को तिरछा करके रखना चाहिए।

बोधन विधि–ऊद्धर्व आदि पातन से पारा षण्ड (नपुंसक) हो जाता है। इसलिये वीर्याधिक्य के लिये पारे की भोजपत्र में लपेट कर सेंधा नमक मिले हुए जल में पकाना चाहिए। इससे पारे का षण्डभाव दूर होकर पारा वीर्यवान् हो जाता है। इसको पारे का बोधन कहते हैं।

नियामन विधि–सर्पाक्षी (सरहटी) इमली की छाल, बाँझ कंकोड़ा, भारङ्गी, व कनक धतूरा इनके क्वाथ में नियम पूर्वक 3 दिन तक मर्दन करने से पारद स्थिर हो जाता है। इसका ही नाम नियामन है।

दीपन विधि–हीरा कशीश, पाँचों नमक, राई, सहजने के बीज व सुहागा इनको घोट कर और कांजी मिलाकर लोई सा बनाकर इनके साथ नियमानुसार तीन दिन तक पारे को दोलायन्त्र से पकाना चाहिए अथवा चीते का क्वाथ व काँजी एक साथ मिलाकर इसके साथ दोला यन्त्र से तीन दिन तक पकाना चाहिए। इसको दीपन कहते हैं।

अनुवासन विधि–दीपन क्रिया के अनन्तर पारे को खट्‌टे निम्बू के रस के साथ मिलाकर मिट्‌टी व पत्थर के बर्तन में रख कर एक दिन धूप में रखने से पारे का अनुवासन संस्कार सिद्ध हो जाता है।

दोलायन्त्र–द्रवद्रव्य से एक हाँडी को आधा भरकर हाँडी के मुख पर एक लकड़ी रखना चाहिए। तदनन्तर उस लकड़ी में जिस औषधि को पकाना हो उसकी पोटली बाँधकर हाँडी के बीच में लटका देना चाहिए। फिर इस हाँडी को चूल्हे में चढ़ाकर आँच देना। इसको ही दोलायन्त्र कहते हैं।

सिंगरिफसे पारा निकालने की विधि-हिंगुल एक पहर तक खट्टे निम्बू रस में अथवा नीम के पत्तों के रस में खरल कर मर्दन कर एक हाँडी में भर देना और उस हाँडी के मुख में एक सकोरा खड़ा करके रखना व दोनों के जोड़ को चिकनी मिट्टी से अच्छी तरह बन्द कर देना। तदनन्तर सकोरे में पानी भर कर हाँडी के नीचे अग्नि जलाना सकोरे के पानी के गर्म होते ही उसको डाल देना और उसके बदले ठण्डा पानी भर देना चाहिये। इस प्रकार 30 बार पानी बदलने पर हिंगुल में से सबका सब पारा उड़कर सकोरे के तले में जम जावेगा। यह पारा नाग आदि सब दोषों से रहित शुद्ध होता है। इसको सब कामों में व्यवहार करना चाहिए। सिंगरिफ से इस प्रकार निकले हुये पारे के शोधन करने की आवश्यकता नहीं होती।

षड्गुण वलि (गन्धक) जारण विधि-वालुकायन्त्र में किसी एक मिट्टी के बर्तन में पारे के समान भाग वलि-अर्थात् गन्धक रख कर पकाना। गन्धक गल कर तेल के समान हो जाने पर उसमें पारा डाल देना चाहिए। कुछ देर बाद उसमें पुनर्वार गन्धक का चूर्ण डालना। इस विधि से पारे से छः गुना अधिक गन्धक डाल देने के बाद वालुकायन्त्र को चूल्हे से उतार कर उसमें से मिट्टी का बर्तन निकाल देना चाहिए। और उस बर्तन के पेंदे में छेद करके उसमें से पारा निकाल कर अलग करना। इस प्रकार की प्रक्रिया का नाम षड्गुणवलिजारण है। इस प्रकार शुद्ध किया हुआ पारा निर्दोष व सर्वरोगनाशक होता है। इस षड्गुणवलि जारण को पारे की विशेष मूर्च्छा जानना चाहिए।

रस सिन्दूर बनाने की विधि-पारा, गन्धक, नौसादर, घर का धुँआ, व फटकरी, इन सब चीजों को समान भाग लेकर, नीबू के रस में एक पहर तक घोट कर अच्छी तरह सुखा कर, आतसी शीशी में भर देना, आतसी शीशी पर 7 कपड़ मिट्टी बराबर-2 करके कर देना और जब वह अच्छी तरह से सूख जावे, तब एक मिट्टी की नाँद के पेंदे में छेद करके ठीक उस छेद के ऊपर इस शीशी को रख कर नाँद को शीशी के गले तक बालूरेत से भर देना। (इस प्रकार बालु का पूर्ण हाँडी का नाम बालुकायन्त्र कहते हैं)। बोतल के मुख में सेलखड़ी का ढकना बना कर बन्द कर देना चाहिए। जब यह सब ठीक हो जाय, तब इस नाँद को चूल्हे में रख कर उसके नीचे 12 प्रहर तक क्रमशः मृदु, मध्य व खर अग्नि जलाना। अग्नि देना समाप्त हो जाने पर और शीशी के शीतल हो जाने पर उसको गले से ताड़ कर ऊपर लगा हुआ गन्धक छोड़

देना और नली में जमा हुआ। रससिन्दूर ग्रहण करना। यह रससिन्दूर सब रोगों में प्रयोग करना चाहिए।

कर्पूर रस बनाने की विधि–कर्पूररस बनाने के लिये पारे का समान भाग, गेरु मिट्टी, ईंट, सेलखड़ी, फटकरी, सेंधा नमक, दीमक की मिट्टी, व बर्तनों को माँजने की मिट्टी, अर्थात् लाल मिट्टी, इन सब चीजों का चूर्ण बनाकर इस चूर्ण के साथ पारे को चार पहर तक मर्दन करना। तदनन्तर इस मर्दन किये हुये पारे को एक हाँडी में रख कर उस हाँडी के ऊपर एक दूसरी हाँडी रखकर दोनों के मुख के जोड़ को कटे हुये कपड़े व कींचड़ से लेप कर सुखा लेना। इस प्रकार दो तीन बार लेप करना और सुखा कर उसको चूल्हे पर चढ़ाकर 4 दिन तक निरन्तर आँच देना और पाँच दिन रात जलते हुये अँगारों के ऊपर रखे रहना। फिर आँच बुझ जाने पर संपुट खोल कर ऊपर की हाँडी में कपूर के समान सफेद रङ्ग कर रस लेना चाहिए। इसके गुण बहुत उत्कृष्ट हैं। इसके सेवन करने से उपद्रव सहित फिरङ्ग रोग (गर्मी) शीघ्र ही नष्ट हो जाती है। और इससे अग्नि की दीप्ति, शरीर की पुष्टाई, बल वीर्य व रतिशक्ति की वृद्धि होती है।

कज्जली बनाने की विधि–शुद्ध पारा व शुद्ध गन्धक, समान भाग लेकर दोनों को 1 दिन तक मर्दन करना चाहिए। पारे के कण न दीखने पर कज्जली के समान हो जाने पर उसको सब कामों में व्यवहार करना चाहिए।

गन्धक शुद्ध करने की विधि–एक लोहे के करछे में थोड़ा सा घी डालकर आँच पर गर्म करके उसमें गन्धक का चूर्ण कर डालना। गन्धक के पिघल जाने पर उसको जल मिले हुये दूध में डाल देना चाहिए। इस प्रकार कम से कम सात बार करने से गन्धक शुद्ध हो जाता है। (अधिक बार करने से गन्धक और भी उत्कृष्ट गुणवाला होता है)

गन्धक का तेल निकालने की विधि–गन्धक का तेल निकालना हो, तो एक कपड़े के टुकड़े को ओंक वा सूअर के दूध में सातवार भिगोकर सुखाना। और मक्खन के साथ गन्धक को पीस कर उस गन्धक को कपड़े पर लेप देना। तदनन्तर उस कपड़े को एक लकड़ी में लपेट कर बत्ती के समान बनाना, तब उसको आग से जला कर एक बर्तन के ऊपर नीचा मुख करके लटका के रखना। इस तरह रखने से उसमें से बूँद-2 करके तेल बर्तन में टपक जाएगा। इसका ही नाम गन्धक तैल है। इसको लगाने व सेवन करने से गलित कुष्ठ तक आराम हो जाता है।

हिंगुल शुद्ध करने की विधि-निम्बू के रस में व भैंस के दूध में सात वार भावना देने से ही सिंगरफ शुद्ध हो जाता है।

अभ्रक शुद्ध करने की विधि-अभ्रक को अग्नि में तपा कर दूध में बुझाना चाहिए। तदनन्तर उसके पत्रे अलग-2 करके चौलाई व निम्बू के रस में एक दिन भावना देने से अभ्रक शुद्ध हो जाता है।

अभ्रक भस्म करने की विधि-अभ्रक को गोमूत्र में पीस कर व संपुट में बन्द कर बार-2 पुट देने से भस्म हो जाता है। हजार पुट तक पकाया हुआ अभ्रक विशेष गुणकारक होता है और उसको ही औषधि में प्रयोग करना चाहिए।

अभ्रक के अमृतिकरण की विधि-त्रिफला का क्वाथ 2 सेर गौ का घी 1 सेर और अभ्रक भस्म 1। सेर इन सब चीजों को लोहे बर्तन में रखकर मृदु आँच में रखकर पकाना। यह भी अभ्रक का अमृतिकरण संस्कार है। यह अमृतिकरण किया हुआ अभ्रक ही सब कामों में व्यवहार करना चाहिए।

हरताल शुद्ध करने की विधि-हरताल को चूने के जल में सात दिन तक भावना देने से वह शुद्ध हो जाता है। इस प्रकार शुद्ध की हुई हरताल औषधि में प्रयोग करनी चाहिए।

हरताल भस्म करने की विधि-शुद्ध हरताल को पुनर्नवा (लाल सोंठ) के रस में 1 दिन तक मर्दन कर चकती बना कर सुखा कर लेना। एक हाँडी को आधा पुनर्नवाके क्षार से भर कर उसमें यह हरताल की चक्रती रख कर उसके ऊपर दाव-2 के पुनर्नवा का क्षार हाँडी के गले तक भर देना। फिर हाँडी के मुख पर एक सकोरा रख कर उसके जोड़ को कीचड़ आदि से अच्छी तरह बन्द कर देना। तब उसको चूल्हें पर चढ़ा कर पाँच दिन तक निरन्तर आँच देना चाहिए अग्नि क्रमशः तेज देनी चाहिए। इस प्रक्रिया से हरताल भस्म हो जावेगी। इसके सेवन करने से बहुत बड़े भयानक-2 रोग निर्मूल हो जाते हैं।

रस माणिक्य बनाने की विधि-शुद्ध हरताल को पेठे के जल की सात वा तीन भावना देना और दहा वा और किसी खट्टे रस की सात वा तीन बार भावना देकर उसको सुखा देना और उसको कूट के चावल बराबर टुकड़े बना देना। फिर इस हरताल को एक सकोरे में रखकर उस सकोरे के ऊपर दूसरा सकोरा ढाँक कर दोनों सकोरों के मुख का जोड़ बेर के पत्तों की लुगदी

से बन्द कर देना। तदनन्तर उसको बालुका यन्त्र में रख कर जब तक सकोरे का तला लाल रङ्ग का न हो जाय तब तक उसके नीचे आँच लगाना। फिर उतार कर शीतल होने पर खोल कर देखोगे वह माणिक्य के समान हो गया है। इस रस माणिक्य को घी व शहद के साथ 2 रत्ती तक मात्रा में सेवन कराने से कुष्ट वातरक्त, भगन्दर, नाड़ी व्रण (नासूर) व दुष्ट ब्रण आदि रोग आराम होते हैं।

हरताल से श्वेत वीर्य (संखिया) निकालने की विधि–तिर्यक् पातन यन्त्र में हरताल भस्म करने से उससे एक प्रकार सफेद रङ्ग का सत्व निकलता है। इसको बँगला भाषा में सेकोविष कहते हैं। इसकी मात्रा । सरसों के बराबर है। ज्वर व अजीर्ण रोग में प्रयोग करना चाहिए।

मनशिल शोधन करने की विधि–मनशिला को पीसकर चूने के पानी की सात बार भावना देने से शुद्ध हो जाती है।

सुहागा शोधने की विधि–आँच पर भूनकर खील बना लेने से ही सुहागा शुद्ध हो जाता है।

फटकरी शुद्ध करने की विधि–आग पर भून लेने से ही यह शुद्ध हो जाती है।

शंख, कौड़ी, व सीप शुद्ध करने की विधि–किसी खट्टे रस में बुझावा देने से या भावना देने से ये शुद्ध हो जाते है।

शंख आदि के भस्म करने की विधि–ऊपर लिखे अनुसार बुझावा देने के अनन्तर संपुट में बन्द कर लघुपुट देने से भस्म हो जाते हैं।

मोती व प्रवाल (मूँगा) भस्म करने की विधि–जयन्ती के रस में मोती व दूध में मूँगा पकाने से ये शुद्ध हो जाते हैं। इस प्रकार शुद्ध करने के अनन्तर सम्पुट में बन्द कर लघुपुट देने से मोती, प्रवाल आदि सब रत्न भस्म हो जाते हैं।

हीरे को छोड़ कर अन्यान्य रत्नों के शोधन व जारण की साधारण –दोलायन्त्र में जयन्ती के पत्तों के रस में 1 पहर तक पकाने से मणि – मोती, प्रवाल आदि सब रत्न शुद्ध हो जाते हैं। शुद्ध करने के अनन्तर उनको आँच में गर्म कर गर्मागर्म घीगुआर के रस में चौलाई का रस व स्तनदुग्ध में यथाक्रम 7–7 बार बुझावा देने से भस्म हो जाते हैं।

हीरे को शुद्ध करने की विधि-कटेली के जड़ के बीच में रख कर कुलथी व कोदो धान (कोदा) के क्वाथ में 3 दिन तक पकाने से हीरा शुद्ध हो जाता है।

हीरा भस्म करने की विधि-कुलथी के क्वाथ में थोड़ी सी हींग व सेंधानमक मिला कर उसको 1 बर्तन में रखना और हीरे को गर्म करके गर्मागर्म इस क्वाथ में बुझाना चाहिये। इस प्रकार-21 बार करने से हीरा भस्म हो जाता है।

मीठा तेलिया विष शुद्ध करने की विधि-मीठा तेलिये की जड़ के चने के बबराबर छोटे-2 टुकड़े बना कर मिट्टी के बर्तन में रख कर तीन दिन तक गोमूत्र डाल कर भिगोके रखना। प्रतिदिन ताजा-2 गोमूत्र डालना चाहिये। तीन दिन के बाद उसको सुखा कर लेना चाहिये।

काले सर्प विष के शुद्ध करने की विधि-काले सर्प का विष ही औषधियों में प्रयोग करना चाहिये। पहिले जवान व काले सर्प का विष लेना चाहिये। अर्थात् जिसका विष एक बार निकाला गया हो उसका विष दूसरी बार न लेना चाहिये। पहिले विष को सरसों के तेल में डाल कर रखना तदनन्तर पान का रस, मौलसिरी की छाल, व पत्तों के रस में व कुड़े के क्वाथ में यथाक्रम 3-3 बार करके भावना देने वह शुद्ध हो जाता है।

जयपाल (जमालगोटा) शुद्ध करने की विधि-जमालगोटे के छिलके को निकाल कर भीतर की गिरी के दो फाँक करके उसके बीच में जीभ के समान जो पतला पत्र सा होता है उसको निकाल कर डाल देना। तदनन्तर गौके दूध, या गोमूत्र में पकाने से शुद्ध हो जाता है।

ईशलाङ्गली (कलिहारी) के शुद्ध करने की विधि-गो मूत्र के 1 दिन कलिहारी की जड़ को भिगो के रखने से शुद्ध हो जाती है।

धतूरे के बीजों के शुद्ध करने की विधि-धतूरे के बीजों के छिलके निकाल व कूटकर 4 पहर तक गोमूत्र में भिगोकर रखने से वे शुद्ध हो जाते है।

अफीम शुद्ध करने की विधि–अद्रक के रस में–21 बार भावना देने से अफीम शुद्ध हो जाती है।

भाँग शुद्ध करने की विधि–बबूल के क्वाथ में भाँग को पकाकर उसको गोमूत्र की भावना देने से शुद्ध हो जाती है।

कुचला शुद्ध करने की विधि–घी में भून लेने से कुचला शुद्ध हो जाता है।

दालचिकना आदि के शुद्ध करने की विधि–दालचिकना आदि का शोधन हरताल के समान करना चाहिए।

भिलावा शुद्ध करने की विधि–ईंट के चूर्ण के साथ रगड़ने से शुद्ध हो जाता है।

गुग्गुल शोधने की विधि–बाल व मैल आदि रहित साफ गुग्गल को गर्म किये हुए दशमूल के क्वाथ में डाल व अच्छी तरह घोल कर कपड़े से छान व धूप में सुखा कर घी लगा कर उसके गोले बना लेने से वह शुद्ध हो जाता है गौ का दूध व त्रिफला के क्वाथ में दोलायन्त्र से पकाकर छान लेने से गुग्गल शुद्ध हो जाता है।

नखी शुद्ध करने की विधि–गौ के गोबर या भैंस के गोवर के रस में अथवा कच्ची इमली के रस में नखी को पकाने के अनन्तर भूनकर गुड़ व हरड़ के पानी में भिगो लेने से शुद्ध हो जाती है।

हींग शुद्ध करने की विधि–हींग को लोहे के बर्तन में रखकर उसमें थोड़ा सा घी डाल कर भूनना चाहिए। भूनते-भूनते जब थोड़ा सा लाल हो जाय तब उतार देना। यह ही हींग के शुद्ध करने की विधि है।

नौसादर शुद्ध करने की विधि–चूने के पानी को फेंक कर दोलायन्त्र में नौसादर पकाने से वह शुद्ध हो जाता है।

रसौंत शुद्ध करने की विधि–खूब गर्म पानी में रसौत घोल कर कपड़े से छानकर सुखा लेने से वह शुद्ध होता है।

औषधि प्रस्तुत प्रणाली।

(अकारादि अनुक्रम से)

अग्निकुमार रस-कालीमिर्च, वच, कूठ, नागरमोथा प्रत्येक का चूर्ण समान भाग मीठा तेलिये का चूर्ण पूर्वोक्त सबके समान लेना अद्रक के रस में पीसकर 1 रत्ती प्रमाण वटी बना कर रखना। ज्वर, अतिसार आदि सब रोगों में ही आमावस्था (कच्ची अवस्था) में यह प्रयोग करना चाहिए।

अग्निकुमार रस-(ग्रहणी रोग का)-पारा, गन्धक, मीठा तेलिया, त्रिकटू, सुहागे की खील, लोहभस्म, अजवायन व अफीम प्रत्येक समान भाग सबके बराबर अभ्रक भस्म लेना। चीते के क्वाथ में मर्दन कर मिंच के समान गोली बनाकर रखना। अतिसार, ग्रहणी व अजीर्ण रोग में प्रयोग करना चाहिए।

अग्निकुमार रस-(अग्निमान्द्यरोग का)-पारा 1 भाग, गन्धक 1 भाग, सुहागे की खल 1 भाग, मीठा तेलिया 3 भाग, कौड़ीभस्म 3 भाग, शंखभस्म 3 भाग, कालीमिर्च 8 भाग। पक्के खट्टे निम्बू के रस में मर्दन कर 4 रत्ती प्रमाण बटी बनाकर रखना। अग्निमान्द्य, अजीर्ण, ग्रहणी आदि में प्रयोग करना चाहिए।

अङ्गारक व बृहदङ्गारक तैल-यथा विधि मूर्छित तिल का तेल 4 सेर। काँजी 16 सेर। कल्क के लिये मूर्वा की जड़, लाख, हल्दी दारुहल्दी, मंजीठ, इन्द्रायण की जड़, बड़ी, कटेली, सेंधानमक, कूठ, रायसन, जटामाँसी व शतावर सब मिला कर 1 सेर। कल्क पाक के लिये जल 16 सेर। पाकशेष होने पर तेल छान लेना चाहिए। तदनन्तर उसमें कपूर, शिलरस व नखी प्रत्येक-2 तोला लेकर मिलाना चाहिए।

इस अङ्गारक तैल में यदि पूर्वोक्त कल्क द्रव्यों के साथ सूखी मूली, पुनर्नवा, देवदार, रायसन व सोंठ ये कुछ चीजें और मिलाली जावें, तो इसको बृहदङ्गारक तैल कहते हैं।

अभयालवण-फरहद की छाल, ढाक की छाल, आँक, थोहर की छाल, चिरचिटा, चीते की जड़, वरने की छाल, अरणि की छाल, वथुआ शाक, गोखरु, बड़ी कटेली, कटेली, करंजवा, अष्टपादिका, फुड़े की छाल, घघरवेल व पुनर्नवा इन सब चीजों को मूल, शाखा व पत्र समेत कूट कर एक हाँडी में भरकर तिल की लकड़ी की आँच देनी चाहिए। सब की भस्म हो जाने पर उसके-2 सेर लेकर 64 सेर पानी डाल कर पकाना चाहिए। 16 सेर बाकी रहने पर उतार कर क्षारविधि के अनुसार-21 वार छानकर लेना चाहिए। इस क्षार जल को पुनर्नवा की आँच के ऊपर चढ़ाकर उसमें सेंधा नमक-2 सेर हड़हरडवटी 1 सेर व गोमूत्र 16 सेर डालकर पकाना चाहिए। गाढा हो जाने पर उतारकर कालाजीरा, सोंठ, मिर्च, पीपल, हींग, अजवायन, कूठ व कचूर प्रत्येक का चूर्ण 4 तोला डालकर मिलाकर रखना चाहिए। मात्रा-2 तोला। अनुपान ईषदुष्णजल।

अमृतप्राश घृत-घी 4 सेर। क्वाथ के लिए खस्सी बकरे का मांस 12 ॥ सेर, जल 64 सेर, शेष 16 सेर, असगन्ध 12 सेर, जल 64 सेर, शेष 16 सेर, बकरी का दूध 16 सेर। मूर्छा के लिए केशर 4 तोला कल्क के लिये - खरेंटी की जड़, गेहूँ, असगन्ध, गिलोय, गोखरु, कशेरु, त्रिकटु, धनिया, ताडकी दाढी, त्रिफला, कस्तूरी, कौंच के बीज, मेदा, महामेदा, कूठ मीठा जीवक ऋषभक, कचूर, दारुहल्दी, फूलफिरंग, मंजीठ, तगर, ताशीशपत्र, इलायची, तेजपात, दालचीनी, नागकेशर, जावत्री, रेणुक, सरलकाष्ट, चमेली के फूल, इलायची छोटी, नीलोफर, अनन्तमूल, पत्थरचट्टे की जड़, जीवन्ती, ऋद्धि, वृद्धि व गूलर प्रत्येक-2 तोला। पाकशेष होने पर शीतल होने पर घी को छानकर उसमें 1 सेर चीनी मिलाना चाहिए। मात्रा-2 तोला।

अमृतांकुर लौह-एक पत्थर के खरल में 16 तोला कज्जली रख कर उसका थोड़ा सा पानी मिलाकर गोला बनाना चाहिए। तदनन्तर इस पिण्ड के ऊपर गर्म किये हुए तावें के बर्तन का दबाव देकर पर्पटी के समान कुछ चपटा कर देना चाहिए, और उसके साथ सुहागे की खील 1 तोला मिलाकर

मूषा (सकोरे) में रखकर थोड़ा सा आँच देनी चाहिए। फिर इस कज्जली के साथ लोहाभस्म 8 तोला, ताम्र भस्म 8 तोला, भिलावे की गिरी 8 तोला, अभ्रक भस्म 8 तोला, गुग्गल 8 तोला, व घी-2 सेर मिलाकर 4 सेर त्रिफला के क्वाथ में पकाना चाहिए। आसवपाक होने पर बड़ी हरड़ का चूर्ण 4, तोला, वहेड़े का चूर्ण 4 तोला आमले का चूर्ण 12 तोला 8 माशा प्रक्षेप देकर यथा विधि पाकशेष करना चाहिए। मात्रा-1 रत्ती।

अम्लपित्तान्तक लौह-रससिन्दूर, ताम्रभस्म व लौहभस्म प्रत्येक 1-1 तोला हरड़ का चूर्ण 3 तोला लेकर जल में गर्दन कर 1 माशा प्रमाण वटी बनाना।

अर्जुन घृत-घी 4 सेर। क्वाथ के लिये - अर्जुन की छाल 8 सेर, जल 64 सेर, शेष 16 सेर। कल्क के लिये अर्जुन की छाल 1 सेर।

अशोक घृत-गाय का घी 4 सेर। क्वाथ के लिये अशोक की जड़ की छाल-2 सेर, जल 16 सेर, शेष 4 सेर। जीरा सफेद-2 सेर, जल 16 सेर, शेष 4 सेर। चावलों के धोने का पानी 4 सेर। बकरी का दूध 4 सेर, कशेरु का रस 4 सेर। कल्क के लिए जीवक, ऋषभक, मेदा, महामेदा, काकोली, क्षीरकाकोली, ऋद्धि, वृद्धि, मुद्गपर्णी, माषपर्णी, जिवन्ति, मुलेटी, चिरौंजी, फाल से, रसौत, मुलेटी, अशोक की छाल, मुनक्का दाख, शतावर व चौलाई की जड़, प्रत्येक 4 तोला। पाकशेष होने पर शीतल हो जाने पर चीनी 1 सेर मिला कर रखना।

आनन्द योग-तिलनालभस्म, चिरचिटेकी भस्म केले की भस्म, ढाक की भस्म, आंवले के पेड़ की भस्म सब मिलित-2 सेर जल 64 सेर, शेष 16 सेर। यह 16 सेर क्षारजल छान कर पुनर्वार पका कर समस्त जल सुखा लेना चाहिए। इस चूर्ण की मात्रा --2 रत्ती। अनुपान - भेड़ वा बकरी का मूत्र।

आनन्द भैरव रस-सिंगरफ शुद्ध, काली मिर्च, सुहागे की खील, मीठा तेलिया व पीपल प्रत्येक समान भाग। जल से मर्दन कर 1 रत्ती प्रमाण वटी बना कर रखना।

आनन्द भैरव रस-(तन्त्रान्तरोत)-सिंगरफशुद्ध, मीठातेलिया त्रिकटु, सुहागे की खील व गन्धक प्रत्येक समान भाग लेकर खट्टे निम्बू के रस में मर्दन कर 1 रत्ती प्रमाण वटी बना कर रखना। अतिसार ज्वरातिसार, ग्रहणी, अग्निमान्द्य व अजीर्ण रोग में प्रयोग करना चाहिए।

इच्छाभेदी रस-सोंठ, मिर्च, पारा, गन्धक व सुहागे की खील प्रत्येक 1 तोला, जमालगोटे के बीज 3 तोला, सबको पानी से पीस कर-2 रत्ती प्रमाण वटी बना कर रखना। अनुपान-चीनी का सर्बत।

एलादि गुड़िका-इलाची छोटी 1 तोला, तेजपात 1 तोला, दालचीनी 1 तोला, पीपल 4 तोला, चीनी, मुलेठी, पिण्डखजूर व किसमिस प्रत्येक 8 तोला, इन सबके चूर्ण शहद मिला कर पीस कर बेर प्रमाण वटी बना कर रखना। रक्तपित्त, कास, श्वास, ज्वर, हिक्का, वमन आदि में प्रयोग करना चाहिए।

कण्टकारी घृत-घी 4 सेर। क्वाथ के लिए कटेली 8 सेर, जल 64 सेर, शेष 16 सेर। कल्क के लिये - रायसन, खरेटो, त्रिकटु व गोखरु मिलित 1 सेर। यथाविधि पकाना चाहिये।

कदल्यादि घृत-घी 4 सेर। क्वाथ के लिये केले के फूल 12॥ सेर, जल 64 सेर, शेष 16 सेर। कल्क के लिए लालचन्दन, सरलकाष्ट, जटामांसि, केले की जड़, इलायची, लौंग, हरड़ वहेड़ा, आमला, कैतवेल के फल, कमल की जड़, नीले फरकी की जड़ व शेरुकी जड़, सिंघाड़े की जड़, बड़े गूलर पीपल चिरौंजी, पिलखन, वेंत, आम, जामुन, छोटा जामुन, वेर, महुआ, तेन्दू, अर्जुन, केंदू, कुटकी, कदम, शिरीष व ढाक, प्रत्येक 1 तोला।

कनकसुन्दर रस-सिंगरफ, मिच, गन्धक, पीपल, सुहागे की खील, मीठा तेलिया व धतूरे के बीज प्रत्येक समान भाग मांग के पत्तों के भीगे जल में मर्दन कर चने प्रमाण वटी बना कर रखना।

कन्दर्पसार तैल-सरसों का तेल 4 सेर। क्वाथ के लिये सतोने की छाल, काले ईख की जड़, गिलोय, नीम की छाल, सिरस की छाल, कड़वा परवल (वा वकायन की छाल), जयत के पत्ते, कड़वा तुंवा, इन्द्रायण की जड़, व हल्दी इनमें से प्रत्येक 80 तोला लेना, पकाने के लिये जल 64 सेर,

शेष 16 सेर। कसौंदी के पत्ते, भांगरा, जयन्ती के पत्ते, धतूरे के पत्ते, हल्दी, भाँग के पत्ते, व चीते के पत्ते, खजूर के पत्ते, आँक के पत्ते व थूहर के पत्ते इन प्रत्येक का रस 4-4 सेर, गोबर का रस 4 सेर। कल्क के लिये माकाल (वं०), वच्च, ब्राह्मी, कड़चातुंवा, चीते की जड़, घिगुआर (कोई-2 हंसपदी वा घर का धुआँ लेते हैं) कुचला, पटोलपत्र, हल्दी, नागरमोथा, पीपलामूल, अमलताख के पत्ते, आँक का दूध, काली कसौंदी की जड़, कलिहारी की जड़, आल की जड़, मंजीठ, वकायन, इन्द्रायण की जड़, बिछ्वा घास के पत्ते, करंजवे की जड़, अष्टपादिका, मुर्वे की जड़, सतोने की छाल, कुडत्रे की छाल, नीम की छाल, वकायन की छाल, गिलोय, बावची के बीज (बावची के बीज-2 भाग) पवाड़ के बीज, धनिया, भंगरा, मुलेठी, वन का जिमीकन्द, कुटकी, कचूर, दारुहल्दी, निशोथ, पद्माख, गठवन (ग्रन्थिपर्ण), अगर, कूठ, जटामांसी, मुरामांसी, इलायची, वाँसे की छाल, खश की जड़, प्रत्येक-2 तोला। तैल पाक विधि से पकाना।

कफकेतु रस-शंखभस्म, सोंठ, पीपल, मिर्च व सुहागे की खील, प्रत्येक एक एक भाग, मीठा तेलिया शुद्ध 5 भाग। अद्रक के रस में 3 बार मर्दन कर 1 रत्ती प्रमाण वटी बना कर रखना। सब प्रकार के कफ रागों में और श्वास, कास, पीनस व शिरोरोग में प्रयोग करना चाहिये।

कर्पूर रस-शुद्ध सिंगरफ, अफीम, नागरमोथा, इन्द्रजौ, जायफल व कपूर प्रत्येक समान भाग लेकर पानी से पीस कर-2 रत्ती प्रमाण वटी बना कर रखना। कोई-2 इस औषधि में एक भाग सुहागे की खील भी डालते हैं। प्रबल अतिसार, ज्वरातिसार व रक्तातिसार में प्रयोग करना चाहिये।

कल्पलता वटी-शुद्धमीठा तेलिया, शुद्ध सिंगरफ व शुद्ध धतूरे के बीज प्रत्येक 12 रत्ती, अफीम 36 रत्ती लेकर दूध में मर्दन कर 1 रत्ती प्रमाण वटी बना कर रखना। ग्रहणीयुक्त शोथ रोग में व्यवहार करना चाहिये।

कल्याण सुन्दर रस-रस सिन्दूर, अभ्रकभस्म, चाँदीभस्म, ताम्रभस्म, स्वर्णभस्म व शुद्ध सिंगरफ प्रत्येक समान भाग लेना। चीते के रस में 1 दिन मर्दन कर हाथी सुंड़ी के रस की सात दिन भावना देकर 1 रत्ती प्रमाण वटी बना कर रखना।

कांकायन गुड़िका–कचूर, कूठ, दन्ती की जड़, चीते की जड़, अरहर, सोंठ, वच, निशोथ प्रत्येक 8 तोला, हींग–24 तोला जवाखार 16 तोला अम्वेत 16 तोला, अजवायन, सफेदजीरा, मिच व धनिया प्रत्येक–2 तोला, कालाजीरा व अजमोद प्रत्येक 4 तोला, इन सब चीजों के चूर्ण को खट्टे नीम्बू के रस में मर्दन कर 4 माशा प्रमाण वटी बना कर रखना।

कामेश्वर मोदक–आमला, सेंधानमक, कूठ, कायफल, पीपल, सोंठ, अजवायन, अजमोद, मुलेटी, जीरा, कालाजीरा, धनिया, कचूर, काकड़ाशृङ्गी, वच, नागकेशर, तालीशपत्र, दालचीनी, तेजपात, इलायची, कालीमिर्च, हरड़ व वहेड़ा प्रत्येक का चूर्ण समान भाग सबके समान थोड़ा सा भुनी हुई बीजों के समेत भांग का चूर्ण और इस सारे चूर्ण से दूनी चीनी। पहिले पकाने के योग्य पानी डाल कर चीनी को पकाना, गाढ़ा होने पर उसमें ऊपर लिखा हुआ आमले आदि का चूर्ण मिला देना। पाक समाप्त होने पर उसमें थोड़ा–2 घी व शहद मिला कर मोदक तैयार करना चाहिए। तदनन्तर भूने हुए तिल का चूर्ण व कपूर छिड़क कर उसे सुगन्धित करना चाहिये। ग्रहणी, कास, श्वास आदि विविध रोगों में प्रयोग करना चाहिए। यह बल वीर्य व रतिशक्ति को बढ़ाता है।

कासलक्ष्मीविलास रस–वङ्ग, लोहा, अभ्रक, ताँबा, काँसीभस्म, शूद्धपारा, शुद्धगन्धक व शुद्ध हरताल प्रत्येक 8 तोला, खपरिया 4 तोला एकत्र कशेरुके रस व कुलथी क्वाथ में तीन दिन तक भावना देना। तदनन्तर उसमें इलायची, जायफल, तेजपात, लौंग, अजवायन, जीरा, त्रिकटु, त्रिफला, तगर, दालचीनी व वंशलोचन प्रत्येक–2 तोला प्रमाण मिलाकर पुनर्वार कशेरु का रस व कुलथीके क्वाथ में मर्दन कर चने प्रमाण वटी बनाकर रखना।

किरातादि तैल–मूर्छित सरसों का तेल 4 सेर, दही का माड 4 सेर, चीत का क्वाथ 4 सेर। कल्क के लिये - मूर्धा की जड़, लाख, हल्दी, दारुहल्दी, मंजीठ, इन्द्रायण की जड़, नेत्रवाला, कूठ, रायसन, गजपीपल, सोंठ, पीपल, कालीमिर्च, पाठा, इन्द्रजौ, सेंधानमक, सौंचल नमक, विट्नमक अड़ूसे की छाल, सुफद आँक की जड़, काला अनन्त मूल, देवदार, माकाल फल सब मिलित 1 सेर। तैल पाक विधि से पकाना। सब प्रकार के पुराने

ज्वर और ग्रहणी, अतिसार, कामला, पाण्डु, शोथ, प्लीहा आदि उपद्रवों में प्रयोग करना चाहिए।

कीटारि रस-पारा, गन्धक, इन्द्रजौ, अजमोद, मनशिल, ढाक के बीज व गन्धक इन सब चीजों को हँसपदी के रस में एक दिन तक मर्दन कर 1 रत्ती प्रमाण वटी बनाकर रखना।

कुब्जप्रसार तैल-तेल 16 सेर। क्वाथ के लिए-प्रसारणी 12। सेर, जल 64 सेर, शेष 16 सेर, दूध 32 सेर। कल्क द्रव्य-चीते की जड़, पीपलामूल, मुलेटी, सेंधा नमक, वच (कोई-2 खरेंटी लेते हैं), सोया, देवदार, रायसन, गजपीपल, प्रसरन की जड़ जटामाँसी, भिलावा प्रत्येक-2 तोला। तैलपाक विधि से पकाना।

कुशावलेह-कुश, काँस, गाण्डर, काला ईख, खागड़ा ईख इनकी जड़ प्रत्येक 10 पल, जल 64 सेर, शेष 8 सेर। इस क्वाथ को छान कर उसमें-2 सेर चीनी डालकर पकाना। गाढ़ा होने पर उतार कर उसमें मुलेठी, ककड़ी के बीज, पेठे के बीज, फूट के बीज, वंशलोचन, आंवला, तेजपात, दाल चीनी, इलायची, नागकेशर, वरने की छाल, गिलोय व फूलफिरंग प्रत्येक का चूर्ण-2 तोला प्रक्षेप देकर अच्छी तरह मिलाकर रखना।

कुष्माण्ड खण्ड-छिलका और बीज रहित पुराना पेठे का गूदा थोड़ा सा पानी डालकर अस्विन्न (उवाल) कर व बारीक कपड़े में छानकर उसको धूप में सुखाकर व शिला में पीस कर 3 सेर-2 छटाँक लेकर 1 सेर घी डालकर भूनना, जब भूनते-2 लाल हो जाय तब उसमें पेठे का पानी 4 सेर और चीनी 3 सेर-2 छटाँक डालकर पकाना। आसन्न पाक होने पर पीपल, सोंठ, जीरा प्रत्येक का चूर्ण 4 तोला, दालचीनी, इलायची, तेजपात, कालीमिर्च व धनिया प्रत्येक का चूर्ण 1 तोला प्रक्षेप देकर अच्छी तरह से मिला देना। तदनन्तर उतार कर शीतल होने पर उसमें आध सेर (ऽ ॥) शहद मिलाकर वोयाम में भर कर रखना। इसको रक्तपित्त, कास, श्वास, यक्ष्मा प्रभृति रोगों में प्रयोग करना चाहिए।

क्रिमिमुद्गर रस-पारा 1 भाग, गन्धक-2 भाग, अजवायन 3 भाग, वायडिङ्ग

4 भाग, शुद्ध कुचला 5 भाग व ढाक के बीज 6 भाग इनका चूर्ण एकत्र मिलाकर रखना। मात्रा–1 माशा से 4 माशा तक।

क्षयकेसरी रस–त्रिकटु, त्रिफला, इलायची, जायफल, लौंग, प्रत्येक 1 तोला, रससिन्दूर 4॥ तोला। बकरी के दूध में पीसकर–2 रत्ती प्रमाण वटी बनाकर रखना। क्षयरोग में प्रयोग करना चाहिए।

क्षीर कल्याण घृत–क्षीर कल्याण व पानीय कल्याण घृत प्राय: एक प्रकार के हैं, विशेषता यह है – क्षीर कल्याण घृत में घीसे दूना जल व चौगुना दूध डालकर पकाते हैं। कल्कद्रव्य दोनों के एक समान होते हैं (पानीय कल्याण घृत देखो)

क्षीरषट्पलक घृत–घी 4 सेर, दूध सेर (कोई कोई 4 सेर डालने को कहते हैं) कल्क के लिये – पीपल, पीपलामूल, चव्य, चीते की जड़ख सोंठ व जवाखार प्रत्येक 8 तोला।

खण्डकाद्य लौह–शतावर, गिलोल, अडूसे की छाल, मुण्डी, खरेटी, मुगली, खैर की लकड़ी, बीज रहित त्रिफला, भारंगी, कूठ, प्रत्येक 10 तोला। पकाने के लिये – जल 16 सेर, शेष 4 सेर। इस क्वाथ में लोहे की भस्म–24 तोला, चीनी 32 तोला, घी 32 तोला, मिला कर पकाना चाहिए। गाढा होने पर उसमें वंशलोचन, शिलाजीत दालचीनी, काकड़ासिंगी, वायविडङ्ग, पीपल, सोंठ व कालाजीरा प्रत्येक का चूर्ण–2 तोला और त्रिफला, धनिया, तेजपात, कालमिर्च व नागकेशर प्रत्येक का चूर्ण 1 तोला प्रक्षेप देकर पाकशेष करना चाहिए शीतल होने पर आधसेर (ऽ॥) शहद मिलाकर रखना चाहिए। रक्त पित्त, वातरक्त, कुष्ठ, कास, अम्लपित्त, खून गिरना, शोथ व प्लीहा आदि रोगों में प्रयोग करना चाहिए।

खण्डामलकी–अच्छी तरह उबाला हुआ व कपड़े में निष्पीड़ित (छाना हुआ) पेठे का गूदा 6। सेर,–2 सेर घी में भूनकर लेना चाहिए। तदनन्तर आमले का रस 4 सेर, पेठे का रस 4 सेर और चीनी 6। सेर एकत्र मिलाकर व छानकर लेना चाहिए। इस रस में ऊपर लिखा हुआ घी में भूना हुआ पेठा यथाविधि पकाना चाहिए। करछी से उसको बारम्बार हिलाना चाहिए, नहीं तो तले में जमकर जल जाता है। पाकशेष होने पर ठण्डा हो जाने पर शहद 1 सेर

और पीपल, जारा व सोंठ प्रत्येक का चूर्ण 16 तोला, कालीमिर्च का चूर्ण 8 तोला, तालीशपत्र, धनिया, दालचीनी, तेजपात, इलायची, नागकेशर व नागरमोथा प्रत्येक का चूर्ण 16 तोला मिलाकर अमृतवान में भरकर रखना चाहिए।

खदिरादि वटिका-खैर की लकड़ी 12॥ सेर, जल 64 सेर, शेष 8 सेर। इस क्वाथ में जवत्री, कपूर, सुपारी, कंकोल व जायफल प्रत्येक 8 तोला प्रक्षेप देना चाहिए। पकाकर गोली बनाने लायक होने पर मटर प्रमाण वटी बनाकर रखना।

गन्धर्व हस्ततैल-एरण्ड का तेल 4 सेर। क्वाथ के लिए - एरण्ड की जड़, 12॥ सेर, सोंठ 12॥ सेर, जो 8 सेर। प्रत्येक के पकाने के लिये जल 64 सेर, शेष 16 सेर, दूध 16 सेर। कल्क के लिये - एरण्ड की जड़ 32 तोला और अद्रक-24 तोला।

गर्भ चिन्तामणि रस-रससिन्दूर, चाँदी की भस्म, लोहे की भस्म, प्रत्येक-2 तोला, अभ्रक भस्म 4 तोला, कपूर, वङ्गभस्म, ताम्र भस्म, जायफल, जवत्री, गोखरु के बीज, शतावर, खरेटी व गंगेरन की जड़ प्रत्येक का चूर्ण 1 तोला। पानी में पीसकर-2 रत्ती प्रमाण वटी बनाकर रखना।

गर्भपीयूष वल्ली रस-शुद्धपारा, शुद्धगन्धक, सोने की भस्म, लोहे की भस्म, चाँदी की भस्म, सोनामक्खी भस्म (मतान्तर में - रुषामक्खी भस्म), शुद्धहरताल, वङ्गभस्म व अभ्रकभस्म प्रत्येक 1-1 तोला लेकर, ब्राह्मी, अडूसा, भाँगरा, पित्तपापड़ा व दशमूल इनके रस में 7-7 बार करके पृथक्-2 भावना देकर 1 रत्ती प्रमाण वटी बनाकर रखना।

गुड़ पिप्पली-गुड़ 12॥ सेर, पीपल 12॥ सेर, हींग, त्रिकटु, सेंधानमक, चीता, विडनमक, जवाखार, सज्जीखार, चिरचिटे का खार, ताड़ की जटाका क्षार, तालमखाने का खार, इमली का खार, समुद्र फेन व थूहर का दूध प्रत्येक 4 तोला। सबका चूर्ण कर कूट छान के मिला कर रखना।

गुडूची तैल-तिल का तेल 4 सेर। गिलोय का काथ 16 सेर (गिलोय 1॥ सेर, जल 64 सेर, शेष 16 सेर) गिलोय का कल्क 1 सेर। यथाविधि पकाना चाहिये।

गुडूच्यादि लौह–गिलोय का सत्, त्रिफला, त्रिकटु, त्रिमद, (वायविडंग, चीते की जड़ नागरमोथा) प्रत्येक का चूर्ण 1 तोला, लोहे की भस्म 10 तोला। जल से मर्दन कर 6 रत्ती प्रमाण वटी बना कर रखना।

गुल्मकालानल रस–शुद्धपारा, गन्धक, हरताल, तामे की भस्म, सुहागे की खील व लोहे की भस्म प्रत्येक–2 तोला, जवाखार 10 तोला, नागरमोथा, पीपल, सोंठ, कालीमिर्च, गजपीपल, हरड़, वच, कूठ प्रत्येक का चूर्ण 1 तोला लेकर पित्तपापड़ा, नागरमोथा, सोंठ, चिरचिटा व पाठे के क्वाथ की भावना देकर रखना। मात्रा–4 रत्ती।

ग्रहणी कपाट रस–शुद्धपारा, गन्धक, जायफल, लौंग प्रत्येक 6 माशा, इन सब द्रव्यों को हुलहुल, वेल के पत्त व सिंघाड़ा इन प्रत्येक के रस में यथाक्रम से भावना देकर–2 रत्ती प्रमाण वटी बना कर रखना। यह ग्रहणी, अतिसार शोथ व पाण्डुरोग में प्रयोग करना चाहिये।

ग्रहणी शार्दूल वटिका–जायफल, लौंग, जीरा, कूट, सुहागे की खील, विड्नमक, दालचीनी, इलायची, धतूरे के बीज व अफीम प्रत्येक 1 तोला लेकर प्रसारणीक रस में मर्दन कर–2 रत्ती प्रमाण वटी बना कर रखना। ग्रहण अतिसार व प्रवाहिका रोग में प्रयोग करना चाहिए।

घोरनृसिंह रस–ताम्रभस्म 1 भाग, लौह भस्म–2 भाग, वङ्ग भस्म 3 भाग, अभ्रकभस्म 4 भाग, सोनामक्खी भस्म 1 भाग, शुद्ध पारा 1 भाग, गन्धक 1 भाग, शुद्ध मनशिल 1 भाग, काले सर्प का विष 4 भाग, त्रिकटु सब मिला कर 4 भाग, शुद्ध कुचला–22 तोला व शुद्ध मीठा तेलिया 88 भाग। इन सब चीजों को रोहित मत्यस्य, महिष, मोर व सुअर इनके पित्त से व चीते के रस में अच्छी तरह मर्दन कर सरसों के बराबर वटी बना कर रखना।

चक्री (चाकी)–शुद्ध मीठा तेलिया, कालीमिर्च, शुद्ध हरताल, पारा, गन्धक, जमालगोटा, दन्ती की जड़ व पीपल प्रत्येक समान भाग। अद्रक के रस में मर्दन कर 1 रत्ती प्रमाण वटी बना कर रखना।

चण्डेश्वर रस–शुद्धपारा, गन्धक, मीठा तेलिया व ताम्रभस्म प्रत्येक समान भाग अद्रक के रस में 7 बार और सम्हालू के रस में 7 बार भावना देकर 1 रत्ती प्रमाण गोली बना कर रखना (दो तीन बार भावना देने से भी काम चल सकता है।)

चतुर्मुख रस-शुद्ध पारा, गन्धक, लोह भस्म व अभ्रक भस्म प्रत्येक 1 तोला, स्वर्णभस्म-2 माशा। इन सब चीजों को घीगुआर के गूदे के साथ मर्दन कर एरण्ड के पत्तों के बीच में रख कर और अच्छी तरह से बाँध कर तीन दिन तक धान के ढेर के बीच में दबा कर रखना। तदनन्तर निकाल कर 1 रत्ती प्रमाण वटी बनाकर रखना।

चन्दनादि तैल-तेल 8 सेर। क्वाथ के लिए भारंगी, अडूसे की छाल, कटेली, खरेटी व गिलोय सब मिला कर 12॥ सेर, जल 64 सेर, शेष 16 सेर। कल्क के लिए सफेद चन्दन, अगर, तालीशपत्र, नखी, मंजीठ, पद्माख, नागरमोथा, कचूर, लाख हल्दी व लालचन्दन प्रत्येक 8 तोला। क्वाथ में साथ में ही कल्क को पकाना चाहिए। कल्क के एक जाने पर शिलारस, केशर; नखी, सफेदचन्दन, कपूर, इलायची व लौंग इन सब गन्ध द्रव्यों को डाल कर गन्धपाक करना।

चन्दनादि लौह-लालचन्दन, नेत्रवाला, पाठा, खश, पीपल, हरड़ सोंठ, नीलोफर, आमला, नागरमोथा, चीते की जड़ व वायविडङ्ग का चूर्ण प्रत्येक 1 तोला, लोहा भस्म 12 तोला लेकर पानी से पीस कर-2 रत्ती प्रमाणवटी बना कर रखना।

चन्द्रकान्त रस-रससिन्दूर, अभ्रक, लोहा, व ताम्रभस्म, गन्धक समान भाग लेकर थूहर के रस के साथ मर्दन कर 1 माशा (1 रत्ती अ० वा०) प्रमाण वटी बना कर रखना।

चन्द्रप्रभा गुड़िका-वायविडंग, चीते की जड़, त्रिकटु, त्रिफला, देवदार, चल्य, चिरायता, पीपलामूल, नागरमोथा, कचूर, वच, सोनामक्खी, सेंधानमक व सौंचलनमक, जवाखार, सज्जीखार, हल्दी, दारुहल्दी, धनिया, गजपीपल व अतीस प्रत्येक-2 तोला, शुद्ध शिलाजीत 64 तोला, शुद्ध गुग्गल 16 तोला, लोहभस्म 16 तोला चीनी 32 तोला, वंशलोचन 8 तोला, दन्ता की जड़ व निशोथ 8 तोला और दालचीनी, तेजपात, इलायची मिला कर 8 तोला लेकर जल के साथ पीस कर 8 रत्ती प्रमाण वटी बनाकर रखना। वृद्धवैद्य लोग इस औषधि में 4 तोला शुद्धपारा व 4 तोला शुद्ध गन्धक (कज्जली) अथवा केवल रससिन्दूर 8 तोला डालने का उपेदश करते हैं। कोई कोई 4 तोला

अभ्रक भी डालते हैं। सब प्रकार के अर्शरोग (बवासीर) व प्रमेह आदि में प्रयोग करना चाहिए।

चन्द्रशेखर रस–पारा 1 भाग, गन्धक 1 भाग, कालीमिर्च 1 भाग, सुहागे की खील 1 भाग, सबके समान शुद्ध मनशिल लेकर रोहित मछली के पित्त की भावना देकर–2 रत्ती प्रमाण वटी बना कर रखना।

चन्द्रामृत रस–त्रिकटु, त्रिफला, चव्य, धनिया जीरा, सेंधा नमक, प्रत्येक का चूर्ण 1 तोला, कज्जली 4 तोला, लोहभस्म–2 तोला, सुहागे की खाल 8 तोला, कालीमिर्च 4 तोला, बकरी के दूध में पीस कर 8 ।9 रत्ती प्रमाण वटी बना कर रखना। सब प्रकार की खाँसी, श्वास, रक्तष्टीवन (खून थूकना), ज्वर पाण्डु व क्रिमि आदि में प्रयोग करना चाहिए।

चन्द्रोदयावर्ती–हरड़ कवच, कूट, पीपल, कालीमिर्च, बहेड़े की गिरी, शंखनाभि भस्म व मनशिल इन सबको समान भाग लेकर बकरी के दूध में पीसकर बत्ती बनाकर रखना।

चातुर्थकारि रस–कज्जली–2 तोला, लोहभस्म, अभ्रकभस्म व शुद्ध हरताल प्रत्येक 1 तोला, सोने की भस्म 6 माशा लेकर काला धतूरा व मौलसिरी के रस में गर्दन कर–2 रत्ती प्रमाण वटी बना कर रखना।

चिन्तामणी चतुर्मुख–रससिन्दूर–2 तोला, लोहाभस्म 1 तोला, अभ्रकभस्म 1 तोला, सोने की भस्म 6 माशा लेकर घिगुवार के रस में मर्दन कर एरण्ड के पत्तों में लपेट कर धान के ढेर में तीन तदन तक दबाकर रखना। तदनन्तर वहाँ से निकाल कर–2 रत्ती प्रमाण वटी बनाकर रखना।

चैंतसघृत–घी 4 सेर। क्वाथ के लिए – खम्भार को छोड़कर दश मूल की और नौ चीजें और रायसन, एरण्ड की जड़, निशोथ की ज़ड़ खरेटी, मूर्वा की जड़ व शतावर प्रत्येक 16 तोला, पकाने के लिए जल 64 सेर, शेष 16 सेर। कल्क के लिए पानीय कल्याण घृत में कहे हुए–28 द्रव्यों में से प्रत्येक–2 तोला। जल 16 सेर दूध आदि भी पानीय कल्याण घृत के अनुसार डालना।

च्यवनप्राश–वेल की जड़ की छाल, अरासी के जड़ की छाल, सोनापाठ की छाल, खम्भारी की छाल, पाढल की छाल, शालपर्णी, पृष्टपर्णी, मुद्गपर्णी,

माषपर्णी, पीपल, गोखरु, बड़ी कटेली, कटेली काकडत्रासिंगी भुई आंवला, दाख, जिवन्ती, कूठ, काला अगर, हरड़, गिलोय, ऋद्धि, जीवक, ऋषभक, कचूर, नागरमोथा, पुनर्नवा, मेदा, छोटी इलायची नीलोफर, लालचन्दन, विदारिकन्द, अडूसे की जड़, काकोली व काकजंघा, ये सब प्रत्येक 8 तोला, ढीले करके पोटली में बाँधे हुए आमले गिनती के 500 (याऽ7॥-छटाँक) लेकर इन सबको 64 सेर पानी डालकर पकाना 16 सेर पानी बाकी रहने पर उतार कर क्वाथ छान लेना चाहिए और पोटली में बँधे हुए आवलों को खोलकर उनके बीज अलग निकाल कर घी 6 पल व तेल 6 पल में थोड़ा सा भूनकर सिलवट्टे से अच्छी तरह से बारीक पीस लेना चाहिए। तदनन्तर मिश्री 50 पल लेकर ऊपर लिखित क्वाथ का पानी व आमले की लुगदी सब को मिलाकर पकाना चाहिए। लेह (चटनी) के समान गाढा होने पर उसमें वंशलोचन 4 पल, पीपल-2 पल, दालचीनी-2 तोला, तेजपात-2 तोला, इलाची-2 तोला, नागकेशर-2 तोला इन सबका चूर्ण प्रक्षेप देकर और अच्छी तरह मिलाकर उतार देना चाहिए। शीतल होने पर उसमें शहद 6 पल मिलाकर अमृतवान में भरकर रखना चाहिए। मात्रा-2 तोला।

छागलाद्यघृत-घी 4 सेर। खस्सी बकरे का मांस ऽ6। सवा छः सेर, दशमूल ऽ6। सेर, पकाने के लिए जल 64 सेर, शेष 16 सेर। दूध 4 सेर, शतावर का रस 4 सेर। कल्क के लिए जीवनीय वर्ग अर्थात् जीवक, ऋषभक, काकोली, क्षीरकाकोली, मेदा, महामेदा, मुद्गपर्णी, माषपर्णी जीवन्ती व मुलेटी सब मिलाकर 1 सेर।

जलोदरारि रस-पीपल, मरिच, ताँबे की भस्म, व हल्दी का चूर्ण इन सबको थूहर के दूध में 1 दिन मर्दन कर सब चूर्ण के समान भाग मिलाकर शीशी में भर कर रखें। मात्रा - 4 माशा।

जीरकाद्यमोदक-जीरा 1 सेर, सोंठ ऽ ।= छः छटाँक, धनियाँ ऽ ।= छः छटाँक, सौंफ, अजवायन व कालाजीरा प्रत्येक 8 तोला, दूध 8 सेर, चीनी 6। सेर, घी 1 सेर। इन सबको मृदु अग्नि के ताप में यथाविधि पकाना। आसन्न पाक के समय त्रिकटु, दालचीनी, तेजपात इलायची, वायविडंग, चव्यस, चीते की जड़ नागरमोथा व लौंग प्रत्येक 8 तोला प्रक्षेप देकर पाकशेष करके शीतल होने पर मोदक बनाकर रखना।

ज्वर कुञ्जरपारीन्द्र रस–शुद्ध पारा–2 तोला, अभ्रक भस्म 1 तोला और शुद्धगन्धक, चाँदी की भस्म, सोनामक्खी भस्म, रसौत, खपरिया भस्म, ताम्र भस्म, मुक्ता भस्म, प्रबाल भस्म, लौह भस्म, शिलाजीत, गेरुमिट्टी, शुद्ध मनशिल व स्वर्ण भस्म प्रत्येक 4 तोला। एक साथ मिलाकर खिरणी, तुलसी के पत्ते, साँठ, अरणि, भुंई आमला जंगली तोरई चिरायता, गिलोय, कलिहारी, मालकंगनी, मुद्रपर्णी, व शालपर्णी इन प्रत्येक के रस में 3–3 बार भावना देकर 4 रत्ती प्रमाण वटी बनाकर रखना सब प्रकार के पुराने बुखार और श्वास, कास, प्रमेह, पाण्डु, आमला, ग्रहणी व क्षय आदि उपद्रवों में प्रयोग करना चाहिए।

ज्वरभैरव रस–सोंइ, पीपल, मिर्च, बहेड़ा, आंवला, हरड़, सुहागे की खील, मीठा तेलिया, शुद्ध गन्धक, पारा व जमालगोटा प्रत्येक समान भाग लेकर गुमे के रस में मर्दन कर 1 रत्ती प्रमाण वटी बनाकर रखना।

ज्वरमातङ्ग केशरी–शुद्ध पारा, गन्धक, हरताल, सोनामक्खी भस्म, सोंइ, पीपल, मिर्च, हरड़, जवाखार, सज्जीखार, सेंधानमक, नीमक बीज, शुद्ध कुचला व चीते की जड़ प्रत्येक 1–1 भाग, जमालगोटा शुद्ध–2 भाग, मीठा तेलिया शुद्ध–2 भाग लेकर सम्हालू के पत्तों के रस में मर्दन कर 1॥ रत्ती प्रमाण वटी बनाकर रखना।

ज्वरहर वटी–सीसा भस्म, शुद्ध हरताल, शुद्ध मीठा तेलिया, रससिन्दूर प्रत्येक समान भाग लेकर पानी से पीसकर सरसों प्रमाण वटी बनाकर रखना।

ज्वराङ्कुश–शुद्ध पारा 1 भाग, गन्धक–2 भाग, सुहागे की खील–2 भाग, शुद्ध मीठा तेलिया 1 भाग, कालीमिर्च 5 भाग, कायफल 5 भाग, दन्ती के बीज 5 भाग लेकर जल में मर्दन कर मटर प्रमाण वटी बनाकर रखना।

ज्वरान्तक रस–ताम्र भस्म, शुद्ध गन्धक, पारद, सौराष्ट्रमृत्तिका सोनामक्खी भस्म, लौह भस्म, शुद्ध हिंगुल, अभ्रक भस्म, स्वर्णभस्म व रसौत प्रत्येक समान भाग लेकर भूनिम्बादि गणके क्वाथ के साथ भावना देकर 1 रत्ती प्रमाण वटी बनाकर रखना **भूनिम्बादिगण** चिरायता, देवदार, सोंठ, नागरमोथा, कुटकी, इन्द्रजौ, धनिया, गजपीपल व दशमूलकी दश चीजें।

ज्वराारिरस-शुद्ध हिंगुल, गन्धक, पारा ताम्र भस्म, सीसा भस्म, अभ्रक भस्म, सुहागे की खील, विटू नमक व शुद्ध मनशिल लेकर 10 दिन तक अमलतास के पत्तों के रस की भावना देकर 1 रत्ती प्रमाण वटी बनाकर रखना।

ज्वराशनि रस-पारा, गन्धक, सेंधानमक, मीठा तेलिया व ताम्रभस्म प्रत्येक के समान भाग, सबके समान लौहभस्म; लौह भस्म, के समान भाग अभ्रक भस्म, लेकर लोहे के खरल में लोहे की मुसली से सम्हालू के पत्तों के रस में मर्दन कर उसमें पारे के समान भाग अर्थात् 1 भाग कालीमिर्च का चूर्ण मिलाकर पुनर्वार अच्छी तरह से मर्दन कर 1 रत्ती प्रमाण वटी बनाकर रखना। पुराना बुखार और जिगर, तिल्ली, गुल्म, उदर, शोथ, कास व श्वास रोग में प्रयोग करना चाहिए।

तरुण ज्वरारि-जमालगोटा, पारा, गन्धक, मीठातेलिया प्रत्येक समान भाग लेकर घीगुवार के रस में मर्दन कर-2 रत्ती प्रमाण वटी बनाकर रखना।

तारकेश्वर रस-रससिन्दूर, लोहभस्म वंगभस्म व अभ्रकभस्म प्रत्येक समान भाग शहद में मर्दन कर 1 माषा प्रमाण वटी बनाकर रखना।

तारकेश्वर रस-(मूत्रकृच्छ्र) पारा, गन्धक, लोहभस्म, अभ्रम भस्म, धमासा, जवाखार; गोखरु के बीज व हरड़ इन सबको समान भाग लेकर पेठे के रस में, कुशादि पंचतृणमूल के क्वाथ में व गोखरु के रस में भावना देकर और अच्छी तरह पीसकर-2 रत्ती प्रमाण वटी बनाकर रखना।

तालीशादि मोदक वा चूर्ण-तालीशपत्र 1 तोला, कालीमिर्च-2 तोला, सोंठ 3 तोला, पीपल 4 तोला, वंशलोचन 5 तोला, दालचीनी 6 माषा, इलायची 6 माषा, चीनी ऽ॥ आधासेर पहिले चीनी की चासनी बनाकर उसमें तालीशपत्र आदि का चूर्ण डालकर यथाविधि पूर्वक मोदक तैयार कर रखना। कास, श्वास, अरुचि, पाण्डु, कामला, ग्रहणी, अतिसार, प्लीहा व शोथ आदि में प्रयोग करना चाहिए। मोदक पाक न करके केवल चूर्ण रूप से भी व्यवहार किया जा सकता है।

त्रिकट्वादि लौह-त्रिकटु, त्रिफला, दन्ती की जड़, चिरचिटा, वायविड़ंग, चीते की जड़, नागरमोथा, सूखी मूली व पुनर्नवा प्रत्येक का चूर्ण समान भाग,

सबके समान लोहे की भस्म एक साथ मर्दन कर रखना उपर्युक्त मात्रा में प्रयोग करना यह शोथ रोग की महौषधि है।

त्रिफलादि लौह-त्रिफला, नागरमोथा, त्रिकटु, वायविड़ंग, कूठ, वच, चीते की जड़ व मुलेटी प्रत्येक का चूर्ण 8 तोला, लोहे की भस्म 64 तोला, गुग्गल 64 तोला, इन सब चीजों को 96 तोला शहद के साथ मर्दन कर रखना।

त्रिफलाद्य घृत-घी 4 सेर। क्वाथ के लिए-त्रिफला 8 सेर, जल 64 सेर, शेष 16 सेर। गौ का दूध 16 सेर। कल्क के लिए - त्रिफला 1 सेर। यथाविधि पकाना।

त्रैफल घृत-घी 4 सेर। क्वाथ के लिए - त्रिफला की प्रत्येक चीजें-2 सेर अर्थात् सब मिलकर 6 सेर, जल 48 सेर, शेष 12 सेर। दूध 4 सेर। कल्क के लिए-त्रिफला, त्रिकटु, दाख मुलेटी, कुट की पुण्डरिया लकड़ी, छोटी इलायची, वायविडंग, नागकेशर नीलोफर, अनन्तमूल, श्यामलता, लालचन्दन, हल्दी व दारुहल्दी प्रत्येक-2 तोला।

त्रैलोक्य चिन्तामणि रस-रससिन्दूर 3 भाग, काले सर्प का विष-2 भाग, मीठा तेलिया 6 भाग, हरताल 1 भाग और गोदन्ती हरतालभस्म, अभ्रकभस्म शुद्ध नीलाथोता, मनशिल, गन्धक, सुहागे की खील, जमालगोटा धतूरे के बीज, दन्ती की जड़, कनेर की जड़ व कलिहारी प्रत्येक 1 भाग इन सब चीजों की ढाक की जड़ के रस में 7 बार भावना देकर चीते जड़ के क्वाथ, अद्रक का रस, मछली का पित्ता, मोर का पित्ता, भैंस का पित्ता, सुअर का पित्ता, बकरे का पित्ता व साँप के पित्ते से क्रमशः दशवार भावना देकर धान के बराबर गोली बनाकर रखना।

त्र्यम्काभ्र रस-काला अभ्रक भस्म लेकर कटेली, खरेटी, गोखरु, घीगुवार, पीपलामूल, भंगरा अडूसा, वेर के पत्ते, आमला, हल्दी व गिलोय प्रत्येक के 1 पल परिमाण रस में पृथक्-2 भावना देकर रखना। मात्रा - 1 रत्ती प्रमाण।

त्र्याहिकारि रस-पारा, गन्धक, मनशिल, हरताल प्रत्येक एक एक भाग,

अतीस 4 भाग, लोहे की भस्म-2 भाग, चाँदी की भस्म आधा भाग लेकर नीम की छाल व कोयल के रस में मर्दन कर 3 रत्ती प्रमाण वटी बना कर रखना।

दुग्धवटी-(1) मीठा तेलिया 12 रत्ती, अफीम 12 रत्ती, लोहभस्म 6 रत्ती, अभ्रकभस्म 60 रत्ती लेकर दूध में मर्दन कर-2 रत्ती प्रमाण वटी बना कर रखना। विविध प्रकार के शोथ, ग्रहणी, पाण्डु व विषमज्वर आदि में प्रयोग करना चाहिए।

दुग्धवटी-(2) पारा, गन्धक, मीठातेलिया, ताँबे की भस्म, अभ्रक भस्म, लोहे की भस्म, हरताल, सिंगरफ, संखिया व अफीम प्रतयेक समान भाग, दूध में पीस कर आधा जौ प्रमाण वटी बनाकर रखना।

दन्ती हरीतकी-ढीली पोटली बँधी हुई हरड़-25 नग, दन्ती की जड़ ऽ3= तीन सेर-2 छटाँक, चीते की जड़ ऽ3= पकाने के लिए जल 64 सेर, शेष 8 सेर। इस क्वाथ में ऽ3= पुराना गुड़ घोल कर छानना और पूर्वोक्त पोटली में बँधी हुई उबली हुई-25 हरड़ आध सेर तेल में भून कर उनको इस क्वाथ में पकाना। आसन्न पाक होने पर उसमें निशोथ का चूर्ण ऽ ॥ आध सेर, पीपल का चूर्ण 4 तोला व सोंठ का चूर्ण 4 तोला प्रक्षेप देकर पाकशेष करना अर्थात् लेह के समान बनाकर उतार देना। शीतल होने पर उसमें शहद ऽ॥ आध्र सेर और दालचीनी, तेजपात, इलायची, नागकेशर प्रत्येक का चूर्ण-2 तोला मिला कर अमृतबान में भर कर रखना।

दाड़िमाद्य घृत-घी 4 सेर। क्वाथ के लिए - अनार के बीज, वायविड़ंग, हल्दी, चव्य, जीरा, त्रिफला, सोंठ, पीपल,गोखरु के बीज, अजवायन, धनियाँ, अम्लवेत, पीपलामूल (अथवा गजपीपल), वेलगिरि व सेंधानमक प्रत्येक-2 तोला, पकाने के लिए जल 16 सेर।

दीपिका तैल-बड़े पञ्चमल के आठ-2 अंगुल नाप के लकड़ी के टुकड़े साफ कपड़े की लीरों से अच्छी तरह लपेट कर व तेल में भिगोकर जलाना। इससे जो तेल के बूँद गिरेंगे, उनको गर्म करके कानों में डालना

दुर्वाद्य घृत-लाल साठिचावल 4 सेर, जल 16 सेर में मर्दन कर उस जल को छान के लेना। तदनन्तर यह जल 16, सेर बकरी का दूध 16 सेर और दुर्वा, कमलकेशर, मंजीठ, ऐलवा, चीनी, सफेदचन्दन, खश नागरमोथा,

लाल चन्दन व पद्माख प्रत्येक 2 तोला परिमाण कल्कद्रव्य लेकर इनके साथ 4 सेर बकरी का घी यथाविधि पकाना। रक्तपित्त रोग में और मुख नाक आदि से रक्त के गिरने में प्रयोग करना चाहिए।

दृष्टिपदावर्ति-त्रिफला, मुर्गे के अण्डे के छिलके, हीराकसीस, लोहे की भस्म, नीलोफर, वायविडंग, व समुद्रफेन, इन सबको ताँबे के वर्त्तन में पीस कर 7 दिन तक बकरी के दूध की भावना देकर फिर बकरी का दूध मिला कर वर्ति बना कर रखना।

धात्री लौह-आंवले का चूर्ण 1 सेर, लोहभस्म ऽ ॥ आधासेर, मुलेटी का चूर्ण ऽ। एक पाव, इन सबको आमले के क्वाथ में (किसी-किसी के मत में गिजोय के क्वाथ में) सातदिन सातावार भावना देना भावना के लिए-आवंला ऽ1 ॥ सेर, पकाने के लिए जल 14 सेर, शेष ऽ3 ॥ सेर इस क्वाथ से भावना देनी चाहिए। तदनन्तर खूब तेज धूप में सुखाकर और फिर बारीक पीसकर अमृतवान में भर कर रखना।

धात्रीषट्पलक घृत-घी 4 सेर। आंवले का रस 16 सेर। कल्क के लिए - पीपल, पीपलामूल, चव्य चीते की जड़, सोंइ व जवाखार प्रत्येक 1 पल। जल 16 सेर सेर प्रक्षेप के लिए चीनी ऽ ॥ वारह छटाँक व सेंधानमक ऽ। पाव।

नवज्वरांकुश -पारा 10 भा०, गन्धक-2 भाग, सिंगरफ 3 भाग, जमालगोटे के बीज 4 भाग, दन्ती की जड़ के क्वाथ में मर्दन कर 1 रत्ती प्रमाण वटी बना कारखना।

नवज्वरारि रस-पारा 1 भाग, गन्धक-2 भाग, मीठा तेलिया 3 भाग, सत्यानासी की जड़ 4 भाग, जमालगोटा 5 भाग, कागजी निंबू के रस में मर्दन कर मूँग प्रमाण वटी बनाकर रखना।

नवायस चूर्ण-त्रिकटु, त्रिफला, नागरमोथा, वायविडंग, चीते की जड़ प्रत्येक 1 तोला, लोहभस्म 9 तोला लेकर पानी से पीस कर 4 रत्ती प्रमाण गोली बना कर रखना। मात्रा 1-9 रत्ती तक।

नयनामृत रस-रससिंदूर 4 भाग, सीसाभस्म 4 भाग, रसौत 8 भाग,

कपूर 1 भाग, इन सबको एक साथ पीस कर रखना। इसका अञ्जन करने से तिमिर व पटल आदि रोग नष्ट हो जाते हैं।

नारिकेल खण्ड-पक्के नारियल की गिरी को सिलवट्टे से पीस कर और उसको कपड़े में छान कर उसको 1 सेर लेकर-2 छटाँक घी में थोड़ा सा भून कर लेना। तदनंतर 4 सेर नारियल के पानी में 1 सेर चीनी घोल कर व छान कर उसमें पूर्वोक्त छानी हुई गिरी डाल कर पकाना पाकशेष होने पर उसमें धनिया, पीपल, नागरमोथा, वंशलोचन, जीरा व कालजीरा प्रत्येक का चूर्ण 6 माशा और दालचीनी, तेजपात, इलायची नागकेशर प्रत्येक का चूर्ण 1 माशा प्रक्षेप देकर अच्छी तरह पर मिला कर अमृतवान में भर कर रखना।

नित्यानन्द रस-हिंगुलोत्थपारा, गन्धक, ताम्रभस्म काँसीभस्म, वङ्गभस्म, हरताल, नीलाथोता, शंखभस्म, कौड़ीभस्म, त्रिकटू, त्रिफला लोहभस्म, वायविड़ंग, पाँचों नमक, चव्य, पीपलामूल, हाऊवेर, वच, कचूर, पाठा, देवदारु इलायची, विधायरे की जड़, निशोथ, चीते की जड़, व दन्ती की जड़ प्रत्येक समान भाग। हरड़ के क्वाथ में मर्दन कर 5 रत्ती प्रमाणवटी बना कर रखना।

पञ्चतिक्त घृत-घी 4 सेर। क्वाथ के लिए - नीम की छाल, पटोलपत्र, कटेली, गिलोय, व अडूसे की छाल प्रत्येक 80 तोला, पकाने के लिए जल 64 सेर, शेष 16 सेर। कल्क के लिए - मिलित त्रिफला 1 सेर।

पञ्चानन रस-पारा, नीलाथोता, गन्धक, जमालगोटा, पीपल व अमलतास की गिरी प्रत्येक समान भाग, थूहर के दूध की भावना देकर रखना। मात्रा-2 रत्ती।

पञ्चामृत पर्पटी-गन्धक 8 तोला, पारा 4 तोला, लोहभस्म-2 तोला अभ्रक 1 तोला, ताम्रभस्म 6 माशा- लेकर इन पाँच द्रव्यों को लोहे के बर्तन में मर्दन कर लौहपर्पटी के समान बनाना। विविध प्रकार की ग्रहणी व ग्रहणी के विविध प्रकारक उपद्रवों में प्रयोग करना चाहिए मात्रा-2 रत्ती।

पंचामृत रस-पारा 1 तोला, गन्धक 1 तोला, सुहागे की खील 3 तोला व कालीमिर्च 3 तोला लेकर पानी में पीस कर 1 रत्ती प्रमाण वटी बना कर

रखना। शोथ, ज्वरातिसार, संयुक्त शोथ, जलोदर व शिर:शूल आदि रोगों में प्रयोग करना चाहिये।

पाठादि तैल–कड़वा तैल 1 सेर। कल्क के लिये - पाठा, हल्दी, दारुहल्दी, मूर्वा, पीपल, जाई के पत्ते व दन्ती की जड़ सब मिला कर 16 तोला, जल 4 सेर।

पानीय कल्याण घृत–घी 4 सेर। कल्क के लिये - इन्द्रायण की जड़, त्रिफला, रेणुक, देवदारु, पेलवा, शालपर्णी, तगर, हल्दी, दारु–हल्दी, श्यामालता, अनन्तमूल, फूलप्रियंगु, नीलीकुमुदिनी, इलायची, मंजीठ, दन्ती की जड़, दाड़िम के बीज, नागकेशर, तालीशपत्र, बड़ी कटेली, चमेली के फूल, वायविडंग, पृष्ठपर्णी, कूठ, लालचन्दन व पद्माख इन–28 द्रव्यों में से प्रत्येक–2 तोला, पकाने के लिये जल 16 सेर।

पानीय भक्त वटी–त्रिकटु, त्रिफला, नागरमोथा, निशोथ व चीते की जड़ प्रत्येक–2 तोला, कज्जली 1 तोला, लोहभस्म, अभ्रक भस्म, वायविडंग प्रत्येक 4 तोला लेकर त्रिफला के क्वाथ में मर्दन कर 3।4 रत्ती प्रमाण वटी बनाना।

पाराशर घृत–घी 16 सेर। मुलेटी, खरेटी, गिलोय व स्वल्प पंचमूल मिलित 12॥ सेर, जल 128 सेर, शेष 16 सेर, आंवले का रस 16 सेर, दूध 64 सेर, कल्क के लिये - जीवक, ऋषभक, मेदा, महामेदा, काकोली, क्षीरकाकोली, जीवन्ती मुलेठी, ऋद्धि व वृद्धि।

पाषाणभिन्न रस–पारा 1 पल, गन्धक–2 पल, शिलाजीत 1 पल लेकर एकत्र मिला कर सफेद पुनर्नवा, अडूसा व सफेद कोयल के रस में एक एक दिन मर्दन कर व सूखा कर दोलायन्त्र में स्वेदन करा कर रखना। मात्रा–2 रत्ती।

पुटपाक विषम ज्वरान्तक लौह–सिंगरफ से निकाला हुआ पारा 1 तोला, गन्धक 1 तोला इन दोनों की अच्छी तरह से कज्जली बना कर पर्पटी के समान पकाना चाहिये। इसके साथ सोना 3 माशा और लौह भस्म, अभ्रक भस्म व ताम्रभस्म प्रत्येक–2 तोला, वङ्गभस्म सुनेरी गेरु मिट्टी व प्रवाल भस्म प्रत्येक आधा तोला, मोती भस्म, शंख व सीप की भस्म प्रत्येक 2 माशा,

इन सब चीजों को पानी के साथ पीस कर सीपी में भरकर सीपी का ऊपरि हिस्सा कीचड़ से बन्द करके इन सीपों को-20।25 उपलों की अग्नि में पुटपाक करना। शीतल होने पर औषधि को लेकर शीशी में भरी कर रखना। मात्रा-2 रत्ती। सब प्रकार के पुराने ज्वर और प्लीहा, यकृत्, गुल्म, कामला, पाण्डु, ग्रहणी, कास व श्वास आदि उपद्रवों में भी प्रयोग करना चाहिये।

पुनर्नवादिमण्डूर-शुद्ध मण्डूर 5 पल, पकाने के लिए गोमूत्र ऽ5 सेर। आसन्न पाक के समय पुनर्नवा, निशोथ, सोंठ, पीपल, मिर्च, वायविडंग, देवदार, चीते की जड़, कूठ, आंवला हरड़, वहेड़ा, हल्दी, दारुहल्दी, दन्ती की जड़, चव्य, इन्द्रजौ, कुट की, पीपलामूल व नागरमोथा प्रत्येक काचूर्ण 1 तोला लेकर प्रक्षेप देकर अच्छी तरह से मिला कर रखना। मात्रा - 4 माशा।

पुष्यानुग चूर्ण-पाठा, जामुन के बीजों की गिरी, आम के गुठली की गिरी, पाषाण भेद, रसौत, लक्ष्मणा (सफेद फूल की कटेली) वा पाठा, मोचरस, वराहक्रान्ता, कमलकेशर, काश्मीरी केशर, अतीस, नागरमोथा, वेलगिरि, लोध, गेरुमिट्टील, त्रिफला, कालीमिर्च, सोंठ, दाख, लालचन्दन, सोनापाठे की छाल, कुड़े की छाल, अनन्तमूल, धाय के फूल, मुलेठी व अर्जुन की छाल इन सब द्रव्यों को समान भाग पुष्य नक्षत्र में ग्रहण कर चूर्ण तैयार कर रखना। मात्रा - 1-2 माशा तक।

प्रताप मार्तण्ड रस-मीठातेलिया, सिंगरफ व सुहागे की खली समान भाग लेकर पानी से पीस कर 1 रत्ती प्रमाण वटी बना कर रखना।

प्रदरान्तक रस-पारा, गन्धक, वङ्गभस्म, रौप्यभस्म, खपरिया भस्म व कौड़ी भस्म प्रत्येक 6 माशा, लोहभस्म 3 तोला इन सबको घिगुवार के रस में 1 दिन तक मर्दन कर-2 रत्ती प्रमाण वटी बनाकर रखना।

प्रदरारिलौह-कुड़े की छाल 12॥ सेर, जल 64 सेर, शेष 8 सेर। क्वाथ को छान कर दूसरी बार पकाना। गाढ़ा होने पर वराहक्रान्ता, मोवरस, पाठा, वेलगिरी नागमोथा, धाय के फूल, अतीस, अभ्रक भस्म व लोह भस्म प्रत्येक 1 प्रक्षेप देकर 1 रत्ती प्रमाण वटी बनाकर रखना।

प्रभाकर वटी-सोनामक्खी, लोहा, अभ्रकभस्म, वंशलोचन व शिलाजीत

समान भाग लेकर अर्जुन की छाल के क्वाथ की भावना देकर 4 रत्ती प्रमाण वटी बना कर रखना।

प्रमेहमिहिर तैल-तिल का तेल 4 सेर। क्वाथ के लिए लाख 8 सेर, जल 64 सेर, शेष 16 सेर शतावर का रस 4 सेर, दूध 4 सेर, दही का तोड़ 16 सेर। कल्क के लिये सोया, देवदारु, नागरमोथा, हल्दी दारुहल्दी, मूर्वा की जड़, कूठ, असगन्ध, सफेदचन्दन, लालचन्दन, रेणुक, कुटकी, मुलेठी, रायसन, दालचीनी, इलायची, भारंगी, चव्य, धनिया, इन्द्रजौ, करञ्जवे के बीज, अगर, तेजपात, त्रिफला, नालुका, नेत्रवाला, खरेटी, गोरखमुण्डी, मंजीठ, सरलकाठ, पद्माख, लोध, सौंफ, वच, जीरा, खश, जायफल, अडूसे की छाल व तगर प्रत्येक-2 तोला।

प्रसारणी तैल-एरण्डतैल 4 सेर, 16 सेर प्रसारणी के रस में पका कर रखना।

प्राणदा गुड़िका-सोंठ 3 भाग, कालीमिर्च, 1 भाग, पीपल-2 भाग, चव्य 1 भाग, तालीशपत्र 1 भाग, नागकेशर 4 भाग, पीपलामूल-2 भाग, तेजपात 1 भाग, छोटी इलायची-2 भाग, दालचीनी 1 भाग, खश 1 भाग पुराना गुड़-240 भाग लेकर मोदक पाक करना। सब प्रकार के अर्श (ववासीर) और अग्निमान्द्य, विषमज्वर, पाण्डु, क्रिमि, हृद्रोग, शूल, मूत्रकृच्छ्र व श्वास आदि में प्रयोग करना चाहिये।

प्राणेश्वर रस-पारा, गन्धक, अभ्रक भस्म, सुहागे की खील, सोया, अजवायन, जीरा प्रत्येक-2 तोला और जवाखार, हींग, पाँचों नमक, वायविडंग, इन्द्रजौ, राल व चीता प्रत्येक 1 तोला लेकर जल में मर्दन कर-2 रत्ती प्रमाण वटी बनाकर रखना। अतिसार आदि उदर रोगों में प्रयोग करना चाहिये।

प्लोहान्तक रस-ताम्रभसम, चाँदी भस्म, अभ्रक, लोहा, मोती भस्म, सिंगरफ, रसौत, पारा, गन्धक, गुग्गल, त्रिकटु, रायसन, जमाल गोटे के बीज, त्रिफला, कूटकी, दन्तों की जड़, बनतोरई की जड़, सेंधा नमक, निशोथ व जवाखार इन सबको एरण्ड तेल में मर्दन कर 1 रत्ती प्रमाण वटी बना कर रखना।

वङ्गेश्वर रस-रससिन्दूर व वङ्ग भस्म समान भाग मिला कर पानी से पीस कर-2 रत्ती प्रमाण वटी बनाना।

वज्रक्षार-समुद्र नमक, सेंधा नमक, करकच नमक, सोंचल नमक, जवाखार, सुहागे की खील व सज्जीखार इनका चूर्ण समान भाग लेकर थूहर व आँक के दूध में 3 दिन तक मर्दन कर धूप में सुखा कर उसको आँक के पत्तों में लपेट कर हाँडी में भरकर और उसका मुख बन्द कर आँच देनी चाहिए। हाँडी के बीच की औषधि के जलजाने पर आँच से उतार कर ठण्डा हो जाने पर औषधि निकाल कर उसका चूर्ण करके उस में त्रिकटू, त्रिफला, अजवायन; जीरा व चीता इनका चूर्ण समान भाग पूर्वोक्त के समान मिलाकर रखना। मात्रा 1 तोला तक।

वलागर्भ घृत-घी 1 सेर, दशमूल का क्वाथ 8 सेर, बकरे के माँस का क्वाथ 4 सेर, दूध 4 सेर। कल्क के लिए खरेटी कुटी हुई 1 सेर

वसन्त कुसुमाकर रस-स्वर्ण भस्म-2 भाग, चाँदी भस्म-2 भाग (कोई-2 चाँदी के बदले कपूर व्यवहार करते हैं), वङ्गभस्म, सीसा भस्म, लोह भस्म प्रत्येक 3 भाग, अभ्रक भस्म, प्रवाल भस्म, मुक्ताभस्म प्रत्येक 4 भाग इन सबको एकत्र पीस कर क्रमशः गौ का दूध, ईख का रस, अडूसे की छाल का रस, लाख का क्वाथ, नेत्रवाला का क्वाथ, केले की जड़ का रस, केले के फूलों का रस, कमला का रस, चमेली के फूलों का रस, केशर का पानी व कस्तूरी इन सब चीजों से भावना देकर-2 रत्ती प्रमाण वटी बनाकर रखना।

वसन्त तिलक रस-सोना भस्म 1 भाग, अभ्रक भस्म-2 भाग, लोह भस्म 3भाग, पारा 4भाग, गन्धक 4 भाग, वङ्ग भस्म-2 भाग, मोती भस्म-2 भाग, मूँगा भ्स्म-2 भाग इन सबको एक साथ पीसकर गोखरु, सडूसा व ईख के रस में मर्दन कर तदनन्तर आतशी शीशी में भकर बालुका यन्त्र में उपलों की अग्नि में 7 पहर तक पकाना। शीतल होने पर औषधि को निकाल कर उसमें कस्तूरी 4 भाग व कपूर 4 भाग मिला कर पीसकर रखना। मात्रा-2 रत्ती।

वातगजांकुश रस-पारा, गन्धक, लोहा, सोनामक्खी, हरताल, हरड़ काकड़ासिंगी मीठा तेलिया, त्रिकटु, अग्निमन्द्य, सुहागे की खील प्रत्येक समान भाग लेकर मुण्डी के रस में 1 दिन व सम्हालू के रस में 1 दिन मर्दन कर-2 रत्ती प्रमाण वणी बनाकर रखना।

वातरक्तान्तक रस–पारा, गन्धक, लोहा, मोती,[1] हरताल, मनशिल[2] शिलाजीत, गुग्गल, वायविडङ्ग, त्रिफला, त्रिकटू, वावची पुनर्नवा, देवदारु, चीते की जड़, दारु हल्दी, चीते की जड़ व सफेद कोयल प्रत्येक समान भाग लेकर त्रिफला के क्वाथ में व भंगर के रस में यथाक्रम से 3 बार भावना देकर उड़ प्रमाण वटी बनाकर रखना।

वासा कूष्माण्ड खण्ड–अडूसे की छाल–2 सेर, पकाने के लिए जल 16 सेर, शेष 4 सेर। पुराने पेठे का गूदा ऽ1॥= सेर, घी 1 सेर में अच्छी तरह भूनकर उसमें इस अडूसे का क्वाथ 4 सेर, व चीनी ऽ3= सेर डालकर पकाना। आसन्न पाक के समय–नागरमोथा, आंवला, वंशलोचन, भारंगी, दालचीनी तेजपत्ता व इलाची प्रत्येक का चूर्ण 6 माशा व पीपल का चूर्ण 8 तोला प्रक्षेप देकर अच्छी तरह से मिलाकर उतारकर शीतल होने पर उसमें ऽ। पाव शहद मिलाकर रखना। रक्तपित्त, कास, श्वास, क्षय, हिक्का, हृद्रोग, अम्लपत्ति व पीनस आदि रोगों में प्रयोग करना चाहिए।

वासाचन्दनाद्य तैल–तेल 16 सेर। क्वाथ के लिए – अडूसे की छाल 12॥ सेर, जल 64 सेर, शेष 16 सेर। लालचन्दन, गिलोय भारंगी, कटेली और दशमूल मिलित प्रत्येक ऽ2॥ सेर अर्थात् सब मिलाकर 12॥ सेर, जल 64 सेर, शेष 16 सेर, लाक्षा का क्वाथ 16 सेर, दही का तोड़ 16 सेर। कल्क के लिए लालचन्दन, रेणुक, खट्ठाशी असगन्ध, शालपर्णी, दालचीनी, इलायची, तेजपात, पीपलामूल, नागकेशर, मेदा, महामेदा, त्रिकटू, रायसन, मुलेठी, शिलारस, कचूर, कूठ, देवदारु, फूलप्रियंगु व वहेड़ा प्रत्येक 8 तोला। यथाविधि पकाना।

वासावलेह–अडूसे की छाल ऽ2 सेर, पकाने के लिए जल 16 सेर, शेष 4 सेर। इस क्वाथ को छानकर इसमें चीनी ऽ1 सेर व घी ऽ। पाव मिलाकर पकाना। लेह के समान होने पर पीपल का चूर्ण ऽ। पाव प्रक्षेप देकर व अच्छी तरह मिलाकर उतार देना। शीतल होने पर उसमें शहद ऽ। सेर मिलाकर

---

1. जहाँ पर लोहा, सोना, मोती आदि सिर्फ लिखा हो वहाँ पर उनकी भस्म लेना।
2. जहाँ पर सिर्फ हरताल, मनशिल, पारा, गन्धक लिखा हो यहाँ पर शुद्ध लेना।

रखना। कास, श्वास, यक्ष्मा, पसली का दर्द, छाती का दर्द, ज्वर व रक्तपित्त रोग में प्रयोग करना चाहिए।

विजय भैरव व महाविजय भैरव तैल-कज्जली 3 तोला मनशिल-2 तोला व हरताल-2 तोला काँजी में पीस कर इससे एक कपड़े के टुकड़े पर लेप कर देना। तब उसको सुखाकर वत्ती के समान बनाकर उसका अगला सिरा जला देना। उसके थोड़ा-2 करके तेल डालते रहना। यह तेल जलकर नीचे के वर्त्तन में बूँद-2 करके गिरेगा (ऊपर लिखित वत्ती से 16 तोला तेल तैयार होगा) इसका ही नाम विजय भैरव तैल है। इस तेल में अफीम मिला देने से इसकी नाम महाविजय भैरव कहते हैं।

विडङ्ग लौह-पारा, गन्धक, मिर्च, जायफल, लौंग, पीपल, हरताल, सोंठ व वङ्ग भस्म प्रत्येक द्रव्य समान भाग, सबके समान लोह भस्म और इन समस्त द्रव्यों के समान वायविडङ्ग का चूर्ण लेकर जल में मर्दन कर वटी बनाकर रखना।

विडङ्गादि तैल-तेल 4 सेर। कल्क के लिये वायविडंग काली मिर्च आँक की जड़, सोंठ, चीते की जड़, देवदारु, एरका (कोई-2 कहते हैं-ऐलवा) व पाँचों नमक सब मिलाकर 1 सेर।

विषमज्वरान्तक लौह-पारा-2 भाग, गन्धक-2 भाग, ताँबा 1 भाग, सोनामक्खी 1 भाग, लोहे की भस्म 6 भाग लेकर जयन्ती के पत्तों के रस में व अडूसे के रस में पृथक्-2 भावना देकर मटर प्रमाण वटी बनाकर रखना।

बृहच्दचन्दनादि तैल-तेल 4 सेर। क्वाथ के लिये - लाख ऽ2 सेर जल 16 सेर, शेष 4 सेर, दही का तोड़ 16 सेर। कल्क के लिए - लाल चन्दन, नेत्रवाला, नखी, कूठ, मुलेठी, शिलारस, पद्माख, मंजीठ, सरल की लकड़ी, देवदारु, कचूर, इलायची, खट्टासी, नागकेशर, तेजपात, छानछवीला, मुरामांसी, जटामांसी, कंकोल, फूलप्रियंगु, नागरमोथा, हल्दी दारुहल्दी, अनन्तमूल, श्यामालता, लताकस्तूरी, लौंग, अगर, केशर दालचीनी, रेणुक व नलिका प्रत्येक-2 तोला। गन्ध द्रव्य डालकर पाकशेष करना चाहिए।

बृहच्चन्द्रोदय मकरध्वज–सोने के पत्र 1 तोला, पारा 8 तोला दोनों को एक साथ अच्छी तरह से घोट कर उसमें गन्धक 16 तोला मिलाकर कज्जली बनाना और लाल रङ्ग के कपास के फलों के रस में व घीकुवार रस की भावना देकर सुखा लेना। तदनन्तर मकरध्वज के समान बालुका यन्त्र में पकाना। यह औषधि 1 तोला, कपूर 4 तोला और जायफल, कालीमिर्च (पीपल), लौंग का चूर्ण प्रत्येक 4 तोला, कस्तूरी 4 रत्ती इन सबको एक साथ पीसकर रखना। मात्रा --2 रत्ती।

वृहच्छागलाद्य घृत–घी 16 सेर। क्वाथ के लिये - खस्सी बकरे का मांस 12॥ सेर, जल 64 सेर, शेष 16 सेर। दशमूल प्रत्येक ऽ1 सेर, जल 64 सेर, शेष 16 सेर। अशगन्ध 12॥ सेर, जल 64 सेर, शेष 16 सेर। खरेटी 12॥ सेर, जल 64 सेर, शेष 16 सेर। शतावर का रस 16 सेर। कल्क के लिए - जिवन्ती, मुलेठी, दाख, काकोली, क्षीरकाकोली, नीलोफर नागरमोथा, लाल चन्दन, रायसन, मुद्गपर्णी, माषपर्णी, श्यामालता, अनन्तमूल, मेदा, महामेदा, कूठ, जीवक, ऋषभ, कचूर, दारुहल्दी, फूलप्रियङ्गु त्रिफला, तगर, तालीशपत्र, पद्माख, इलायची, तेजपात, शतावर, नागकेशर, जाई के फूल, धनिया, मंजीठ, अनार, देवदारु, रेणुक, ऐलवा, वायविडङ्ग व जीरा इनमें से प्रत्येक 1 तोला। ताँबे के बर्त्तन में मृदु अग्नि में पकाना। पाकशेष होने पर छान कर-2 सेर चीनी मिला कर रखना।

वृहच्छूरण मोदक-'जमीकन्द का चूर्ण 16 भाग, चीते की जड़ 8 भाग, सोंठ 4 भाग, मिर्च-2 भाग और त्रिफला, पीपल, पीपलामूल, शतावर, तालीशपत्र, भिलावा व वायविडंग प्रत्येक 4 भाग, मुशली 8 भाग, विधायरा 16 भाग, दालचीनी-2 भाग, इलाची-2 भाग, पुराना गुड़ 180 भाग लेकर सबका चूर्ण एक साथ थोड़ा सा पानी के साथ पीस कर मोदक बनाकर रखना। स्वल्प शूरण मोदक में लिखे हुए रोग व श्वास, कास आदि विविध प्रकार के उपद्रवों में प्रयोग करना चाहिए।

वृहत् कस्तूरी भैरव-कस्तूरी, कपूर, ताम्रभस्म, धायके फूल, कौंच के बीज, चाँदी, सोना, मोती, प्रवाल, लोहा, पाठा, वायविडंग, नागरमोथा, सोंठ,

नेत्रवाला, हरताल, अभ्रक व आंवला प्रत्येक समान भाग लेकर आँक के पत्तों के रस में मर्दन कर 1 रत्ती प्रमाण वटी बना कर रखना।

वृहत् कुटजावलेह-कुड़े की छाल 12॥ सेर, जल 64 सेर शेष, 16 सेर, इस क्वाथ को छानकर उसमें चीनी-2॥ सेर मिलाकर दूसरी वार पकाना। लेह के समान गाढ़ा हो जाने पर उसमे जलजमनी, वाराहक्रान्ता, वेलगिरि, धाय के फूल, नागरमोथा, अनार के छिलके, अतीस, लोध, मोचरस, रूमिमस्तंगी, रसौत, धनिया, खश व नेत्रवाला इनमें से प्रत्येक का चूर्ण-2 तोला प्रक्षेप देकर उतार लेना। शीतल होने पर उसमें 1 पाव शहद मिलाकर रखना। ज्वरातिसार और सब प्रकार के अतिसार, ग्रहणी, खून गिरना, शोथ, अर्श, अम्लपित्त व शूल आदि रोगों में प्रयोग करना चाहिए।

वृहत् सर्वज्वरहर लौह-लोहा 16 तोला, पारा-2 तोला, गंधक-2 तोला, बहेड़ा, आंवला, हरड़, सोंठ, पीपल, मिर्च, बायविडंग, नागरमोथा, गजपीपल, पीपलामूल हल्दी, दारुहल्दी व चीते की जड़ प्रत्येक 1 तोला लेकर अद्रक के रस में मर्दन कर-2 रत्ती प्रमाण वटी बनाकर रखना। पुरानाज्वर, विषमज्वर, पक्षज, मासज, वत्सज ज्वर व प्लीहा, यकृत् संयुक्त ज्वर आदि में प्रयोग करना चाहिए।

वृहत् सूतिका विनोद रस-सोंठ 1 भाग, मिर्च-2 भाग, पीपल 3 भाग, पांगा नमक आधा भाग, जवत्री-2 भाग व नीलाथोता-2 भाग सबको एक साथ सम्हालू के पत्तों के रस में मर्दन कर-2 रत्ती प्रमाण वटी बनाकर रखना।

बृहत् सोमनाथ रस-फरहद के रस में शुद्ध हिंगुलोत्थ पारा-2 तोला व मूसाकर्णी के रस में शुद्ध गन्धक-2 तोला, इन दोनों की कज्जलि बनाकर उस कज्जलि में लोहभस्म 8 तोला मिलाकर घिगुवार के रस में मर्दन कर उस में अभ्रक भस्म, वङ्गभसम, रूपाभस्म, खपरिया भस्म, सोनामक्खी की भस्म व स्वर्णभस्म प्रत्येक 1 तोला मिलाकर घिगुवार व ब्राह्मी के रस की भावना देकर रखना। मात्रा-2 रत्ती।

वृहत् सोमराजी तैल-सरसों का तेल 16 सेर। बावची का क्वाथ 16 सेर (वावची 12॥ सेर, जल 64 सेर, शेष 16 सेर) पवाड़ का क्वाथ 16 सेर

(पवाड़ के बीज 12॥ सेर, जल 64 सेर, शेष 16 सेर), गोमूत्र 16 सेर। कल्क के लिए-चीते की जड़, कलिहारी, सौंठ, कुठ, हल्दी, करञ्जवे के बीज, हरताल, मनशिल अष्टपादिका (हापरमाली व०), आँक का दूध, कनेर की जड़, सतोने के जड़ की छाल, गोबर का रस, खैर की लकड़ी, नीम के पत्ते, मिर्च व कसौंदी प्रत्येक-2 तोला।

वृहद् गुडुचि तैल-तिल का तेल 4 सेर। गिलोय का क्वाथ 16 सेर (गिलोय 12॥ सेर, जल 64 सेर, शेष 16 सेर) दूध 16 सेर। कल्क के लिए—अशगन्ध, विदारिकन्द, काकोली, क्षीरकाकोली, गोपीचन्दन, शतावर, गोरखमुण्डी, गोखरु, बड़ी कटेली, कटेली, वायविडंग, त्रिफला वावची के बीज, ब्राह्मी, इन्द्रायण की जड़, गठिवन, मंजीठ, लालचन्दन, हल्दी, सोया व सतोने की छाल प्रत्येक-2 तोला। यथा विधि पकाना।

बृहद् धात्रीघृत-घी 4 सेर। आमलेका रस 4 सेर, विदारिकन्द का रस 4 सेर, शतावर का रस 4 सेर, दूध 4 सेर, तृणपंचमूलक का क्वाथ 4 सेर। कल्क के लिए - इलायची, लौंग, त्रिफला, कैतवेल, नेत्रवाला, सरल की लकड़ी, जटामांसी, केले का जड़, व कुमुदनी की जड़ प्रत्येक 6 तोला। यथा नियमसे पकाकर कल्क छानकर फेंक देना। तब मुलेठी, निशोथ, जवाखार, विधायरे की जड़ प्रत्येक का चूर्ण 8 तोला, चीनी 1 सेर प्रक्षेप देकर शीतल होने पर उसमें 1 सेर मिलाकर अमृतवान में रख देना।

बृहद्वंगेश्वर-वङ्गभस्म, पारा गन्धक, रूपाभस्म, कपूर, अभ्रक भस्म प्रत्येक-2 तोला, सोनाभस्म, मोतीभस्म प्रत्येक 4 माशा लेकर कसेरु के रस की भावना देकर-2 रत्ती प्रमाण गोली बनाकर रखना।

बृहद्वातगजांकुश-पारा, गन्धक, अभ्रक, लोहा, ताम्र हरताल, सोना, सोंठ, खरेटी, धनियाँ, कायफल, हरड़, मीठातेलिया, काकडत्रासिंगी, पीपल, कालीमिर्च, व सुहागे की खील प्रत्येक समान भाग लेकर मुण्डी व सम्हालू के रस में मर्दन कर-2 रत्ती प्रमाण वटी बनाकर रखना।

बृहद्वासावलेह-अडूसे की छाल 12॥ सेर, जल 64 सेर, शेष 16 सेर। इस 16 सेर क्वाथ में 12॥ सेर चीनी मिलाकर पकाना। गाढ़ा होने पर

त्रिकटू, दालचीनी, तेजपात, इलायची, कायफल, नागरमोथा कूठ,जीरा, पीपलामूल, कमेला, चव, वंशलोचन, कुटकी, गजपीपल, तालीशपत्र व धनिया इनमें से प्रत्येक का चूर्ण-2 तोला प्रक्षेप देकर उतार देना। शीतल हो जाने पर 1 सेर शहद मिलाकर रखना। राजयक्ष्मा, रक्तपित्त, कास, श्वास, क्षत, क्षय व ज्वर आदि में प्रयोग करना चाहिए।

बृहद्विष्णु तैल-तिल का तेल 16 सेर। शतावर का रस 16 सेर, दूध 16 सेर, जल 32 सेर। कल्क के लिए - नागरमोथा, अशगंध जीवक, ऋषभक, कचूर, काकोली, क्षीरकाकोली, जीवन्ती, मुलेठी, सौंफ, देवदारु, पद्माख, छानछवीला, जटामांसी, इलायची, दालचीनी कूठ, वच, लालचन्दन, केशर, मंजीठ, कस्तूरी, सफेद चन्दन, सेंधा नमक शालपर्णी, पृष्टपर्णी, मुद्गपर्णी, माषपर्णी गुग्दवरोसा, गठिवन व नखी इनमें से प्रत्येक 8 तोला।

बृहद्विद्याधराभ्र-पारा, गन्धक, त्रिफला, त्रिकटू, वायविडङ्ग, नागरमोथा, निशोथ, दन्ती, चीता, मुसाकर्णी व पीपलामूल इनमें से प्रत्येक का चूर्ण-2 तोला लेना। काले अभ्रक की भस्म 8 तोला लोह भस्म 32 तोला लेकर घी व शहद के साथ मर्दन कर वेर के प्रमाण वटी बनाकर रखना।

बृहन्नृपवल्लभ रस-पारा, गन्धक, लोहा, अभ्रक, सीसा, चीते की जड़, निशोथ, सुहागे की खील, जायफल, हींग, दालचीनी, इलायची, नागरमोथा, लौंग, तेजपात, कालाजीरा, अजवायन, सोंठ, सेंधानमक, कालीमिर्च व रौप्य प्रत्येक 1 तोला, सोना 12 रत्ती लेकर अद्रक के रस में व आमले के रस में भावना देकर चनके बराबर वटी बनाकर रखना।

बृहन्माणकादि गुड़िका-पुराना माणकन्द, चिरचिटेके जड़ की भस्म, शालपर्णी, चीते की जड़ थूहर की जड़, सोंठ, सेंधा नमक, ताड़ की जटा की भस्म, वायविडङ्ग, हाउवेर, चव, वच, विटू नमक व सौंचल नमक, जवाखार, पीपल, सरफोंका, जीरा व फरहद की जड़ प्रत्येक 4 तोला, गोमूत्र-24 सेर। इन सबको एक साथ पकाकर गाढ़ा होने पर उसमें जीरा, त्रिकटू, हींग, अजवायन, कूठ, कचूर, निशोथ, दन्ती की जड़ व इन्द्रायण की जड़ प्रत्येक

का चूर्ण-2 तोला प्रेक्षप देकर उतार लेना। शीतल होने पर 3 पल शहद मिलाकर रखना। मात्रा 6 माषा

व्याघ्री तैल-कड़वा तेल 1 सेर, जल 4 सेर। कल्क के लिए कटेली, दन्ती क्री जड़, वच, सहजने की छाल, सम्हालू, त्रिकटू व सेंधानमक सब मिलाकर 16 तोला।

ब्रणराक्षस तैल-सरसों का तेल ऽ॥ सेर। कल्क के लिए - पारा, गन्धक (कज्जली बनाकर), हरताल, चीनी सिन्दूर, मनशिल, लहसुन, मीठातेलिया व ताँबा प्रत्येक-2 तोला लेकर धूप की गर्मी में पकाना।

ब्रह्मरन्ध्र रस-पारा, गन्धक, अभ्रक, हरताल, सिंगरफ, मिर्च, सुहागे की खील व सेंधानमक प्रत्येक समान भाग, सबके समान मीठा तेलिया इन सब चीजों को सब चीजों के तोल का चौथाई भैंस के पित्ते में मर्दन कर रखना। ब्रह्मरन्ध्र (कपाल) में चीरा देकर इस औषधि को लगा देते हैं।

भुवनेश्वर-सेंधानमक, त्रिफला, अजवायन, वेलगिरी व घर का धुआँ प्रत्येक समान भाग लेकर जल में मर्दन कर 1 माषा प्रमाण वटी बनाकर रखना। सब प्रकार के अतिसार रोग में प्रयोग करना चाहिए।

भैरव रस-पारा, गन्धक, मीठा तेलिया, सुहागे की खील, व चीते की जड़, इन सबको अद्रक के रस में मर्दन कर 3 रत्ती प्रमाण वटी बनाकर रखना।

भार्गी गुड़-भारङ्गी 800 तोला, दशमूल प्रत्येक 80 तोला, कपड़े में ढीली तरह से पोटली में बाँधी हुई 100 नग हरड़, इन सबका 116 सेर जल में क्वाथ करके-29 सेर बाकी रहने पर उतार छान कर लेना। तदनन्तर इस क्वाथ के पानी में ही पूर्वोक्त 100 हरड़े और पुराना गुड़ 800 तोला डालकर दूसरी बार पकाना। गाढा होने पर उसमें त्रिकटू, दालचीनी, तेजपात व इलायची इनमें से प्रत्येक का चूर्ण 8 तोला व जवाखार 4 तोला प्रक्षेप देकर अच्छी तरह से मिला देना। शीतल होने पर उसमें 48 तोला शहद मिलाकर रखना।

मकरध्वज–सोना 1 तोला, पारा 8 तोला, गन्धक 16 तोला लेकर पहिले सोने के पत्रों को कैंची से बारीक-2 काटकर पारे के साथ मिलाकर घोटना। तदनन्तर उसमें गन्धक मिलाकर अच्छी तरह घोट कर कज्जली बनाकर घी गुवार के गूदे में मर्दन कर व सुखाकर कपड़ मिट्टी की हुई आतलि शीशी में भरकर शीशी के मुखपर सेलखडी की डाट बनाकर लगा देना। तब किसी एक मिट्टी के नाँद के पेंदे में छेद करके उस छिद्रके ऊपर इस शीशी को टिका के रख देना और नाँद को चारों तरफ से शीशी के गले तक बालू से भरीकर चूल्हे पर चढा देना। फिर मृदु, मध्य, खर अग्नि क्रमशः 3 दिन तक देना। इससे अरुण वर्ण का औषधांश शीशी की नली में जम जावेगा। शीशी को गले से तोड़कर यह औषधि निकाल लेना, इसी को मकरध्वज कहते हैं। विशेष-विशेष अनुपान के साथ खाने से यह सब रोगों को नाश करता है।

मकरध्वज रस–बृहच्चन्द्रोदय मकरध्वज व मकरध्वज रस प्रायः एक ही चीज है, भेद सिर्फ़ यह है – मकरध्वज रस में गन्धक 16 तोले के बदले गन्धक-24 तोला डालते हैं।

मध्यम गुडुची तैल–तिल का तेल 4 सेर। गिलोय का क्वाथ 12 सेर (कोई) 16 सेर लेते हैं। दूध 4 सेर। यथाविधि पकाना।

मध्यम नारायण तैल–तिल का तेल 16 सेर। कल्क के लिए वच, लालचन्दन, कूठ, इलायची, जटामांसी, शिलाजीत, सेंधा नमक, अशगन्ध, खरेटी की जड़, रायसन, सोया, देवदारु, मुद्रपर्णी, माषपर्णी, शालपर्णी पृष्टपर्णी व तगर प्रत्येक 8 तोला। क्वाथ के लिए अशगन्ध, खरेटी, बेल के जड़ की जछाल, पाढल की छाल, बड़ी कटेली, कटेली गोखरु, गंगेरम, नीम की छाल, सोनापाठे की छाल, पुनर्नवा, प्रसरन व अरणी ये सब चीजें प्रत्येक 10 पल लेकर 6 मन 16 सेर जल में पका कर 1 मन-24 सेर शेष रहने पर उतार देना। यह क्वाथ और शतावर का रस 16 सेर, दूध 1 मन-24 सेर, इन सब द्रवद्रव्य व ऊपर लिखित कल्क द्रव्य के साथ तेल को पकाना।

मरिचाद्य तैल–सरसों का तेल 4 सेर, गोमूत्र 16 सेर। कल्क के लिए-मिर्च, हरताल, मनशिल, नागरमोथा, आँक का दूध, कनेर की जड़,

निशोथ, गोबर का रस, इन्द्रायण की जड़, कूठ, हल्दी, दारुहल्दी – देवदारु व लालचन्दन प्रत्येक 4 तोला।

महागन्धक-पारा-2 तोला, गन्धक-2 तोला एकत्र मर्दन कर कज्जलि बनाना। इस कज्जली को थोड़ा सा पानी से घोट कर कींचड़ के समान बना लेना। तब उसको एक लोहे की करछी में रखकर मृदु अग्नि में पकाना। तदनन्तर उसमें जायफल, जवत्री, लौंग, व नीम के पत्ते (कोई-2 इसमें सम्हालू के पत्ते व इलायची का चूर्ण प्रत्येक-2 तोला मिलाने को कहते हैं) प्रत्येक का चूर्ण-2 तोला मिलाकर जल में मर्दन कर इस औषधि को एक सीप में रख कर एक दूसरी सीप से उसका मुख बन्द करके केले के पत्ते में लपेट कर और कींचड़ से लेप कर उपलों की अग्नि में पुट पाक करना। ऊपर का लेप थोड़ा सा लाल रंग होने पर अग्नि से बाहर निकाल कर औषधि को घीट कर रखना चाहिए। इसको प्रबल वेगवान ग्रहणी, अतिसार, श्वास, सूतिका प्रभृति रोगों में प्रयोग करना चाहिए। यह बालकों के उदररोग की भी परमोत्तम औषधि है।

महाचन्दनादि व वृहत् चन्दनादि तैल-तेल 4 सेर, लाख-2 सेर, जल 16 सेर, शेष 4 सेर, दही का तोड़ 16 सेर। कल्क के लिए - लालचन्दन, नेत्रवाला, कचूर, कूठ, मुलेठी, छानछबीला, पद्माख, मंजीठ, सरल की लकड़ी, देवदारु, कचूर, इलायची, खट्‌टासी, नागकेशर, तेजपात, शिलारस, मुरामांसी, जटामांसी कंकोल, फूलप्रियंगु, नागरमोथा, हल्दी, दारुहल्दी, श्यामालता, अनन्तमूल, लताकस्तूरी, लौंग, अगर, केशर, गिलोय रेणुक, नलिका प्रत्येक-2 तोला।

महाचैतस घृत-घी 4 सेर क्वाथ के लिए-शणके बीज, निशोथ, एरण्ड की जड़, दशमूल, शतावर, रायसन, पीपल, सहजने की छाल, प्रत्येक 16 तोला, जल 64 सेर, शेष 16 सेर। कल्क के लिए – विदारीकन्द मुलेठी, मैदा, महामेदा, काकोली, क्षीरकाकोली, चीनी, पिण्डखजूर, किशमिस, शतावर, ताड़मलक (तालमखाना), गोखरु और चैतस घृत में कहा हुआ सबका सब कल्क सब द्रव्य मिलाकर 1 सेर।

महातिक्त घृत-घी 4 सेर। आंवले का रस 8 सेर कल्क के लिए सतोने की छाल, अतीस, अमलतास, कुट की, पाठा, नागरमोथा, खश, त्रिफला, परबल, नीम की छाल, पित्तपापड़ा, धमासा, लालचन्दन, पीपल, गजपीपल, पद्माख, हल्दी, दारुहल्दी, वच, इन्द्रायण, शतावर, श्यामलता, अनन्तमूल, इन्द्रजौ, अडूसा, मूर्वा, गिलोय, चिरायता, मुलेठी व त्रायमाण ये सब द्रव्य मिलाकर 1 सेर। जल 32 सेर।

महादशमूल तैल-सरसों का तेल 16 सेर। क्वाथ के लिए दशमूल 12॥ सेर जल 64 सेर, शेष 16 सेर, खट्टे निम्बू का रस 16 सेर, अद्रक का रस 16 सेर, धतूरे का रस 16 सेर, कल्क के लिए - पीपल व पीपलामूल प्रत्येक 16 तोला और गिलोय, दारुहल्दी, सोया, पुनर्नवा, सहनजे की छाल, कुटकी, करंजवे के बीज, कालाजीरा, सफेद सरसों, वच, सोंठ, चीते की जड़, कचूर, देवदारु, खरेटी, रायसन, हुलहुल, कायफल, सम्हालू, चव, गेरु मिट्टी, पीपलामूल, सूखीमूली, अजवायन जीरा, कूठ, अजमोद व विधायरे की जड़ प्रत्येक 8 तोला।

महापंचगव्य घृत-क्वाथ के लिए-दशमूल, त्रिफला, हल्दी, दारुहल्दी, कुड़े की छाल, सतोने की छाल, चिरचिटे की जड़, नीलवृक्ष, कुटकी, अमलतास, गूलर की जड़, कूठ, धमासा प्रत्येक-2 पल, जल 64 सेर, शेष 16 सेर। कल्क के लिए - भारंगी, जलजमनी, त्रिकटू, निशोथ, समुद्रफल, गजपीपल, अरहर, मूर्वा की जड़, दन्ती की जड़, चिरायता, चीते की जड़, श्यामालता, अनन्तमूल, रोहिततृण, अजवायन व वनमाल्लिका (भोंगरी) प्रत्येक-2 तोला। गौ का घी 4 सेर, गोबर का रस, 4 सेर, गोमूत्र 4 सेर, गाय का दूध 4 सेर, खट्टा गाय का दही 4 सेर।

महामाष तैल-तेल 4 सेर। क्वाथ के लिए-ढीली पोटली में बँधी हुई उड़द की दाल 4 सेर, दशमूल ऽ6। सेर, ढीली पोटली में बँधा हुआ बकरे मांस ऽ3॥ सेर, इन सबको 64 सेर जल में पकाकर 16 सेर शेष रहने पर उतार छानकर रखना। दूध 16 सेर। कल्क के लिए कौंच के बीज, एरण्ड की जड़, सोया और सेंधा, चिट व सौंचलनमक जीवनीय वर्ग, मंजीठ, चव, चीते

की जड़, कायफल, त्रिकटू, पीपलामूल, रायसन, मुलेटी, सेंधानमक, देवदारु, गिलोय, कूठ, अशगन्ध, वच, कचूर प्रत्येक–2 तोला।

महामृगाङ्क रस–सोना 1 भाग, रससिन्दूर–2 भाग, मोती–2 भाग, गन्धक 4 भाग, सोनामक्खी 5 भाग, रौप्यभस्म 4 भाग, प्रवाल 7 भाग, सुहागे की खील–2 भाग लेकर विजौरा निम्बू के रस में 3 दिन तक मर्दन कर और धूप में सुखाकर मूषा में भरकर लवणयन्त्र में 4 पहर तक पकाना। शीतल होने पर सारे चूर्ण के 64 भाग में 1 भाग हीराभस्म व 16 भाग वैक्रान्त भस्म मिलाकर रखना।

महारुद्र गुडूची तैल–सरसों का तेल 4 सेर। क्वाथ के लिए गिलोय 12॥ सेर, जल 64 सेर, शेष 16 सेर, नीम की छाल 8 सेर, जल 64 सेर, शेष 16 सेर, गोमूत्र 4 सेर। कल्क के लिए - गिलोय, बावची, दन्ती की जड़, कनेर की जड़, त्रिफला, अनार के बीज, नीम के बीज, हल्दी, दारुहल्दी, बड़ी कटेली, कटेली, गङ्गेरन, त्रिकटू, तेजपात, जटामांसी, पुनर्नवा, पीपलामूल, मंजीठ, अशगन्ध, सोया, लालचन्दन, श्यामालता, अनन्तमूल, खतोने की छाल व गोबर का रस प्रत्येक–2 तोला।

महालाक्षादि तैल–मूर्छित तिल का तेल 4 सेर, लाख का क्वाथ 16 सेर, दही का तोड़, 16 सेर। कल्क के लिए - सोया, हल्दी, मूर्वा की जड़, कूठ, रेणुक, कुटकी, मुलेटी, रायसन, अशगन्ध, देवदारु नागर मोथा व लाल चन्दन प्रत्येक–2 तोला। तेल का पाक समाप्त होने पर शिलारस, नखी व कपूर प्रत्येक–2 तोला मिलाकर रखना यह सब प्रकार के विषम ज्वरों में और श्वास, कास, प्रतिश्याय व कमर, पीठ आदि के दर्द में प्रयोग करना चाहिए।

लाख का क्वाथ बनाने का नियम–लाख को छः गुना या आठ गुने जल में भिगोकर रखने से उससे जो क्वाथ निकले, उसको–21 बार छान कर लेने से ही लाख का क्वाथ सिद्ध हो गया। या आठ गुने जल में पकाकर चौथाई बाकी रहने पर उतार छानकर लेना।

महाश्वासारि लौह–लोहा 4 तोला, अभ्रक 1 तोला, चीनी 4 तोला, शहद 4 तोला, और त्रिफला, मुलेटी, दाख, पीपल, वेरकी गुठली की गिरी, बंशलोचन,

तालीशपत्र, वायविडंग, इलायची, कूठ व नागकेशर इनमें से प्रत्येक का चूर्ण 1 तोला लेकर इन सब चीजों को लोहे के बर्तन में लोह के डंडे से-2 पहर कर घोटकर रखना।

माणकादि गुड़िका-पुरानामाणकन्द, चिरचिटे की जड़ की भस्म गिलोय, अडूसे की जड़, शालपर्णी, सेंधानमक, चीते की जड़, सोंठ, ताड़ की जटा का क्षार प्रत्येक 6 तोला। विड्नमक, सौंचलनमक, जवाखार व पीपलामूल प्रत्येक-2 तोला लेकर इन सब चीजों के चूर्ण को 16 सेर गोमूत्र में पकाना। गाढा होने पर उतार देना और शीतल होने पर उसमें 3 पल शहद मिलाकर गोली बनाकर रखना। मात्रा - 6 माषा।

माष तैल-तेल 4 सेर। क्वाथ के लिए - उड़द की दाल, मटर, जौ, पिया बाँसे की जड़, कटेली, गोखरु, सोनापाठे की जड़, कौंच के बीज इनका क्वाथ। कपास के बीज, शणके बीज, कुलथी, बेर की गिरी इनका क्वाथ और खस्सी बकरे के मास का क्वाथ, ये तीनों मिलाकर 16 सेर। कल्क के लिए - सोंठ, पीपल, सोया, एरण्ड की जड़, पुनर्नवा, प्रसारणी, रायसन, खरेटी, गिलोय व मिर्च सब मिलाकर 1 सेर।

मुस्तकादि मोदक-त्रिकटू, त्रिफला, चीते की जड़, लौंग, जीरा, कालाजीरा, अजवायन, अजमोद, सौंफ, पान, सोया, शतावर, धनिया, दालचीनी, तेजपात, इलायची, नागकेशर, वंशलोचन, मेथी व जायफल प्रत्येक-2 तोला, नागरमोथा 48 तोला, इन सबके चूर्ण को ऽ3 सेर (कोई-2 कहते हैं ऽ1 ॥ सेर) चीनी के साथ पका कर मोदक बना के रखना। अतिसार, ग्रहणी, अरुचि व अग्निमान्द्य रोग में प्रयोग करना चाहिये।

मूत्रकृच्छ्रान्तक रस-रससिन्दूर, हरताल व नीलाथोता समान भाग लेकर शतावर के रस में 1 दिन तक मर्दन करके सरसों के तेल में 1 पहर तक पकाना। अनन्तर चूर्ण बना कर 4 रत्ती प्रमाण वटी बना कर रखना।

मूर्छान्तक रस-रससिन्दूर, सोनामक्खी, सोना, शिलाजीत व लोहा इन सबको समान भाग लेकर शतावर व विदारिकन्द के स्वरस की भावना देकर 4 रत्ती प्रमाण वटी बना कर रखना।

मृगाङ्क रस–पारा 1 तोला, गन्धक–2 तोला, सोना 1 तोला, मोती–2 तोला, सुहागे की खील–2 माशा इन सबको काँजी में पीसकर गोलाकार बनाना। तदनन्तर गोले को सुखा कर मूषा में भर कर लवणयन्त्र में[1] पकाना। मात्रा – 4 रत्ती।

यकृदरि लौह–लोहभस्म 4 तोला, अभ्रक 4 तोला, ताम्र–2 तोला, कागदी निम्बू के जड़ की छाल 8 तोला, अन्तर्धूम से जलाया हुआ काले हरिण का चमड़ा 8 तोला इन सब चीजों को पानी से पीस कर 3 रत्ती प्रमाण वटी। बना कर रखना।

योगराज गुग्गल–चीते की जड़, पीपलामूल, अजवायन, कालाजीरा, वायविडंग, अजमोद, जीरा, देवदारु, चव, इलायची, सेंधानमक, कूठ, रायसन, गोखरु, धनिया, त्रिफला, नागरमोथा, त्रिकटू, दालचीनी, खश, जवाखार, तालीशपत्र व तेजपात प्रत्येक का चूर्ण समान भाग, सब चूर्ण के समान गुग्गल लेना। पहिले गुग्गल को घी में मर्दन कर उसमें ऊपर लिखित सब चूर्ण मिला कर फिर घी डाल कर घोटना। तब गोली बना कर या वैसे ही अमृतवान में भर कर रखना।

योगेन्द्र रस–रससिन्दूर 1 तोला, लोहा, अभ्रक, मोती, वङ्ग प्रत्येक 6 माशा लेकर घी गुआर के गूदे में मर्दन कर एरण्ड पत्रों में लपेट कर धान के ढेर में 3 दिन तक दबा के रखना। फिर निकाल, कर 2 रत्ती प्रमाण वटी बना कर रखना।

रक्तपित्तान्तक रस–अभ्रक, लोहा, सोनामक्खी, रसतालक व गन्धक प्रत्येक समान भाग। मुलेटी, दाख व गिलोय के रस में एक दिन तक मर्दन कर 1 माशा प्रमाणवटी बना कर रखना। रक्तपित्त, ज्वर, दाह, यक्ष्मा आदि

---

1. तामे की हाँडी के भीतर का हिस्सा पारे से लेप कर। इस हाँडी के मुख में एक दूसरी हाँडी ऊपर मुख करके रख करके दोनों के सन्धिस्थान को मिट्ठी व नमक से लेप कर ऊपर वाली हाँडी को नमक से भर कर नीचे अग्नि जलाना, इसी को लवण यन्त्र कहते हैं।

रोगों में प्रयोग करना चाहिए। (पारा, गन्धक, हरताल व दामूँज को एकत्र मर्दन कर बालुका यन्त्र में 4 पहर तक पकाने से पीले रंग की जो चीज निकलती हैं, उसको ही रसतालक कहते हैं। रसेन्द्रसार संग्रह के टीका कारने कहा है – रसतालक का अर्थहरताल)।

रक्तपित्तान्तक लौह–आमला, पीपल, चीनी व लोहा प्रत्येक समान भाग लेकर एक साथ मर्दन कर रखना। रक्तपित्त व अम्ल पित्त में प्रयोग करना चाहिये।

रतिवल्लभ मोदक–भाँग के बीजों का चूर्ण ढाई पाव ऽ॥=, घी ऽ॥ सेर, चीनी–2 सेर, शतावर का रस 4 सेर, गौ का दूध 4 सेर, बकरी का दूध 4 सेर। यथा नियम से पकाना। आसन्नपाक के समय आमला, जीरा, काला जीरा, नागरमोथा, दालचीनी, इलायची, तेजपात, नागकेशर, कौंच के बीज, गंगेरन, ताड़का अंकुर, कशेरु, सिंघाड़ा, त्रिकटू, धनिया, अभ्रक, वङ्ग, हरड़, दाा, काकोली, क्षीरकाकोली, पिंडखजूर, तालमखाने के बीज, कुटकी, मुलेटी, कूठ, लौंग, संधा नमक, अजवायन, अजमोद जीवन्ती व गजपीपल प्रत्येक–2 तोला प्रक्षेप देना। शीतल होने पर शहद ऽ। पाव मिलाकर कस्तूरी व कपूर से सुवासित करके रखना।

रस गुड़िका–रससिन्दूर 1 भाग, वायविडंग, कालीमिर्च व अभ्रक प्रत्येक 3 भाग लेकर गङ्गापालक के रस में गर्दन कर 1 रत्ती प्रमाणवटी बना कर रखना। अर्श व अग्निमान्द्य रोग में प्रयोग करना चाहिये।

रस माणिक्य–वंशपत्र हरताल को पेठे के जल की व खट्टे दही की यथाक्रम 3 वार वा 7 बार भावना देकर सुखाकर व चावल के समान चूर्ण करके एक सकोरे में रख कर ऊपर से एक दूसरा सकोरा ढाँक कर दोनों सकोरों के जोड़ को वेर के पत्तों की लुगदी से लेप कर अच्छी तरह बन्द कर कोयलों की आँच में रखकर पकाना। जब नीचे के सकोरे का तला लाल अग्नि के समान हो जाय, तब उतार देना। स्वांगशीतल होने पर संपुट खोल कर औषधि निकाल लेना। इस क्रिया से हरताल माणिक के समान लाल रंग की हो जावेगी। मात्रा–2 रत्ती।

रसोनपिण्ड–लहसुन 12॥ सेर, धोयेतिल ऽ। सेर, और हींग, त्रिकटू, जवाखार, खज्जिखार, पाचों नमक, सोया, कूठ, पीपलामूल, चीते की जड़, अजमोद, अजवायन व धनिया, प्रत्येक का चूर्ण 8 तोला, इन सब चूर्ण को किसी एक घी वाली हाँडी में रख कर उसमें तिल का तेल–2 सेर व काँजी–2 सेर प्रक्षेप देकर 16 दिन तक धान के ढेर में दबा कर रखना। तदनन्तर निकाल कर आमले के बराबर गोली बना कर रखना।

राजमृगाङ्क रस–रससिन्दूर 3 तोला, सोना 1 तोला, ताम्र वा रौप्य 1 तोला, शिलाजीत वा मनशिल–2 तोला, हरताल–2 तोला, गन्धक–2 तोला, इन सबको एक साथ मर्दन करके बड़ी–2 कौड़ियों में भर कर इन कौड़ियों का मुख बकरी के दूध में सुहागा पीस कर उससे बन्द कर देना, और मिट्टी के वर्त्तन में रख कर वर्त्तन का मुख शराब से बन्द कर तथा कपड़मिट्टी से लेप कर गजपुट में पकाना। मात्रा–4 रत्ती।

लक्ष्मीविलास रस–अभ्रक 4 भाग, पारा, गन्धक, कपूर, जवत्री, जायफल प्रत्येक–2–2 भाग विधायरे के बीज, धतूरे के बीज, भाँग के बीज, विदारिकन्द, शतावर, गंगेरन की जड़, खरेटी की जड़, गोखरु के बीज, समुद्रफल प्रत्येक का चूर्ण 1–1 भाग लेकर पान के रस में मर्दन कर 3 रत्ती प्रमाणवटी बना कर रखना। अनुपान विशेष से यह सब रोगों में प्रयोग किया जाता है।

लीलाविलास रस–पारा, गन्धक, अभ्रक, ताँबा व लोहा प्रत्येक समान भाग लेकर आंवला व वहेडत्रे के रस में 3 दिन तक थोड़ा–2 मर्दन करने के अनन्तर भंगरे के रस में मर्दन कर–2 रत्ती प्रमाणवटी बना कर रखना।

लोकनाथ रस–पारा, गन्धक व अभ्रक प्रत्येक 1 तोला लोहा व ताम्र प्रत्येक–2 तोला, कौड़ी भस्म 6 तोला पान के रस में मर्दन कर गजपुट में पका कर–2 रत्ती प्रमाण वटी बना कर रखना।

लोहपर्पटी–पारा–2 तोला, गन्धक–2 तोला, दोनों की कज्जली बना कर उसमें लोहा–2 तोला मिला कर लोहे के बर्तन में अच्छी तरह से मर्दन करना। तदनन्तर लोहे के करछे में थोड़ा सा घी चुपड़ कर उसमें पूर्वोक्त लोह मिश्रित

कज्जली को रखकर अग्नि में गर्म करना। कज्जली के पिघल जाने पर केले के पत्ते में डालकर पर्पटी बनाना। पर्पटी बनाने की विधि यह है - गोबर को जमीन में बिछाकर सिलके आकार का बनाकर उसके ऊपर एक केले का कच्चा पत्ता बिछाकर रखना और एक दूसरे केले के पत्त में गोबर को लपेट कर बट्टा सा बना लेना। इस प्रकार बनी हुई सिलके ऊपर लिखित पिघली हुई कज्जली को डाल कर जल्दी से वट्टे से उसको दबाकर फैला देना ताकि पर्पटी सा बन जाय। बार-2 इसी तरह थोड़ा-2 डालता जाय और पर्पटी बनाता रहे। कज्जली का जो अंश कठिन होकर करछे में लग जाय उसको निकालकर फेंक देना चाहिये। यह शोथ, उदर रोग आदि की महौषधि है।

शंखवटी व महाशंखवटी-शंख भस्म, पाँचों नमक, इमली का क्षार, त्रिकटू, हींग, मीठातेलिया, पारा व गन्धक प्रत्येक समान भाग लेकर चिरचिटा व चीते की जड़ के क्वाथ की भावना देकर पीछे से निंबू के रस की इतनी भावना देवे कि-जिससे औषधि खट्टी हो जाय।-2 रत्ती प्रमाण वटी बनाकर रखना। अग्निमान्द्य, अजीर्ण, अर्श, पाण्डू, शूल, प्रमेह, वातरक्त व--शोथ आदि में प्रयोग करना चाहिये।

इस औषधि के साथ लोहा व वङ्ग मिलाने से इसी को महाशंख वटी कहते हैं। यह अत्यन्त अपिर्णी व पाचक औषधि है।

शतावरी घृत-घी 4 सेर, शतावर का रस 4 सेर, दूध 16 सेर। शतावर कल्क 1 सेर। यथाविधि पाक करना।

शम्बूक तैल-सरसों के तेल में घोंघों का मांस पका कर रखना। इस तेल को कानों में भरने से कान का नासूर आराम हो जाता है।

शिर शूलाद्रिवज्र रस-पारा, गन्धक, लोहा व निशोथ का चूर्ण प्रत्येक 8 तोला, गुग्गलू 32 तोला, त्रिफला प्रत्येक 16 तोला, कूठ, मुलेटी, पीपल, सोंठ गोखरु, वायविडंग व दशमूल की 10 चीजें इनमें से प्रत्येक 8 तोला लेकर इनके चूर्ण को दशमूल के क्वाथ की भावना देकर और पीछे घी डाल कर मर्दन कर 1 माशा प्रमाण वटी बना कर रखना।

शिलाजतू वटिका–पारा 1 तोला, गन्धक 1 तोला, लाल कमल के पत्ते व कुड़े की छाल के रस में दो दिन तक मर्दन कर उसके साथ शिलाजीत 1 सेर चीनी 1 सेर और वंशलोचन, पीपल, आमला, काकड़ासिंगी, कटेली के फल व जड़, दालचीनी, तेजपात व इलायची प्रत्येक 8 तोला मिला कर रखना। मात्रा - 6 माशा से–2 तोला तक।

शीतकल्याण घृत–गौ का घी 4 सेर। गौ का दूध 16 सेर। कल्क के लिए - कमल, पद्माख, खश, गेहूँ, लालसाटी चावल, मुद्गपर्णी, क्षीरकाकोली, खम्भारी के फल, मुलेटी, खरेटी की जड़, गंगेरन की जड़, नीलोफर, ताडत्रमस्तक, विदारिकन्द, शतावर, शालपर्णी, जीरा, त्रिफला, ककड़ी के बीज व कच्चा केला प्रत्येक 4 तोला। पकाने के लिये जल 8 सेर।

शीतभंञ्जी रस–पारा, गन्धक व सिंगरफ प्रत्येक 1 भाग जमालगोटा के बीज 3 भाग लेकर दन्ती के क्वाथ की भावना देकर–2 रत्ती प्रमाण वटी बना कर रखना।

शीतारिरस–पारा, गन्धक, सुहागे की खील, सेंधानमक कालीमिर्च, मीठातेलिया, इमली का क्षार प्रत्येक 1 भाग, जमालगोठा–2 भाग खट्टे निम्बू के रस में मर्दन कर–2 रत्ती प्रमाण वटी बनाकर रखना।

शुण्ठीखण्ड–सोंठ का चूर्ण आध सेर, चीनी–2 सेर घी 1 सेर, दूध 8 सेर, इन सबको यथाविधि से पाक करना। आसन्न पाक होने पर आंवला, धनिया, नागरमोथा, जीरा, पीपल, वंशलोचन, दालचीनी, तेजपात, इलायची, कालाजीरा, व हरड़ प्रत्येक का चूर्ण 1॥ तोला, मिर्च व नागकेशर प्रत्येक का चूर्ण 6 माशा प्रक्षेप देकर अच्छी तरह से मिला कर उतार देना। शीतल होने पर शहद–24 तोला मिला कर रखना।

शुण्ठी घृत–घी 4 सेर। कल्क के लिए - कुटी हुई सोंठ 1 सेर। सोंठ का क्वाथ वा केवल जल 16 सेर लेकर यथाविधि पकाना।

शुष्कमूलकाद्य तैल–मूर्छित तैल 4 सेर। कल्क के लिए - सूखी मूली, पुनर्नवा, देवदारु, रायसन व सोंठ मिलित 1 सेर। पकाने के लिये जल 16 सेर।

शूलगजेन्द्र तैल-तिल का तेल 8 सेर। क्वाथ के लिए - एरण्ड की जड़ व दशमूल की प्रत्येक चीजें 40-40 तोला पकाने के लिए जल 55 सेर, शेष 13॥ सेर, जौ 8 सेर, पकाने के लिए जल 64 सेर, शेष 16 सेर, दूध 16 सेर। कल्क के लिए - सोंठ, जीरा, अजवायन, धनिया, पीपल, वच, सेंधानमक व वेरके पत्ते प्रत्येक 16 तोला।

शृङ्गाराभ्र व सार्वभौम रस-अभ्रक 16 तोला, कपूर, जवत्री, नेत्रवाला, गजपीपल, तेजपात, लौंग, जटामांसी, तालीशपत्र, दालचीनी, नागकेशर, कूठ, धाय के फूल प्रत्येक 6 माशा, हरड़, आमला, वहेड़ा व त्रिकटू प्रत्येक 3 माशा, इलायची, जायफल प्रत्येक 1 तोला, गन्धक 1 तोला, पारा 6 माशा लेकर जल में मर्दन कर चने के समान वटी बनाकर रखना। कास, श्वास, यक्ष्मा, ज्वर, अम्लपित्त, रक्तपित्त व पाण्डु आदि विविध रोगों में प्रयोग करना चाहिए।

शृङ्गाराभ्रम में सोना व लोहा-2 --2 माशा मिश्रित करने से उसको सार्वभौमरस कहते हैं।

श्रीजयमंगल रस-सिंगरफ से निकाला हुआ पारा, गन्धक, सुहागे की खील, तामा, वङ्ग, सोनामक्खी, लोहा, चाँदी, सेंधानमक व कालीमिर्च प्रत्येक एक एक भाग सोना-2 भाग लेकर धतूरे के पत्ते व हारसिंगार के पत्तों के रस को, दशमूल का क्वाथ व चीते के क्वाथ की 3-3 बार भावना देकर-2 रत्ती प्रमाण वटी बना कर रखना। इसको सब प्रकार के पुराने ज्वरों में प्रयोग करना चाहिए।

श्रीज्वरमुरारी-सिंगरफ, मीठातेलिया, सोंठ, पीपल, मिर्च, सुहागे की खील, नागरमोथा (कोई कहते हैं-सोंठ) व हरड़ प्रत्येक समान भाग, जमालगोटे के बीजों का चूर्ण सबके समान लेकर जल में पीस कर मटरी प्रमाण वटी बना कर रखना।

श्रीनृपति वल्लभ-जायफल, लौंग, नागरमोथा, दालचीनी, इलायची, सुहागे की खील, हींग, जीरा, तेजपात, अजवायन, सोंठ, सेंधानमक, लोहा, अभ्रक, पारा, गन्धक, ताम्रभस्म प्रत्येक 1-1 भाग, कालीमिर्च-2 भाग लेकर

बकरी का दूध वा आमले के रस में मर्दन कर आधा माशा प्रमाण वटी बना कर रखना। ग्रहणी, अतिसार आदि सब प्रकार के उदर रोगों में और अजीर्ण, अग्निमान्द्य, शूल, अर्श, गुल्म, ज्वर, प्लीहा व विविध रोगों में प्रयोग करना चाहिए।

श्रीविल्व तैल-तिल का तेल 4 सेर। क्वाथ के लिए वेलगिरि 12॥ सेर, जल 64 सेर शेष 16 सेर, आमलेका रस 4 सेर, बकरी का दूध 8 सेर। कल्क के लिए आमला, लाख, हरड़ नागरमोथा, लाल चन्दन, नेत्र वाला, सरल की लकड़ी देवदारु, मंजीठ, सफेदचन्दन, कूट, इलायची, तगर, वालछड़, छानछवीला, तेजपात, फूलप्रियंगु, अनन्तमूल, वच, शतावर, असगन्ध, सोया व पुनर्नवा सब मिला कर 1 सेर।

श्रीवेताल रस-पारा, गन्धक, मीठातेलिया, कालीमिर्च व हरताल समान भाग लेकर जल में मर्दन कर 1 रत्ती प्रमाण वटी बना कर रखना।

श्रीमदनानन्द मोदक-पारा, गन्धक, लोह प्रत्येक 1 तोला, अभ्रक 3 तोला कपूर, सेंधानमक, वालछड़, आमला, इलायची, सोंइ, पीपल, मिर्च, जवत्री, जायफल, तेजपात, लौंग, जीरा, कालाजीरा, मुलेटी, वच कूठ, हल्दी, देवदारु, समुद्रफल, सुहागा, भारंगी, सोंठ, नागकेशर, काकड़ासिंगी, तालीशपत्र, दाख, चीते की जड़, दन्ती के बीज, खरेटी, गंगेरन, दालचीनी, धनिया, गजपीपल, कचूर, नेत्रवाला, नागरमोथा, प्रसारणी, विदारीकन्द, शतावर, आँक की जड़,कौंच के बीज, गोखरु, विधायरा व भाँग के बीज प्रत्येक 1 तोला लेकर इन सब चीजों को शतावर के रस में मर्दन कर व सुखाकर फिर दूसरी बार चूर्ण करके रखना। तब इस सब चूर्ण का चौथाई भाग सेमल की जड़ का चूर्ण और इस चूर्ण का आधा भाँग का चूर्ण लेकर इस सब चूर्ण को बकरी के दूध में पीस कर रखना। तब इस सब चूर्ण से दूनी चीनी बकरी के दूध में घोल कर पकाना। चीनी की चासनी तैयार हो जाने पर ऊपर लिखित सबका सब चूर्ण प्रक्षेप देकर पाक समाप्त करना। तदनन्तर दालचीनी, तेजपात, इलायची, नागकेशर, कपूर, सेंधानमक व त्रिकटू इन सबका थोड़ा-2 चूर्ण और उपयुक्त मात्रा में घी व शहद मिला कर मोदक बना कर रखना

श्रीमृत्युंजय रस-मीठातेलिया, कालीमिर्च, पीपल, गन्धक सुहागे की खील प्रत्येक 1-1 भाग, सिंगरफ-2 भाग लेकर अद्रक के रस में मर्दन कर मूँग प्रमाण वटी बनाकर रखना। अनुपान विशेष से सब प्रकार के ज्वरों में प्रयोग करना चाहिए।

श्रीरामवाण रस-पारा, गन्धक, मीठातेलिया, लौंग प्रत्येक 1 तोला, कालीमिर्च-2 तोला, जायफल 6 माशा लेकर कच्ची इमली के फलों के रस में व अद्रक के रस में मर्दन कर उड़द के बराबर गोली बना कर रखना। अग्निमान्द्य व उदररोग में प्रयोग करना चाहिए।

श्लेष्म कालानल रस-पारा, गन्धक, ताम्र, नीलाथोता, मनशिल, हरताल, कायफल, धतूरे के बीज, हींग, सोनामक्खी, कूठ, निशोथ, दन्ती की जड़, सोंठ, पीपल, मिर्च, अमलतास, वङ्गभस्म, सुहागे की खील प्रत्येक समान भाग लेकर थूहर के दूध में मर्दन कर 1 रत्ती प्रमाण वटी बना कर रखना।

श्लेष्म शैलेन्द्र रस-गन्धक, पारा, अभ्रक, सोंठ, पीपल, मिर्च, जीरा, कालाजीरा, कचूर, काकड़ासिंगी, अजवायन, कूठ, सेंधानमक, हींग, जवाखार, सुहागे की खील, गजपीपल, जवत्री, अजमोद, लोहभस्म, धमासा, लौंग, धतूरे के बीज, जमालगोठे के बीज, जायफल व चीते की जड़ प्रत्येक समान भाग लेकर वेल, आँक, चीता, दन्ती, चिरचिटा, जीवन्ती, अडूसा, सग्हालू अरणी, धतूरा, फरहद, पीपल व कटेली इनकी जड़ के रस में, अद्रक के रस में , व काले जीरे के क्वाथ में यथा क्रम भावना जो कोई भी रोग ही उनमें प्रयोग करना चाहिए।

श्वासकुठार रस-पारा, गन्धक, मीठातेलिया, सुहागे की खील, मनशिल, मिर्च व त्रिकूट प्रत्येक समान भाग लेकर जल में मर्दन कर 1 रत्ती प्रमाण वटी बना कर रखना।

श्वास चिन्तामणि - लोहा 4 तोला, अभ्रक-2 तोला, गन्धक-2 तोला, पारा 1 तोला, सोनामक्खी 1 तोला, मोती 6 माशा लेकर कटेली के रस, अद्रक के रस, बकरी का दूध व मुलेटी के क्वाथ की भावना देकर 4 रत्ती प्रमाण वटी बना कर रखना।

श्वित्र पंचानन तैल–कड़वा तैल 4 सेर। गोमूत्र, दही का तोड़, दूध व बकरी का पेशाब प्रत्येक 4 सेर। कल्क के लिए – एरण्ड के बीज, तुलसी के बीज, बावची के बीज, पवाँड़ के बीज, कड़वी तोरई के बीज, पीपल, ढेरे के बीज, मनशिल, हीराकशीश, हरड़ कूठ व वायविडंग सब मिला कर 1 सेर। यथा विधि पकाना।

श्वेतारिस–पारा, गन्धक, त्रिफला, भंगरा, वावची, भिलावा, काले तिल व नीम के बीज प्रत्येक समान भाग लेकर भंगरे के रस की 3 सप्ताह तक भावना देकर व सुखा कर रखना। मात्रा – 1 माशा।

षड्बिन्दु तैल–तिल का तेल 4 सेर। बकरी का दूध 4 सेर, भंगरे का रस 16 सेर। कल्क के लिए – एरण्ड की जड़, तगर, सोया, जिवन्ती, रायसन, सेंधानमक, दालचीनी, वायविडंग, मुलेटी व सोंठ सब मिला कर 1 सेर।

संग्रह ग्रहणी कपाट–मोती, सोना, पारा, गन्धक, सुहागे की खील, अभ्रक, कौड़ी भस्म व मीठा तेलिया प्रत्येक समान भाग, शंखभस्म सब चूर्ण के समान लेकर अतीस के क्वाथ की भावना देकर–2 पहर तक पुटपाक करना तदनन्तर उसको लोहे के बर्तन में रख कर धतूरा चीता व मुशली के रस की भावना देकर–2 रत्ती प्रमाणवटी बना कर रखना। सब प्रकार की ग्रहणी और अतिसार, अर्श, प्रमेह व अग्निमान्द्य रोग में प्रयोग करना चाहिए।

सन्निपात भैरव रस–लहगुल 4॥ तोला, गन्धक–2 तोला–2 माशा, मीठातेलिया–2 तोला–2 माशा, धतूर के बीज 3 तोला, सुहागे की खील 1 तोला 1 माशा लेकर खट्टे निम्बू के रस में मर्दन कर 1 रत्ती प्रमाणवटी बना कर रखना।

सप्तामृत लौह–त्रिफला व मुलेटी प्रत्येक 1 भाग, लोहाभस्म 4 भाग, लेकर इन सबको घी व शहद के साथ मर्दन कर रखना।

सर्वज्वरहर लौह–चीते की जड़, वहेड़ा, आमला, हरड़ सोंठ, पीपल, मिर्च, वायविडंग, नागरमोथा, गजपीपल, पीपल, खश, देवदारु, चिरायता, पटोलपत्र, नेत्रवाला, कुट की, कटेली, सहजने के बीज, मुलेटी व इन्द्रजौ

प्रत्येक का चूर्ण समान भाग, सबके समान लोहभस्म लेकर जल से घोट कर 1 रत्ती प्रमाणवटी बना कर रखना। सब प्रकार के ज्वर और प्लीहा, यकृत्, अप्रमांस आदि उपद्रवों में प्रयोग करना चाहिये।

सर्वाङ्गसुन्दर रस-पारा, गन्धक व सोना प्रत्येक 1 भाग, सुहागे की खील-2 भाग, मुक्ताभस्म, प्रवाल व शंखभस्म प्रत्येक आधा भाग लेकर कागजी के रस में मर्दन कर मूषा में भर कर तीव्र अग्नि में पुटपाक करना। शीतल होने पर औषधि को निकाल कर उसमें लोहा आधा भाग और सिंगरफ चौथाई भाग मिला कर रखना। यह यक्ष्मारोग की प्रधान औषधि है।

सारस्वतघृत (ब्राह्मी घृत)-घी 4 सेर। ब्राह्मी का रस 16 सेर। कल्क के लिए - हल्दी, चमेली के फूल, कूठ, निशोथ व हरड़ प्रत्येक 8 तोला, पीपल, वायविडंग, सेंधानमक, चीनी व वच प्रत्येक-2 तोला। मृदु अग्नि में पकाना।

सिंहनाद गुग्गल-त्रिफला का क्वाथ-24 तोला, गन्धक का चूर्ण 8 तोला, गुग्गल 8 तोला एरण्ड का तैल ऽ॥ सेर (कोई कहते हैं - 1 सेर)। एक लोहे के बर्तन में पहिले एरण्ड तेल के साथ गन्धक का चूर्ण व गुग्गलु पका कर तब त्रिफला का क्वाथ डालकर खूब अच्छी तरह से मिला कर पकाते रहना। जब गोली बनाने लायक गाढ़ा हो जाय तब उतार कर गोलियाँ बना कर रखना।

सिद्धप्राणेश्वर रस-पारा, गन्धक, अभ्रक, प्रत्येक 4 माशा, सज्जीखार, सुहागे की खील, जवाखार, पाँवों नमक, त्रिफला, त्रिकटू, इन्द्रजौ, जीरा, कालाजीरा, चीते की जड़, अजवायन, हींग, वायविडंग व सोया प्रत्येक का चूर्ण 1 माशा लेकर जल में मर्दन कर 1 माशा प्रमाण वटी बना कर रखना। प्रबल ज्वरातिसार और भयानक अतिसार, ग्रहणी व शूल आदि रोग में प्रयोग करना चाहिये।

सिन्दूरादि तैल - कड़वा तेल 4 सेर, कशेरु का रस 16 सेर। कल्क के लिए - पवाँड़ की जड़ ऽ। सेर। पाकशेष होने पर सिन्दूर ऽ॥ सेर प्रक्षेप देना।

सूचिका भरण रस–पारा, गन्धक, सीसा, मीठातेलिया व काले सर्प का विष प्रत्येक समान भाग लेकर रोहितमत्स्य, सूअर, मोर, भैंस व बकरी इनके पित्ते में मर्दन कर सरसों के प्रमाण वटी बना कर रखना।

सूतिकारि रस–पारा, गन्धक, अभ्रक, ताम्र समान भाग लेकर ब्राह्मी के रस में मर्दन कर मटर प्रमाण वटी बना कर रखना।

सैन्धवाद्य तैल–एरण्ड तैल 4 सेर, सोये का क्वाथ 4 सेर, काँजी 8 सेर, दही का तोड़ 8 सेर। कल्क - द्रव्य–सेंधानमक, गजपीपल, रायसन, सोया, अजवायन, सज्जीखार, मिर्च, कूठ, सोंठ, सौंचलनमक, विड्नमक, वच, अजमोद, मुलेटी, जीरा, पुहकरमूल (अभाव में कूठ), व पीपल इननें से प्रत्येक 4 तोला। यथाविधि पकाना।

सोमराजी तैल–सरसों का तेल 4 सेर। जल 16 सेर। कल्क के लिए - वावची, हल्दी, दारुहल्दी, सफेद सरसों, कूठ, करंजवे की छाल वा बीज, पवाँड़ के बीज अमलतास के पत्ते सब मिला कर 1 सेर।

सौभाग्य वटी–सुहागे की खोल, मीठातेलिया, जीरा, सेंधानमक और करकच विड्, सौंचल व सांभरनमक, सोंठ, पीपल, मिर्च, हरड़, वहेड़ा, अमाला, अभ्रक, पारा, गन्धक प्रत्येक समान भाग लेकर सम्हालू (कोई कहते हैं–हारसिंगार), भंगरा, कशेरु, अडूसा व चिरचिटा इन प्रत्येक के पत्तों के रस में पृथक्–2 भावना देकर–2 रत्ती प्रमाण वटी बना कर रखना।

सौभाग्य शुण्ठी–कशेरु, सिंघाड़ा, कमल के बीज का कोष, नागमोथा, जीरा, कालाजीरा, जायफल, जवत्री, लौंग, छानछवीला, नागकेशर, तेजपत्ता, दालचीनी, कचूर, धाय के फूल, इलायची, सोया, धनिया, गजपीपल, पीपल, मिर्च व शतावर प्रत्येक 4 तोला, सोंठ का चूर्ण 1 सेर, मिश्री व चीनी 3 । सेर, घी 1 सेर। गौका दूध 8 सेर लेकर यथा नियम से पकाना।

सौभाग्य शुण्ठी मोदक–त्रिकटू, त्रिफला, दालचीनी, जीरा, कालाजीरा, धनिया, कूठ, अजवायन; लोहा, अभ्रक, काकड़ासिंगी, कायफल, नागरमोथा, इलायची, जायफल, जटामांसी, तेजपात, तालीश पत्र, नागकेशर, चन्दन, कपूर, मुलेटी, लौंग व लालचन्दन प्रत्येक समान भाग, सबके समान सोंठ का

चूर्ण, इन सबसे दुगनी चीनी और सबसे चौगुना गौ का दूध लेकर यथानियम से पकाना।

स्वच्छन्द भैरव रस-पारा, गन्धक, मीठातेलिया, जायफल व पीपल प्रत्येक का चूर्ण समान भाग लेकर जल में मर्दन कर आधा रत्ती प्रमाण वटी बना कर रखना।

स्वर्ण वङ्ग-लोहा या मिट्टी के वर्तन में थोड़ा सा वङ्ग पिघला कर उसके समान पारा मिला देना। दोनों के मिल जाने पर उसमें पारे के समान नौसादर व गन्धक का चूर्ण थोड़ा-थोड़ा करके डालते रहना और लोहे के दंडे से घोटना। इस तरह घोटते-2 जब कज्जली सा हो जाय, तब इस कज्जली को कपड़ मिट्टी की हुई एक आतशी शीशी में भर कर बालुका यन्त्र में 4 पहर तक पकाना। इस प्रक्रिया से सोने के कणों के समान परम रमणीय स्वर्णवङ्ग नामक औषधि तैयार होगी।

स्वल्प कस्तूरी भैरव-सिंगरफ, विष, सुहागे की खील, जवत्री, जायफल, मिर्च, पीपल व कस्तूरी प्रत्येक समान भाग लेकर जल में मर्दन कर-2 रत्ती प्रमाण वटी बना कर रखना।

स्वल्प पंचगव्य घृत-गौका घी 4 सेर, गोबर का रस 4 सेर, खट्ठा गौ का दही 4 सेर, गौका दूध 4 सेर, गोमूत्र 6 सेर। पकाने के लिए जल - 16 सेर।

स्वल्प धात्री घृत-बृहद् धात्री घृत को बिना कल्क के पकाने से उसी को स्वप्ल धात्री घृत कहते हैं।

स्वल्प विष्णु तैल-तेल 4 सेर। गौ या बकरी का दूध 16 सेर। कल्क के लिए - शालपर्णी, पृष्टपर्णी, करेटी, शतावर, एरण्ड की जड़, बड़ी कटेली की जड़, कटेली की जड़, करंजवे की जड़, गंगेरन व पियावांसे की जड़ प्रत्येक 8 तोला। कल्क पकाने के लिए जल - 16 सेर।

स्वल्प सूरण मोदक - मिर्च-2 भाग, सोंठ 4 भाग, बन का जिमीकन्द 16 भाग, गुड़ सबके समान भाग लेकर मोदक बना कर रखना। अर्श, अग्निमान्द्य, जठर, गुल्म, शूल आदि रोगों में प्रत्येक करना चाहिये।

स्वर्णपर्पटी–पारा 8 तोला व सोना 1 तोला लेकर अच्छी तरह से मर्दन कर दोनों के एक जीव हो जाने पर उसमें 8 तोला गन्धक मिला कर लोहे के बर्तन में मर्दन कर कज्जली बनाना। तदनन्तर लौह पर्पटी की तरह पर्पटी बना कर रखना। विविध प्रकार की ग्रहणी व ज्वर आदि उपद्रव में प्रयोग करना चाहिए।

हरिद्राखण्ड–हल्दी का चूर्ण 1 सेर घी ऽ॥ छ०, गौ का दूध 16 सेर। मिट्ठी के बर्तन में मृदु अग्नि में पकाना। आसन्न पाक के समय–त्रिकटू, दालचीनी, तेजपात, इलायची, वायविडंग, निशोथ, त्रिफला, नागकेशर, नागरमोथा व लोहभस्म इनमेंसे प्रत्येक का चूर्ण 8 तोला प्रक्षेप देना।

हरीत की खण्ड–त्रिफला, नागरमोथा, दालचीनी, इलायची, नागकेशर, अजवायन, त्रिकटू, धनिया, सौंफ, सोया व लौंग का प्रत्येक का चूर्ण–2 तोला, निशोथ का चूर्ण–2 तोला, सनाय का चूर्ण–2 तोला, हरड़ का चूर्ण 1 सेर, चीनी 3 सेर लेकर यथाविधि पका कर रखना।

हिंगुलेश्वर रस–पीपल, हिंगुल, मीठातेलिया प्रत्येक का चूर्ण समान भाग लेकर जल में मर्दन कर आध रत्ती प्रमाण वटी बना कर रखना। यह वातज्वर नाशक है।

हिमसागर तैल–तेल 4 सेर। शतावर, विदारिकन्द, पेठा, आंवला, सेमल की जड़, गोखरु व केले की जड़, प्रत्येक का रस व नारियल का जल 4–4 सेर दूध 16 सेर। कल्कद्रव्य – लालचन्दन, तगर, कूठ, मंजीठ, सरल की लकड़ी, अगर, जटामांसी, मुरामांसी, नेत्रवाला छानछवीला, मुलेटी, देवदारु, नखी, वच, खट्टाशी, असवरग के फूल, तेजपात, कुन्दुरुखोटी, नलिका, शतावर, लोध, नागरमोथा, दालचीनी, इलायची, तेजपात, नागकेशर, लौंग, जवत्री, सौंफ, कचूर, सफेदचन्दन, गठिवन, कपूर प्रत्येक–प्रत्येक तोला। इस तेल में सुगन्धि द्रव्य जितने मिल सके डालना चाहिये।

हृदयार्णव रस–पारा, गन्धक, तामा समान भाग लेकर त्रिफला का क्वाथ व आंवले के रस में एक दिन मर्दन कर चने के प्रमाण वटी बना कर रखना।

हेमगर्भ पोटली रस–रससिन्दूर 3 तोला, सोनाभस्म 1 तोला, शोधित तामा 1 तोला, गन्धक 1 तोला इन सब चीजों को चीते के रस में मर्दन कर कौड़ी में भर कर उनका मुख सुहागे से बन्द करके और मिट्टी की हाँडी में भर कर गजपुट में पकाना। मात्रा- 1-4 रत्ती।

हेमनाथ रस–पारा, गन्धक, सोना व सोनामक्खी प्रत्येक 1 तोला, लोहा, कपूर, प्रवाल व वङ्ग प्रत्येक 6 माशा लेकर अफीम के पानी, केले के फूल का रस व गूलर के रस में क्रमशः 7-7 वार भावना देकर 3 रत्ती प्रमाण वटी बना कर रखना।

॥ समाप्त ॥